［日］泷川一广 著

徐廷贤 译

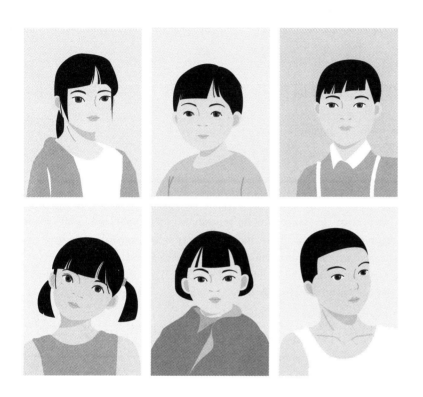

走出未知的自己

孩子的精神医学

中国盲文出版社

图书在版编目（CIP）数据

走出未知的自己：孩子的精神医学：大字版 /（日）泷川一广
著；徐廷贤译. —北京：中国盲文出版社，2020.11
　　ISBN 978-7-5002-9943-1

　　Ⅰ.①走… 　Ⅱ.①泷… ②徐… 　Ⅲ.①小儿疾病—精神病学
Ⅳ.①R749.94

中国版本图书馆 CIP 数据核字（2020）第 145025 号

Authorized translation from the Japanese language edition，entitled
子どものための精神医学
ISBN：978-4-260-03037-3
著：滝川 一廣
Published by IGAKU-SHOIN LTD.，TOKYO Copyright © 2017
All Rights Reserved. No part of this book may be reproduced or transmitted in any form
or by any means，electronic or mechanical，including photocopying，recording or by any infor-
mation storage retrieval system，without permission from IGAKU-SHOIN LTD.
Simplified Chinese Characters edition published by CHINA BRAILLE PRESS, Copyright © 2020
著作权合同登记号　图字：01-2019-2154 号

走出未知的自己：孩子的精神医学

著　　　者：[日] 泷川一广
译　　　者：徐廷贤
出版发行：中国盲文出版社
社　　　址：北京市西城区太平街甲 6 号
邮政编码：100050
印　　　刷：东港股份有限公司
经　　　销：新华书店
开　　　本：710×1000　1/16
字　　　数：350 千字
印　　　张：33.25
版　　　次：2020 年 11 月第 1 版　2020 年 11 月第 1 次印刷
书　　　号：ISBN 978-7-5002-9943-1/R · 1280
定　　　价：98.00 元
销售服务热线：（010）83190520

目　录

Part 1　精神发育概说

第 1 章　心理是什么

1 哲学上的心理,科学上的心理　/ 005

2 精神医学上的心理　/ 006

3 日常生活中的心理　/ 008

4 心理是共有的世界　/ 009

5 精神障碍的心理　/ 010

第 2 章　精神医学是什么

1 精神医学的诞生　/ 012

2 精神医学的黎明期　/ 015

3 精神医学是自然科学还是人文科学　/ 017

4 正统精神医学　/ 018

5 动力精神医学　/ 022

6 儿童精神医学的诞生　/ 027

第 3 章　精神障碍的分类与诊断

　　1　诊断分类是什么　/ 032

　　2　传统的诊断分类　/ 034

　　3　操作性诊断分类　/ 038

　　4　儿童精神医学的诊断分类　/ 044

　　5　精神医学的诊断到底是什么　/ 046

　　6　诊断的意义　/ 054

第 4 章　精神发育是什么

　　1　为什么没有最终版　/ 057

　　2　识别发育与互动发育　/ 059

　　3　识别与认知的区别　/ 062

　　4　精神发育的基本机制　/ 064

第 5 章　皮亚杰的发育理论

　　1　同化与顺应　/ 068

　　2　知性的发育　/ 069

　　3　图式　/ 070

　　4　发育的四个阶段　/ 073

　　5　精神发育的最终阶段　/ 080

第 6 章　弗洛伊德的发育理论

　　1　婴儿性欲　/ 083

2 力比多 / 086

3 发育的五个阶段 / 088

第 7 章　精神发育的过程

1 精神发育曲线 / 099

2 促进精神发育的力量 / 102

3 为什么会出现个人差异 / 106

第 8 章　精神发育是心理共有的发育

1 浅眠与微笑 / 111

2 啼哭与抚育 / 112

3 依恋与抚育 / 116

4 感觉的共有与分化 / 118

5 抬头与探索活动 / 120

6 安全感的共有与探索 / 122

7 咿呀学语与情感的共有 / 124

8 注意的共有 / 127

9 模仿与行为、动作的共有 / 130

10 教导与意志的发育 / 133

11 言语的出现 / 135

12 识别的社会化 / 145

13 互动的社会化 / 147

Part 2　成长方的困难

第 9 章　发育障碍是什么

1 本书的定义 / *157*

2 整体发育迟缓 / *161*

3 发育的分布图 / *176*

4 外因、内因、心因 / *184*

5 必要病因、诱因、充分病因 / *186*

6 发育障碍与外因 / *187*

7 发育障碍与内因 / *191*

8 发育障碍与环境因素 / *194*

第 10 章　发育障碍的体验世界

1 发育的区域分布 / *201*

2 不安、紧张、孤独 / *202*

3 发育迟缓与言语发育迟缓 / *206*

4 识别发育迟缓与孤独 / *209*

5 互动发育迟缓与孤独 / *212*

6 高度感觉性的世界 / *215*

7 感觉世界的混乱性 / *227*

8 感觉混乱性的应对努力 / *229*

9 高度冲动性的世界 / *234*

10 情绪压力的应对努力 / 238

11 孤独症谱系障碍与智力 / 243

12 发育速度、水平的差异 / 248

13 依恋与孤独症谱系障碍 / 251

14 对人的兴趣、对物的兴趣 / 255

15 阿斯伯格综合征的体验世界 / 258

第11章　互动发育迟缓的支持

1 婴儿期的支持 / 273

2 幼儿期的支持 / 276

3 儿童期的支持 / 283

4 青春期的支持 / 291

5 孤独症谱系障碍的增加 / 295

第12章　部分发育迟缓的支持

1 学习障碍是什么 / 304

2 对学习困难的认识与支持 / 310

3 注意缺陷多动障碍是什么 / 315

4 坐立不安的孩子 / 318

5 对注意缺陷多动障碍的支持 / 321

Part 3　养育方的困难

第 13 章　育儿的问题

1　孩子为什么由父母养育　/ 329

2　日本的育儿历史　/ 331

3　当今日本的育儿　/ 335

第 14 章　因育儿过度而出现的成长困难

1　从家庭内暴力到长期待在家里　/ 345

2　摄食障碍　/ 347

3　育儿的私化与学校教育　/ 349

4　社会化困难的应对与支持　/ 352

第 15 章　因育儿不足而出现的成长困难

1　为什么会出现育儿不足　/ 355

2　儿童虐待概念的出现　/ 362

3　社会养育的混乱　/ 371

4　对育儿失调的家庭支持　/ 376

5　育儿失调孩子出现的成长困难　/ 381

6　育儿失调孩子的人际互动问题　/ 382

7　创伤后应激障碍的问题　/ 393

8　创伤后应激障碍的应对　/ 405

9　育儿失调孩子的精神发育问题　/ 408

10　育儿失调的预防　/ 421

Part 4   走向社会的困难

第16章   从儿童期到青春期的问题

   1 儿童期的发育课题 / 428

   2 青春期的发育课题 / 432

   3 青春期的性的问题 / 435

   4 不去上学的出现 / 442

   5 不去上学的增加 / 447

   6 上学的意义 / 449

   7 现在的不去上学 / 454

   8 不去上学的具体应对 / 457

   9 孩子之间互动的失调 / 466

   10 从前的欺负 / 469

   11 现在的欺负 / 474

   12 规范意识与欺负 / 479

   13 在学校的压力与欺负 / 482

   14 欺负的应对 / 484

第17章   孩子的抑郁症与神经症

   1 孩子的抑郁症 / 499

   2 孩子的神经症 / 504

后 记 / 516

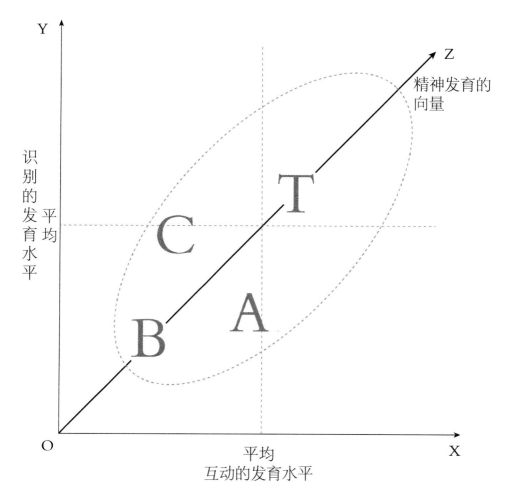

A 区域：智力障碍
B 区域：孤独症（自闭症）
C 区域：阿斯伯格综合征
T 区域：定型发育

精神发育概说

Part 1

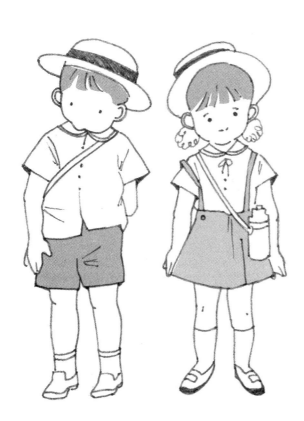

本书探讨儿童的精神障碍。

但不是全面介绍儿童精神医学的教科书，也不致力于普及这方面的知识，而是旨在帮助与孩子日常相处的父母，以及教师、保育员、护士、心理咨询师等职业人士，使其更好地认识、理解孩子的疾病、失调、障碍，从而更好地予以应对。当然也希望助力儿科医生。

本书以三个视角贯穿始终：

（1）孩子正处于成长阶段。

无论是精神还是身体，孩子都正处于成长阶段，所以对孩子的精神障碍，不能只看目前的症状、表现，还应从精神发育的长期视角来看。而为孩子提供支持的人，不仅指狭义的医务工作者，还包括与孩子日常相处的大人，他们都可能对孩子的成长、发育产生影响。

因此，从心理成长、精神发育的角度探讨孩子的精神障碍是贯穿本书的一个视角。

（2）孩子生活在社会之中，是社会的存在。

人们都说孩子是社会的镜子、时代的镜子。孩子对社会、时代的变化非常敏感，总是首当其冲受其影响。作为生物个体，孩子的精神发育必然会带有社会的、文化的烙印，孩子的精神障碍，可以说既是孩子本身的问题，又是当时社会、文化的问题。实际上，在我们社会，孩子出现精神问题也往往被视为由社会问题所致而受到广泛关注。

因此，从社会的、文化的视角探讨孩子的精神障碍是贯穿本书的又一视角。

（3）孩子的养育、应对，没有操作指南。

每个人的人生都是独特的，而且只有一次。养育孩子，就是参与这个独一无二的生命的成长过程，没有任何回头、重新再来的可能性，也没有任何"这样做就 OK"的标准答案。太郎是这样，并不意味着次郎也会这样。

本书力求写得具体，具有实用性、操作性，但绝对不是什么操作指南或标准作业程序。笔者期望，与迈出人生旅程第一步的孩子日常相处的大人，能够采用本书提倡的基本的观点、互动方式与孩子进行互动。

这里所说的基本，不是指要点或泛泛而谈的东西，而是指从根本、基础出发来思考，是一个打牢基础、不断提升认识的过程。帮助与孩子日常相处的大人打牢这个认识基础，就是本书的最大目的。认识基础打牢了，才能够随机应变或自由发挥。而操作指南或标准作业程序只能让人照本宣科，"授人以鱼"不如"授人以渔"。对于性急的读者来说，这种方式或许有点"远水解不了近渴"，但请一定耐着性子，好好打牢你的这个认识基础吧。

第 1 章

心理是什么

本书探讨儿童的心理（精神）及其障碍（失调）。

心理，或者说精神，究竟是指什么呢？要搞清楚这个最基本的东西，得先把话题绕远一点。

1 哲学上的心理，科学上的心理

难以回答的问题

心理是什么？在哲学家看来，这是一个非常复杂深奥的问题；在科学家看来，这同样是一个难以回答的问题。因为它可以在很多维度上进行解释和演绎。

哲学与科学原本并不是各自独立的，而是本源相同。在古希腊语中，哲学、科学都是 Philosophia 一词，指热爱、探求新知。只是在近代以后，两者才开始分开，哲学的探求对象指向自身以内的东西（主体），科学的探求对象指向自身以外的东西（客体）；哲学关注伦理，科学关注技术。当然，对此的质疑之声也从未止息：哲学与科学的探求对象能这样"简单粗暴"地分为内（主体）与外（客体）吗？

"心理是什么"这个问题之所以难以回答，是因为探求其答案本身就是心理活动，探求的主体和客体是同一对象，就像两面相对的镜子，相互映照的是同一世界。

因此，对哲学来说，"心理是什么"这个问题，就像苏格拉底提出的命题"汝自知"一样，探求永远没有终结。

同样，对科学，尤其是对自然科学来说，它奉行的原则是探求主体与探求客体的截然分开，"心理是什么"这一问题将探求主体的心理同时作为探求客体（研究对象），这触碰了其"原则底线"，不能不说是一大难题。

> 研究心理活动这项工作本身就是心理活动，研究大脑功能而使用的知觉、思维本身也是大脑功能之一，这种主客体的同一性自然催生了"人类对自身的心理、大脑究竟能了解多少"这种哲学或者说脑科学的问题。不得不说，早已各自独立的哲学、科学也由此而回到本源，有逐渐靠拢的倾向。比如研究大脑的前沿科学家，其思考是不是带有哲学的思辨性、探索性呢？

2 精神医学上的心理

不研究精神的精神医学

近代以来，医学自诩自然科学，而精神医学作为医学的一个分支，也大有视自己为自然科学的倾向。精神医学方面的相关研究，也无不极力避免直接研究心理这种难以成为纯粹客体的对象。现代正统精神医学，也不以精神为研究对象，而是致力于研究精神障碍，那具体是怎么研究的呢？

首先，将精神障碍与我们通常的心理活动区分开，视其为特殊（异质）的心理活动，并保持距离，将其看作客体的研究对象。也即，在正常与异常之间划一条明显的分界线，将精神障碍推远点儿，再进行研究。

其次，尽量将精神障碍这种"异常"视为大脑内发生了生物学的（物质的）异常，出现了某种故障，并由此得出结论：既然大脑不同于精神，是客体的物质，那当然可以作为自然科学的研究对象了。

究竟发现了什么呢

现代精神医学所进行的科学研究，也可以说仅仅局限于自然科学之光所照耀的地方。

有个人走夜路丢了东西，他走到大街的路灯下，转来转去地找。有人问他："是在这儿丢的吗？"那个人回答："不是！可丢东西的地方黑，再怎么找也找不见啊。"现代精神医学进行的研究，是不是与这个笑话有点儿类似？

当然，自然科学取得了长足的进展，自然科学之光驱散了过往的层层迷雾，让"夜路"走得更容易了。精神医学也受惠良多，本书在不少地方也采用了自然科学研究所取得的成果。

问题是，自然科学之光并不能照亮世界上的每一个角落，希望大家不要忘了这一点。

3 日常生活中的心理

人心似远又近

本书探讨的心理（精神），并不如哲学上所说的那么深奥，也不像自然科学所研究的那么不痛不痒。很简单，精神医学就是研究精神的医学。

且不说哲学或自然科学怎么看待心理，就是我们自己，在日常生活中也会很自然地感觉到自己的心理（精神）。我们思考、感觉、发挥意志力，谁也不会怀疑自己有这样的直接体验。也许有过怀疑，但怀疑本身也与思考、感觉、意志相关。

不可否认的是，这些思维、情感、意志发生在个体之中，是自己一个人的体验。内心出现的这些东西，比如自己在想什么，感受到什么，如何发挥意志力，别人是无从知晓的。同样，我眼睛看到的红色玫瑰，在别人的眼中是否也是红色的呢？我自然也无从知晓。

我们每个人作为独立的个体，经历和体验着思维、情感、意志等心理活动，也即被称为心理（精神）的东西。

就像我们每个人都拥有自己的身体一样，我们也拥有自己的内心世界，那是一个完全独立、主观的体验世界。有时候，在我们看来完全清清楚楚的事实，别人却怎么也不肯相信，理解不了。谁都碰到过这样令人窝火的情形吧？所以说，人心相距似乎很远。

另一方面，当我们将所思所感表达出来时，别人也能理解；别人所表达的内容，我们也能看懂听懂。我看见的红色玫瑰，在别人眼里也一定是红色的。因此也可以说，人心其实又很近。

4 心理是共有的世界

是主观的"小世界"，也是共有的"大世界"

心理这个体验世界，既是每个人大脑里的主观小世界，也是与他人的主观世界相碰撞而形成的共有大世界。我们的思维、情感、意志，并不只是在各自的大脑里独立或孤立地出现，还会在与周围人的互动中不断发生变化。

因此，心理既是个体之内、大脑之内出现的体验世界，又是与个体之外、大脑之外的其他人密切互动的共有世界，这是心理的机制，也是一个相互矛盾的机制。在哲学上这被称为主体间性。或许，正是在这个相互矛盾的机制里，潜藏着心理的本质。

> 无疑，正是因为有了这种相互矛盾的心理机制，人类才形成其他动物所没有的高度社会的、文化的共有性。我们既相互依存，又各自独立，这就是人类社会特异（内含矛盾）的生存方式。人为什么会出现精神障碍？应该也与这种相互矛盾的心理机制有关。

精神发育的过程，也是孩子获得这一共有心理机制的过程。深究心理的共有机制，也是本书的重点之一。

5 精神障碍的心理

互动上的困难

所谓疾病、障碍，一定会带来某种程度的困难或痛苦，尽管具体表现会因疾病、障碍的差异而不尽相同。同样，精神障碍也有其特有的困难和痛苦。

精神障碍类型繁多，病因、病理、症状也五花八门，但精神障碍在心理上有一个共同且突出的特点，那就是在与他人的互动中都表现出某种直接的困难或痛苦。也正是因为那些困难或痛苦，我们才称之为精神障碍。

身体疾病或障碍也可能妨碍社会参与，带来人际互动上的困难或痛苦，但这种困难和痛苦是继发性的，而精神障碍带来的人际互动上的困难或痛苦则是其核心。当然，对因身体疾病或障碍而出现的人际困难或痛苦也不应掉以轻心。

精神障碍的本质

精神障碍与心理的共有性密切相关，甚至可以说正是心理共有上的困难和痛苦，构成了精神障碍的本质与核心。

与身体疾病不同，对精神障碍，我们是否抱有一种微妙的、特殊的恐惧和不安呢？会不会下意识地否认自己可能罹患精神障碍呢？我们可能会想，精神障碍是他人的事，与自己或自己的孩子无关。

要是简单地将精神障碍的这种"他性"归结为偏见或歧视，那就未免太浅薄了。可以说正是精神障碍在心理共有上的困难这一本质特点，让我们感同身受，心生畏惧。没有与他人的互动，任何人都难以生存下去，而精神障碍正是我们心理共有这一能力的拦路虎。当然，身体疾病的终点——死亡，也是让我们告别这个心理的共有世界。

精神医学的课题就是深刻认识、理解各种精神障碍给人际互动带来的直接困难和痛苦，探索相关的应对和支持方法。

我们共有的人际互动方式或能力并不是与生俱来的，而是在精神发育过程中逐渐获得的。互动发育迟缓或存在偏向也因此构成了儿童精神障碍的一大类，而在发育期（未成年期）出现的身心失调也可能使互动发育受挫。

在此，笔者想强调的是，精神发育是儿童精神医学最基本的研究课题。

第 2 章

精神医学是什么

在探讨精神发育之前，先让我们回顾一下精神医学这门学科是如何发展而来的。精神医学也是认识、了解自己的科学。

1 精神医学的诞生

医学的历史，不论是在东方还是西方，都可追溯到古代。与医学相比，精神医学则是一门"资历尚浅"的学科，诞生于18世纪末19世纪初，即欧洲近代市民社会形成之后。也许更准确地说，正是因为近代市民社会的形成，才出现了精神医学这一崭新的学科。

个人是自由、自主、理性的存在

进入近代市民社会以后，人们开始相信个人是自由、自主的存在，正如1789年在法国大革命中诞生的《人权宣言》所称，"每个人都是独立、自由、自主的存在。"个人绝非依附性存在，不从属于任何神、国王等绝对权威，人人都是平等、自由、自主、自立的。生活在现代社会的我们，也传承了这样的观点，并享有这些基本人权。

人们相信，个人是理性、理智的存在，而要成为自由、自主的个人，就必须超越蒙昧、盲从，依靠自己的力量（理性）进行判断、行动，这是个人自由、自主的大前提。

正是近代社会人们对理性的热忱追求，催生并发展了自然科学。

个人也是非理性的存在

在相信个人是自由、自主、理性存在的同时，近代社会的人们却不得不直面另一个事实：在现实生活中，个人远非自由、自主、理性的存在；相反，在很大程度上，人的内心既不自由，也非理性。

于是人们开始思考该如何认识自己的非理性。尤其是以下三类人，因为其非理性行为，更受关注：

a. 犯罪者。

b. 儿童。

c. 近代社会以前，人们所称的"疯子"。

这三类人也因此而成为研究对象。与精神医学一样，其实犯罪学、儿童心理学也是诞生于近代社会的新学科。

犯罪学始于意大利犯罪学家、精神病学家 Lombroso C（1835–1909）的《犯罪人论》（*L'Uomo Delinquente*，1876），儿

童心理学的诞生标志则是德国生理学者 Preyer W（1841－1897）所著《儿童的心理》（*Die Seele des Kindes*，1882）一书的出版。Preyer 观察、记录了自己的孩子从出生到三岁的成长过程，并将结果整理出来。

儿童精神医学独特的研究领域

针对以上三类人的非理性行为，近代社会形成了以下认知和应对方式。

（1）犯罪者——矫正的对象。

犯罪行为是基于本人的自由意志和自主判断，即在个人责任的基础上实施的非理性行为（违反社会规则），且本人明知故犯，因此应受到处罚，成为矫正的对象。

（2）孩子——教育的对象。

孩子仍处于成长阶段，心理尚未发育成熟，可能做出非理性的判断或行为，因此成为教育和保护的对象。

（3）"疯子"——医疗的对象。

以前人们所称的"疯子"，由于精神功能受损而做出非理性的判断或行为，因此成为医疗（治疗）的对象。

近代市民社会认为非理性的犯罪者、儿童、"疯子"，都可能获得或重新获得个人原本应有的理性，也因此坚信"个人是自由、自主、理性的存在"。正是在这样的背景下，针对"疯子"，诞生了精神医学。

而儿童精神医学以儿童为研究对象，在临床上也应对青少年的不良行为和犯罪。儿童精神医学的研究领域正处于近代社会三类非理性行为的交叉区域，请记住这一点。

2 精神医学的黎明期

道德疗法

就在法国大革命后不久的 1790—1800 年，在法国的比塞特尔精神病院，精神障碍者被从锁链中解放出来，这标志着精神医学进入黎明期。这是法国医学者 Pinel P（1745—1826）的创举。

将精神障碍者从锁链中解放出来这一创举被载入精神病治疗的史册，但也有人说这并不是 Pinel 一个人的功劳。Pinel 倡导"尽管罹患精神疾病，但也是自立、自主的个人。精神病患者表现出的非理性，同身体出现疾病一样，不过是理智、情感功能受损的表现，他们不应被锁链困住，而应成为治疗的对象"，并亲自付诸行动，因此成为这一新理念的象征性人物而名留青史。

在 Pinel 创举的背后，还有同时代在英国开启的"道德疗法（moral treatment）"运动。道德疗法容易被误解为"让患者培养道德感"，其实本意是"以道德的方式善待患者"，提倡社会以及与之日常相处的个人要有道德心（恻隐之心、道义感），要与之共生。

道德疗法运动始于 1792 年，以英国虔诚的教友派教徒

Tuke W（1732-1822）开设的约克静修所为标志，他尝试让精神障碍者融入社区生活。其后 Tuke 家世世代代致力于此项事业。

开始分类、诊断

将精神障碍者从锁链中解放出来后，Pinel 开始仔细观察精神障碍现象，并尝试进行分类。他参照的样板为瑞典生物学者林奈（Linné C，1707-1778）所创立的植物系统分类法。

此前，精神障碍患者表现出的各种症状，都被笼统地称为"发狂"，而 Pinel 首开分类先河。其后人们开始观察患者表现出的各种症状、病程，尝试对其进行系统分类，并在此基础上进行诊断。精神医学要成为科学，就必须首先踏出分类这一步。

在 19 世纪的精神医学领域，人们开始力图摒除任何先入为主的认识和理解，尽量客观地记录患者的自诉症状、行为、病程，并加以整理，这种精神医学的研究方法被称为描述性精神医学。

19 世纪末，Kraepelin E（1856-1926）明确提出精神分裂症和双相障碍这两种典型的精神疾病分类。这既奠定了他在精神医学界的泰斗地位，也为精神障碍的诊断分类打下了基础。不过，从 Pinel 时代直到今天，关于精神医学的诊断分类仍然没有定论（将在第 3 章继续探讨）。

3 精神医学是自然科学还是人文科学

宣言：是大脑的疾病

在精神医学的发展初期，由于精神障碍表现出的是精神的、心理的问题，因此不少人认为精神医学与哲学、文学、宗教学一样，应属于人文科学。认同这种观点的精神医学又被称为浪漫派精神医学，也许多是浪漫主义者持这种观点。

德国的精神医学者 Heinroth J（1773–1843）与 Ideler K（1795–1860）是浪漫派精神医学的代表人物，前者宗教学色彩浓厚，后者文学色彩浓厚。

不过，随着医学领域的细菌学等采用自然科学方法论而取得了重大研究成果，精神医学也坚定地走上了自然科学的道路。

德国精神医学者 Griesinger W（1817–1868）可谓功不可没。作为 19 世纪中期德国精神医学界的领军人物，据说他留下一句名言："精神疾病就是大脑的疾病。"尽管并无明确证据表明这句话是他说的，但这并不影响其广为流传，进而成为掷地有声的宣言："精神医学就是以大脑为研究对象的自然科学。"

对近代社会的人们来说，只有自然科学才是人类理性的证据，或者说自由的证据。而将精神障碍归为大脑的疾病，也有利于将精神障碍者从当时根深蒂固的宗教、道德偏见中解放出来。

Griesinger 坚信，通过对大脑的解剖学研究，终有一天，人们能够从自然科学的角度明了精神障碍的病因、病理。作为临床医学者，Griesinger 同样关注精神障碍的心理症状、心理疗法，他继承、发扬了道德疗法的精神，也为精神病院的改革做出了贡献。

4 正统精神医学

自我界定为自然科学

精神医学开始以医学为模板，将自己界定为自然科学并扬帆启程了。理所当然，它以生物学研究为中心展开，承继这一源流的精神医学被称为正统精神医学（orthodox psychiatry），这也是现代精神医学的主流。

医学研究的大前提是：机体是合理的、有机协调的自稳态系统。确实，无论是血液循环系统、体温调节系统，还是免疫系统，人体的任何生理机制都极其精妙、合理。

但人体的自我调节系统还是可能发生紊乱——生病，可能是由病原体侵入或是细胞的异常增殖引起，即要么是外部"侵害"，要么是内部出现"故障"。总之，都是病出有因，而找出病因，再以科学的手段消除病因（病因疗法），就是医学的正道。

正统精神医学以医学为模板，当然也相信人的精神功能原本是合理的、有机协调的系统。如果精神功能受损，出现非理性现象，那么一定是维持精神功能的身体，更具体地说，是大脑的某个部分受到"侵害"或出现"故障"。"精神疾病就是大脑的疾病"，从这个意义上来说，真可谓一语中的。

采用描述性精神医学的方法，尽可能客观地记录精神障碍的症状，然后针对那些症状，寻找大脑的哪个部分出现异常，即从医学（生物学）的角度找出病因，就成为正统精神医学的研究课题。

这种精神障碍认识，或者说精神医学认识，与"人是理性的存在"以及自然科学的方法论无疑是一致的。从19世纪末至20世纪初，正统精神医学在这种认识的指导下取得了非凡的成果，下面介绍两项代表性的发现。

失语症的研究

1861年，法国外科医生，同时也是人类学家的布罗卡（Broca P，1824－1880）发现运动性失语（表达性失语）与左脑特定部位的异常有关。所谓表达性失语，就是患者仍然具有思维能力，也能够理解言语内容，但却无法表达自己的思考内容。1874年，德国精神科医生韦尼克（Wernicke C，1848－1905）发现感觉性失语（理解性失语）与左脑特定部位的异常有关。所谓理解性失语，就是患者仍然具有思维能力，却无法理解言语的内容。布罗卡和韦尼克的发现（图1）成为当初 Griesinger 断言"精神疾病就是大脑的疾病"的有力证据。

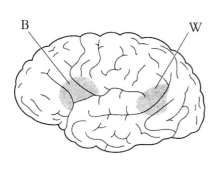

B：布罗卡区。如果左脑的这一部位出现异常，就会无法以言语表达思考内容，尽管仍然具有思维能力、言语理解能力——运动性失语（表达性失语）

W：韦尼克区。如果左脑的这一部位出现异常，就会无法理解言语内容，尽管仍具有思维能力——感觉性失语（理解性失语）

图 1　失语症与大脑

以失语症为开端，其后失读症（丧失认字能力）、失写症（能认字但丧失写字能力）、失算症（丧失计算能力）、失行症（丧失协调运动能力）等也发现与大脑中相对应的区域有关。由此，人们开始普遍认为，各种精神功能都是由大脑相应的区域负责，如果出现精神障碍，那么一定是大脑的相应部分出现了异常，即脑分工论逐渐得到承认。

在脑分工论的基础上，开始出现研究心理功能及其失调与大脑内物质对应关系的学科，即脑病理学或神经心理学，即现在的脑科学，而布罗卡和韦尼克正是这一学科的先驱。

神经性梅毒的研究

1913 年，日本人野口英世（1876－1928）通过显微镜观察发现，神经性梅毒是由梅毒螺旋体引发脑内感染导致的。当时神经性梅毒是典型的精神疾病，其患者占精神病院入院患者的 1/3 以上。神经性梅毒会引起双相障碍、幻觉、妄想，病程继续发展会导致智力低下，最后是死亡，因而是一种严重的精神疾病。

在野口英世发现的基础上，1917 年，奥地利精神医学者朱利叶斯·瓦格纳－尧雷格（Julius Wagner-Jauregg，1857－1940）尝试以发热疗法令脑内的梅毒螺旋体"不能生存"，但对此疗法的争议从未停止过。1928 年，抗生素盘尼西林被发现，并在 1942 年实现产业化，最终结束了以发热疗法治疗晚期梅毒的做法，神经性梅毒也成为历史。

神经性梅毒的成功治疗，无疑是"精神疾病就是大脑的疾病"的最好例证，也是信奉自然科学、生物学的正统精神医学的辉煌胜利。

因为神经性梅毒治疗的成功，尧雷格获得 1927 年诺贝尔生理学或医学奖。尽管野口英世共同获奖的呼声很高，可惜未能如愿。1928 年，野口英世在去进行黄热病研究的途中不幸去世。

在以上研究成果的基础上，精神医学作为"精神－身体"的医学，继承了基于自然科学方法论的生物学、脑分工论的研究源流，发展至今。

无论是布罗卡、韦尼克时代的解剖，还是野口英世时代的光学显微镜，又或是今天的电子显微镜、分子生物学，以及利用最新技术即时呈现脑内物质动态的尖端研究，正统精神医学所采用的基本观念和方法论都与当初无二。

5 动力精神医学

聚焦非理性心理

精神医学并非正统一色，实际上，一直以来都有一股潜流存在，那就是动力精神医学（dynamic psychiatry）。

正统精神医学的前提是人的心理是理性的，而动力精神医学的前提则是人的心理在本质上是非理性的。

近代市民社会认为个人是自由、自主、理性的存在，但人们不得不直面现实生活中各自并不自由、自主、理性的人生，而精神障碍更是对个人理性、情感、意志的最大伤害。那该怎样认识精神障碍呢？这正是正统精神医学与动力精神医学的最大分歧所在。中井久夫（1934－　）将两者进行了比较（中井，1982）。

表 1　正统精神医学与动力精神医学

	正统精神医学*	动力精神医学
源头	·平野文化 ·启蒙主义者	·森文化 ·浪漫主义者

	正统精神医学*	动力精神医学
实践者	·医学院附属医院、精神病院的精神科医生（具有封闭、专业色彩）	·神经学、内科学等医学分支的专业人士、私人医生、心理治疗师、其他治疗师（具有个性、业余色彩）
作为医学的方法论、倾向	·保持距离的观察 ·重视个案症状和统计学结论 ·重视症状（描述） ·重视症状的表现形式 ·寻求精神疾病的典型案例（不太探究病因或多病因） ·悲观 ·重视严密性 ·视偏离成人的正常理性为问题 ·倾向于静态的分类（诊断）体系	·重视介入观察，或通过治疗积累经验、案例 ·重视生活经历 ·重视意识内容（解释） ·重视无意识动机 ·寻求神经症的典型案例（倾向于单一原因） ·乐观 ·重视假设推理 ·关注儿童、正常人潜在的、病态的方面 ·倾向于动态机制，重视过程（治疗）
治疗特点	·具有系统性，擅长精神鉴定 ·通过学校教育传授 ·以消除症状，恢复劳动能力、正常理性为目标 ·自我界定为医学的一分支——精神科 ·重视治疗环境的建设 ·重视身体、环境疗法 ·对象：普通民众	·分流派，不做精神鉴定 ·通过个人指导、实践传承 ·以克服人格偏向、发育不成熟为目标 ·自我界定为治疗者 ·重视治疗手法的建构 ·重视心理疗法 ·对象：精英阶层，比如拥有权力、财富、知识或其他技能的人

* 也被称为传统的、学院的、古典的、常识的、描述的、现实的精神医学

注：摘自中井久夫著《精神分裂症与人类》，东京大学出版会，1982

精神障碍该怎么应对呢

在正统精神医学看来，出现精神障碍时，没有必要应对心理本身，因为心理本来就是理性的，不存在非理性。如果出现非理性现象（精神障碍），那一定是大脑出现了异常。

作为自然科学的精神医学，当然不应以人的心理这个非客体为研究对象，也没有这个必要；在自然科学之光的普照下，以大脑这个客体为研究对象，从生物学的角度找出其物质方面的异常，才是精神医学的使命。这是正统精神医学应对精神障碍的方法。

另一方面，在动力精神医学看来，要理解精神障碍，就必须研究心理本身，因为精神障碍可能就是心理原本具有的非理性表现。

如果以心理是非客体为由而回避研究心理本身，就不可能真正认识精神障碍，因此不能囿于自然科学的方法论框架，在自然科学客体化之光照耀不到的地方，也必须不偏不倚地进行研究。这是动力精神医学应对精神障碍的方法。

那么，动力精神医学究竟采用了什么样的研究方法，或者说心理本身可以进行研究吗？这正是动力精神医学一直以来面临的课题。

从互动出发认识、理解精神障碍

试想一下，说精神功能由大脑负责，与说消化功能由胃、肠负责或内分泌功能由甲状腺、脑垂体负责，两者有本质的不同吗？消化、吸收营养，分泌激素本身，都是物质性功能，都在身体（物质）里发生。

另一方面，思考、感受、发挥意志力，都是非物质性的精神功能，并不仅仅与物质的大脑、身体有关。精神功能一定有其社会的、共有的一面，必定会与周围的人发生联系，在与他人的互动中体现出来。心理（精神）具有共有性（互动性），并不仅仅出现在个人大脑里，因此精神功能不等于脑功能。

动力精神医学的基本方法论，要求研究者主观介入，在与研究对象的互动中捕捉其心理失调的蛛丝马迹，而在临床上，治疗者与患者的互动就是这种方法论的应用。

弗洛伊德的无意识概念

最初将这种方法论体系化的是弗洛伊德（Freud S，1856-1939）的精神分析学派。从狭义上讲，动力精神医学就是精神分析学。

人为什么会出现性心理障碍（生物学的）这样的非理性现象？为什么梦的内容非理性？为什么我们有时会出现一些非理性的失误？神经症患者会出现各种各样非理性的身心现象，正是在与这些神经症患者的互动中，弗洛伊德的精神分析学成型了。

认识、理解身心的各种非理性现象的关键是无意识，或称下意识。个人除了拥有清晰的意识，如意识到自己是怎样思考、感受、发挥意志力以外，还受到无意识，即各种无形力量的影响，弗洛伊德将那些力量统称为无意识。在无意识的影响下，人并不是百分之百自由、自主的存在。弗洛伊德认为，人的不自由以明显的身心失调（非理性）表现出来时，就是神经症。

动力（dynamic）原是力学术语。研究杠杆、滑轮等力之间平衡关系的是静力学（statics），而研究天体运动等力之间运动关系的则是动力学（dynamics）。正是提倡不应从静态的角度，而应从动态的角度来研究、理解精神现象，才借用了动力这个力学术语，这种精神医学流派也因此被称为动力精神医学。杠杆、滑轮是看得见的事物，而导致天体运动的引力、惯性力却是看不见的力量，同样，无意识的力量也是看不见的，动力精神医学这个称谓似乎也隐含这层意思。

在精神医学、心理学中，动力一词有各种各样的含义。弗洛伊德将人无意识的心理活动，即内心各种力量的较量称为动力。在广义上，人与人在互动中出现的有意识的、无意识的相互影响，也称为动力（人际动力）。

沙利文的人际互动论

关于人际互动中的相互影响，美国精神医学家沙利文（Sullivan H S，1892-1949）的主张"精神医学就是人际互动理论"，可以说道出了动力精神医学的核心。

这里所谓的人际互动理论，当然不是说谁与谁关系好，或者如何促进人际关系让自己变成社交达人的实用学，而是说人是共有的、互动的存在，没有与他人的互动，就不存在精神生活（精神活动）。精神医学在研究精神现象、精神障碍时也应从人际互动的角度来认识和理解。

不仅精神分析学属于动力精神医学，在广义上，任何从共有性、互动性出发研究精神障碍的精神医学，都应属于动力精神医学。在这个意义上，本书也非常重视动力精神医学（共有性、互动性）的视角。

精神医学的两个流派——正统精神医学与动力精神医学，两者时而相互冲突，时而相互补充，在相互影响中发展至今，精神医学也因此变得更有深度和广度，更具实践性。不管"追随"哪一流派，都最好用余光瞄一瞄另一派，以更好地发挥精神医学的力量。而任何取此舍彼的做法貌似威力强大，实则脆弱无比。

6 儿童精神医学的诞生

迟迟面世

进入近代市民社会以后，精神医学从医学中独立出来，而儿童精神医学从精神医学的独立则要迟很多。

1887 年，德国精神医学者 Emminghaus H（1845 – 1904）出版的《儿童的精神障碍》（*Die Psychischen Störungen des Kindesalters*）一书，被认为是学术上系统地研究儿童精神障碍的开山之作，但他的先驱性努力并未受到世人注目

（很遗憾，笔者也未曾拜读）。据说他在书中将儿童的精神障碍根据病因分为两类，即分别由大脑障碍和心理因素所致；还谈到家庭、学校环境对儿童的影响，并描述了集体歇斯底里、强迫症、恐惧症等症状，且详细论述了不良行为。

1930 年，生于奥地利的美国医学者加纳（Kanner L, 1894–1981）在医学院附属医院开设了儿童精神科门诊。1935 年，他出版了教科书《儿童精神医学》（*Child Psychiatry*），这标志着儿童精神医学从精神医学独立，其意义有如儿科学从内科学独立。

作为一门独立的学科，儿童精神医学的诞生确实不算早，不过，这也是事出有因。因为在近代市民社会中，人们将非理性行为大致分为犯罪行为、儿童的不良行为、"发疯"行为三类，而儿童正处于成长阶段，其不良行为被视为由发育未成熟所致，原则上应由教育而不是医学来应对。

最初的临床实践：阿维龙的野孩

实际上，儿童精神医学的临床实践远远早于儿童精神医学的诞生。

法国大革命后 10 年，即 1799 年，在法国中央山地的阿维龙森林里，人们发现了一位全身赤裸的男孩。男孩大约 12 岁，跑得跟兔子一样快，还会像松鼠一样爬树，身手敏捷地在树上摘食橡子、板栗。这个男孩不食肉类和熟食，给他穿上衣服也会立刻脱掉，完全没有作为人的社会、文化、情感、识别能力，也不懂人话。这就是有名的阿维龙的野孩，他的出现引起轰动。

男孩被送到巴黎市内的聋哑学校，主要由校医 Itard J（1774—1838）照管。其时 Itard 刚当上校医，年仅 25 岁。他对男孩的医疗应对，堪称儿童精神医学在临床上迈出的第一步。

Itard 师从 Pinel，也信服哲学家 Étienne Bonnot de Condillac（1715—1780）的学说。Condillac 认为，人的识别力并不是与生俱来的，而是随着感觉的发育，通过感觉体验后天获得。Itard 猜测，男孩一个人在森林中长大，缺乏通过感觉体验获得社会的、文化的识别环境和机会，因此才变成那个样子。那么通过教育，让其感觉觉醒，获得应有的识别力，不就可以摆脱蒙昧状态了吗？

Pinel 也为男孩做了检查，但不赞成 Itard 的想法。Pinel 认为男孩是天生的智力障碍（当时称作白痴），所以才被丢进森林里。他表示，"即便施以长期、系统的教育，也完全没有成功的希望。"男孩不是没有机会培养识别力，而是天生就不具备。

作为开明的医生，Pinel 曾亲自将精神障碍者从锁链中解放出来，但对于该男孩的认识、判断，又似乎太过冷酷无情。也许是当时精神病院里重症的智障患者实在太多了，他才对智力障碍变得那么悲观，又或者作为资深的精神科医生，看见 Itard "无知者无畏"的表现不免感到忧心忡忡。

如果 Itard 听从 Pinel 的建议而放弃教育男孩，那么精神医学历史上的这一页恐怕会被改写。不过，Itard 并没有接受老师的意见，他在格兰夫人的热心帮助下，开始积极地对男孩实施教育。通过各种努力，男孩学会了通过身体语言进行交流，也能将简单的书面文字与所指代事物联系起来，最后可一点一点地通过写字进行交流。男孩还对格兰夫人产生了依恋。

在男孩学会通过身体语言和书面文字进行交流后，Itard 还积极尝试让他学习声音语言，但未能成功。Itard 深受挫折，从此放弃对男孩的教育，后来格兰夫人收留了男孩。1848 年，曾经的野孩在远离世人目光的地方悄然离世（泷川，2013）。

儿童精神医学的争论主题

Itard 对阿维龙野孩的教育尝试成为儿童精神科临床、障碍儿童教育的起点。

Itard 与男孩的互动，已超越狭义的医学、医疗范畴，而直指儿童精神科临床的本质：教育、养育，或者说培养孩子究竟该如何进行。

Itard 与 Pinel 的对立，其后也以各种各样的形式出现在儿童精神医学领域，成为长久不衰的争论主题：儿童的精神障碍是天生的还是后天的？是生物学障碍还是心理的、互动的障碍？环境的调整、与周围人的互动能否缓解精神障碍？精神障碍能否缓解取决于什么？对心理发育来说，重要的是后天的机会还是先天的能力？精神发育是如何进行的，或者说是如何受到妨碍的？精神发育本身究竟是指什么……

第 3 章

精神障碍的分类与诊断

医学与诊断密不可分。诊断就是从医学的系统分类中，找出与患者当前身心状态相符的疾病或障碍名称，而诊断是在分类的基础上进行的。

精神疾病应该建立怎样的分类系统，并在此基础上确定什么样的诊断名称呢？从 Pinel 时代直到今天，精神医学的诊断分类依然是一个课题，尚无定论。

事实上，现在世界上广泛使用的诊断分类——美国精神医学学会编的《精神障碍诊断与统计手册》（DSM），从 1980 年第 3 版（DSM-3）出版以来，总是在修订版一面世，即着手进行新的修订，完全无所谓定论。本书开始执笔时，DSM-4-TR（2002）是最新版，到 2013 年，DSM-5 又出来了。

1 诊断分类是什么

随标准而变

诊断分类没有定论也是顺理成章的事。

将事物进行分类是人为行为，而自然界里原本并不存在所谓的分类系统。如何对事物进行分类，只不过是一种社会约定，并不存在凌驾于人的视角之上的所谓神的视角，所以根本就不存在绝对正确的分类。

从什么角度来看，或按什么标准来区分，可以有各种各样的取舍。什么分类系统比较合理、恰当，取决于使用者之间的共识。换而言之，只要人们的观点、立场、目的不同，就不可能存在一个人人都满意的分类系统。

> 有一个国家曾经发生了一场草莓是水果还是蔬菜的法律诉讼。在该国，水果要课税。生产者主张，草莓是蔬菜，因为树上结的才是水果，而草本植物上长出来的是蔬菜；税务部门则主张草莓是水果，理由是需要加热或加工处理后才能食用的是蔬菜，可直接食用的是水果。最后法院判决草莓是水果，理由是与主菜一同食用的是蔬菜，餐后甜点是水果。

同样，身体疾病也有各种各样的分类，比如按症状分，有发热、痉挛等；按部位分，有呼吸系统疾病、消化系统疾病；按病因分，有感染性疾病、自身免疫性疾病等。

从症状到物质证据

通常，我们是先出现症状，深受症状之苦，然后才察觉自己患病了。症状是疾病的外在表现，按症状对疾病进行分类、诊断是自然朴素的方法，从前大多如此。

不过，症状多为疼痛等主观感觉，而发热等客观症状也并非特异性的，可由多种疾病引发，因此，按症状进行分类诊断缺乏科学的客观性与确定性。在现代医学的发展过程中，按症状分类的方法逐渐被抛弃，包括检验数据在内的物质的客观证据转而受到重视。

即按身体的哪个部位（病位）、什么原因导致的（病因）、怎样失调（病理），来对疾病进行分类，而哪里（where）、为什么（why）、怎样（how），就是在寻找科学的物质证据，并据此进行诊断，这就是检验的目的。按病位、病因、病理进行分类和诊断，也容易进行相应的治疗。

关于身体疾病的诊断分类，已大致形成以上定论。

一个人生病了，马上就会想到"是什么原因呢"，这也是以上分类诊断方法在诊疗中推而广之的结果。不过，原因（病因）却不一定会引发疾病。

比如结核病的原因是结核菌，我们大多感染过结核菌，但只有很少一部分人会发病。可以说，本人的营养状况、免疫力对是否罹患结核病起着决定性作用。另一方面，即便营养状况、免疫力较差，如果没有结核菌，也不会罹患结核病，所以结核菌是罹患结核病的必要原因。疾病的原因（病因）不过是必要病因，并不是充分病因。关于这个问题，在后面发育障碍原因一节会详细探讨（第9章5）。

2 传统的诊断分类

根据身心分类：外因、心因

作为现代医学分支的精神医学，自然也曾尝试按"哪里（where）、为什么（why）、怎样（how）"建立精神疾病的诊断分类系统。

与精神功能直接相关的身体部位基本上只有大脑这一个器官，因此在对精神疾病进行分类时，就将"哪里（where）"分为身体和心理两类，也即根据身心进行分类，具体如下：

a. 脑组织本身出现实质性（物质性）异常，即大脑障碍。

b. 脑组织没有异常，但心理机制方面出现功能性异常，即心理障碍。

而从"为什么（why）、怎样（how）"来说，大脑障碍为生物学的，即身体的、物质的异常导致大脑功能出现故障；而心理障碍为精神的，即环境的、社会的压力导致心理机制出现故障。

例 1 遭遇严重的火车事故，头部重伤。患者原本性格沉稳，但事故后变得脾气火暴、行为冲动，记忆力也衰退。CT检查发现脑组织有明显的大面积损伤。这种精神障碍就属于大脑障碍，是由脑组织损伤这种生物学的异常导致大脑功能失调。

例 2 遭遇严重的火车事故，幸运的是只造成手臂骨折。为以防万一，还是进行了各种脑部检查，没发现异常，但患者却总是忘不掉事故中众多伤亡的惨状，任何相关刺激都可能引发惊恐发作；当时的情景也时时浮现在眼前，感到非常痛苦；噩梦、失眠、情绪低落也一直持续。这种精神障碍就属于心理障碍，是由心理创伤这种精神压力导致心理功能失调。

大脑障碍统称为外因性精神障碍，外因包括感染、中毒、脑组织损伤等；心理障碍统称为心因性精神障碍，心因包括由环境导致的心理的、社会的压力。

第三种病因：内因

根据身心进行分类，精神障碍要么是外因性，要么是心因性，当然也可能两者兼具。

实际上还有既不属于外因性又不属于心因性的精神障碍，那就是精神分裂症和双相障碍。这两种典型的精神障碍，既没有脑组织的特异性异常，也没有明显的心理的、社会的压力导致心理功能受损，其症状、病程都与外因性、心因性精神障碍不同。

于是有了第三类精神障碍——内因性精神障碍，包括精神分裂症和双相障碍。内因指与生俱来的、容易罹患某种疾病的先天性因素。

内因性精神障碍患者原本具有容易罹患精神分裂症或双相障碍的基因和体质，一旦发病，就会经历其固有病程。

将精神障碍按身心进行分类的做法，历来受到哲学者、脑科学者的恶评，仔细想来，确实这种一分为二的做法太过简单、粗暴。内因性精神障碍的存在，既是身心分类法的合理补充，也是人的身心难以割离开来的明确证据。

但如《圣经·新约》所说，"心灵固然愿意，肉体却软弱了。"将身心一分为二，让自我具有实感和稳定性，也是自古以来的人类智慧。即便是哲学者、脑科学者，想来在日常生活中一定也会说出"今天身体不舒服"或者"今天情绪低落"这样的话。

精神障碍分为三类

传统上，精神医学将精神障碍分为外因性、内因性、心因性三类，其下又再分类，并据此建立了诊断分类系统，大致框架如下：

a. 外因性精神障碍：器质性精神障碍、中毒性精神障碍、症状性精神障碍。

b. 内因性精神障碍：精神分裂症、双相障碍。

c. 心因性精神障碍：心因性反应、神经症（现实神经症、创伤神经症、精神神经症）。

注：器质性精神障碍是指脑组织本身出现实质性异常（神经性梅毒、阿尔茨海默病等）；中毒性精神障碍是指中毒物质导致的脑组织生物学功能受损（酒精中毒、物质成瘾等，如果病情继续发展，则脑组织本身也可能受损）；症状性精神障碍是指由身体疾病产生的物质导致脑组织的生物学功能受损（甲状腺功能亢进导致的毒性弥漫性甲状腺肿等）。

心因性反应是指遭遇重大事故，心理混乱超过正常限度，起病急，反应强烈，或者总是难以从心理混乱中走出；现实神经症是指因为当前的不幸、压力而出现的心理失调，大概相当于现在诊断分类中的适应障碍；创伤神经症是指因遭遇生命、尊严的严重威胁（心理创伤体验）而出现的心理失调，就是现在诊断分类中的创伤后应激障碍；精神神经症是其他心因性心理失调的统称，各种学说、理论对其心理机制（病理）的观点不一。

传统诊断分类的不足

将精神障碍分为外因性、内因性、心因性三类的传统诊断分类法，是从病位、病因、病理出发，架构明确，试图从发病机制上理解精神障碍。长期以来，一直被视为精神障碍的标准诊断分类方法，即便到现在，不少精神科医生仍然倾向于使用这种诊断分类。

当然，这种诊断分类方法也有不足：一是身心分类的方法理论上或许可行，可在实践中能这样清清楚楚地一分为二吗？二是即便可以根据病因、病理进行分类，但对于病因、病理的认识，医生之间也未必一致。

与身体疾病一样，外因性精神障碍当然可以发现物质的异常，病因、病理有明确证据，对此人们不会有异议。而对于内因性、心因性精神障碍，却并没有那样直接的物质证据，只是根据症状表现、经验进行推断，医生之间出现意见分歧、难以达成共识就在所难免。学派不同，分类方法、诊断就可能出现差异和不一致。实际上，内因性、心因性精神障碍的分类本身就包含不一致，自然难有定论。

3 操作性诊断分类

按症状组合分类

世界卫生组织（WHO）需要开展各种疾病的国际调

查。倘若各个国家、地区的诊断分类标准不一致，全球性统计、调查就难以展开。对此，WHO编制了《疾病和有关健康问题的国际统计分类》（*International Statistical Classification of Disease and Related Health Problems*，ICD），将疾病按照规则分门别类，并用编码的方式来表示，以期实现诊断分类的国际统一。

最初以身体疾病为中心，修订到第9版时，WHO加进了精神疾病的统一诊断分类标准，但不是按传统的病因、病理进行分类，而是按症状组合。

从医学的发展来看，ICD采用的精神疾病的诊断分类标准似乎退步了，因为症状分类法已被现代医学所屏弃。但自19世纪以来，描述性精神医学专注于症状的描述、记录，也积累了不少相关知识、经验，而且，只简单地描述症状，还可以避免学派间的不一致。这也许是ICD第9版（ICD-9，1977）精神疾病诊断分类的背景。

精神障碍的各种症状多是非特异性的，很难根据某个症状判断就是某种精神障碍，而且，精神障碍的症状几乎都是主观性的。要根据非特异性的、主观性的症状做出客观的、统一的诊断，无疑是不可能的。

而ICD将多种症状归集起来，按症状的不同组合进行分类、诊断，也算是不得已而为之，具体如Column"多动性障碍"所示。

ICD-9进行过修正，后面Column的多动性障碍条目引自 ICD-10 的诊断标准，相当于 DSM 的注意缺陷多动障碍（ADHD）。

作为标准模板，易于采用

这种按症状组合进行诊断的方式，被称为操作性诊断。在传统诊断中，除症状外，还要综合考虑患者家庭状况、生活经历、病前性格、发病状况、病程等因素，以提高诊断的精确性，操作性诊断则只聚焦症状，诊断方法极其简便。

操作性诊断只需核对症状清单的相应项目，就可机械性地得出诊断名称，诊断者个人的技术、经验对诊断结果影响甚微，几乎谁都能得到一致的诊断结果。作为全球性调查，不得不考虑各个国家、地区医疗水平的巨大差异，这么做也无可厚非。若仅仅用于了解疾病流行的大致状况，应用在统计学调查上还是站得住脚的，但这种按症状组合分类的诊断方法显然不适用于实际诊疗。

美国的国内标准席卷全球

WHO 的 ICD 分类并非全球唯一的精神障碍诊断分类标准。美国精神医学学会对 ICD-9 并不买账，而是根据美国国内的医学、医疗状况，编制了自己的精神障碍诊断分类版本《精神障碍诊断与统计手册》第 3 版（*Diagnostic and Statistical Manual of Mental Disorders*, DSM-3,

1980)。这也体现了分类是"基于社会共识的约定"这一本质。

尽管是美国的国内版本，但也不妨碍其国际影响力。随着 DSM 的屡次修订，其在世界学术界的影响也日益扩大，如今已然与 ICD 并肩，也即在精神障碍诊断分类领域，实际上是两个国际标准并驾齐驱。

当然，DSM 的国际化与美国学术期刊的投稿要求也不无关系，如果不使用 DSM 诊断分类标准，学术论文就可能被美国的学术期刊拒之门外。研究者要想在具有国际影响力的美国学术期刊上发表论文，就不得不采用 DSM 诊断分类标准。

Column

多动性障碍
（Hyperkinetic Disorders）

G1. 不注意：至少出现以下症状中的 6 项，且持续 6 个月以上，并造成不适应，亦与其发育阶段不相称：

（1）在学校的学习、任务以及其他活动中，经常粗心大意，失误多。

（2）在操作、游戏活动中，难以保持注意力集中。

（3）在与他人对话时，总是一副似听非听的样子。

（4）经常难以按指示行动，或者难以完成学习、任务、操作性活动（并不是逆反和难以理解指示）。

（5）难以从整体上把握课题、任务。

（6）回避或极度厌恶做家庭作业这种需要注意力格外集中的事情。

（7）经常遗忘、遗落家庭作业、铅笔、课本、玩具、工具等进行学习或各种活动所需要的东西。

（8）在外部刺激下，注意力容易分散。

（9）在日常生活中，容易忘事儿。

G2. 活动过度：至少出现以下症状中的 3 项，且持续 6 个月以上，并造成不适应，亦与其发育阶段不相称：

（1）坐着时经常手脚动个不停，身体扭来扭去。

（2）在教室或其他需要安静待着的地方，擅自离开座位。

（3）在应该保持安静的场所，跑来跑去，攀高爬低。

（4）玩耍时大声叫嚷，难以参加需要保持安静的活动。

（5）生性好动，即便是环境要求或有具体指示也难以真正保持安静。

G3. 冲动性：至少出现以下症状中的 1 项，且持续 6 个月以上，并造成不适应，亦与其发育阶段不相称：

（1）问话还没完，就抢着回答。

（2）难以排队等候，在游戏或团体中难以按顺序活动。

（3）经常阻止、妨碍他人。

（4）在公共场合，不顾他人感受自顾自喋喋不休。

G4. 在 7 岁以前出现以上症状。

（以下略）

注：如上所示，将症状（可观察到的行为）列出清单，只要症状达到规定项目数以上，就可被诊断为多动性障碍。

省略部分为补充性说明，比如症状不分场合总是出现；明显引发严重不适应；即便症状项目数相符，但同时满足广泛性发育障碍的诊断标准时，则不轻易诊断为多动性障碍（广泛性发育障碍诊断优先）等。

4 儿童精神医学的诊断分类

可以套用大人的标准吗

精神医学以成人患者为研究对象发展而来，儿童的精神障碍并未建立单独的分类系统，原则上袭用成人精神障碍的诊断分类。当然，这正像儿童穿成人的衣服一样，不可能完全合身，总会出现不服帖的地方。

最大的问题在于，能否将精神发育成熟后出现的失调，即成人精神障碍，与精神发育过程中出现的失调，即儿童精神障碍等量齐观。

现在的 ICD、DSM 仅从症状出发进行操作性诊断，当然不会考虑精神发育是否完成：无论儿童还是成人，只要症状组合相同，诊断名称就相同。

同一种疾病，儿童与成人的症状表现是否会有所不同呢？即便症状表现相同，但儿童与成人的意义（病理）是否会有所不同呢，或者并不一定意味着是同样的疾病呢？对此，ICD、DSM 在方法论上完全未予以考虑。

针对儿童的分类

儿童正处于精神发育的"进行时"，各个发育阶段的发育课题与精神失调之间也存在关联，对此不可能完全不管不顾，因为儿童并不是"小号儿"成人。

在 ICD、DSM 诊断分类中，对明显是发育期出现的精神障碍或从幼儿期到青春期更容易出现的精神障碍，专门设定了一个大的分类——儿童精神障碍（在分类方法、标准上，ICD、DSM 存在不同），将其与其他精神障碍区别开来。

如 Column "多动性障碍" 所示 ICD-10 的诊断标准，就有 "G4. 在 7 岁以前出现症状" 这样的项目，也是出于以上考虑。

诊断的混乱

本书后面探讨的也是 ICD、DSM 诊断分类中的儿童精神障碍这一大类。不过，在此之前，先探讨一下儿童精神障碍的诊断问题。

在儿童精神医学领域，诊断名称错综复杂、花样繁多，给各个相关领域，包括教育界，带来各种各样的混乱，当然，在父母中间也是如此。诊断名称错综复杂及其造成混乱的缘由大致包括：

（1）诊断分类的国际标准有 ICD 和 DSM 两种，两者在儿童精神障碍的分类方法、诊断名称上皆自成体系。

（2）DSM 更是不断进行修订，每个修订版本的分类方法、诊断名称、标准都可能发生变化（这样不断变化的分类，是否可以作为标准使用，笔者难免怀疑）。

（3）由于儿童问题横跨医学、医疗、教育、儿童福利、司法等领域，且各领域历来都有各自的称谓、定义。即便是同样的内容，在不同的领域也可能称谓不同，或者同样的称呼，在不同的领域其定义或所指内容也不一样。

比如情绪障碍（emotional disturbance）这个术语，在精神医学领域是指儿童的神经症，在日本的教育部门则指孤独症；发育障碍在精神医学上多指包括智力障碍在内的各种非定型发育的总称，而在日本的福利部门，则不包括智力障碍，主要指孤独症谱系障碍。对注意缺陷多动障碍、学习障碍，ICD、DSM 的标准以及日本文部科学省的定义也不尽相同。

（4）由于诊断名称错综复杂，因此当新的诊断名称、称谓出现时，人们甚至可能以为是否又出现了什么新的儿童精神障碍或问题。

那么诊断到底是什么呢？下面继续探讨。

5 精神医学的诊断到底是什么

根据行为表现

所谓诊断，就是在人为的分类框架中找出相应的类别——诊断名称。

诊断名称并不是指孩子内在的某种客观存在，而是孩子外在的、人为给予的称谓。比如 A 君被诊断为孤独症，这并不是指 A 君就是孤独症这种存在本身，而是人们抽出 A 君的某些行为表现，将其组合起来，且这个组合正好与精神医学分类中的孤独症相符，于是 A 君被诊断为孤独症。

与医学根据病因、病位、病理进行疾病分类不同，精神医学的操作性诊断是根据症状组合进行分类的。在精神医学上，所谓症状，就是指患者的行为表现，比如患者如何行动，有什么表情、态度，自诉什么烦恼、痛苦，怎么理解自己的状态或周围的状况等。

在临床上，除症状外，诊断方法还有心理测验。心理测验是根据行为，即行动、言语（如何回答问题，做了什么作业，画了什么画等）推测心理表现，与血液检查或 X 线检查的机制不同。

行为表现是从外部观察到的现象，对本人来说，则是体验。他人的内心体验，我们无法直接感受，只能通过行为表现（行动、言语）间接推测。现在的精神医学诊断，正是通过这种推测进行的（也只能如此了）。

根据是否偏离主流

那么，什么样的行为表现被视为症状呢？即与所在社会的主流行为表现相比，存在一定程度的偏离（disorder），并由此而出现社会的、人际的困难、痛苦，且被视为非理性现象，在精神医学上就被视为症状。

ICD、DSM 都不是精神疾病（mental disease）的分类，而是精神障碍（mental disorder）的分类。disorder 原本没有异常、病态的意思，是指偏离通常（ordinal）秩序的状态，而将disorder 翻译成障碍，其原本的含义被掩盖了。ICD、DSM 为什么不采用疾病（disease）而采用障碍（disorder）的说法呢？这是因为其分类并非根据病因、病位、病理进行，难以说是现代医学（自然科学）疾病（disease）的诊断分类。

与医学诊断的不同之处

虽然同样使用诊断一词，但精神医学诊断与医学诊断的含义、分类方法、诊断方法完全不同，因此有必要了解精神医学诊断的特点。

精神医学诊断，一言以蔽之，就是对精神症状，即本人行为表现的阐释，是社会的、人际的（当然是人文科学的）判断，而不是现代医学（自然科学）的诊断。

精神医学诊断是根据诊断者的推测做出的判断，是主观性的阐释，并不具有现代医学所要求的客观性、确定性。既然是判断，就有正确的判断，也有错误的判断；有深刻的判断，也有粗浅的判断。

操作性诊断的最大目的就是获得同样的判断（诊断一致性），因此精神医学诊断才选择根据症状做出粗浅判断的诊断标准。

比如要判断 A 君是什么样的人，那么判断者个人的经验、洞察力，与 A 君交往的深度、互动方式都可能产生影响，各个判断者给出的判断结果可能差异很大。如果仅要求根据脸部或着装进行判断，虽然判断显得粗浅，却更容易得到相同或相似的判断。同样，医学诊断要求仅根据客观的物质证据进行判断，诊断结果的一致性就很高。

精神医学诊断不能采用与医学诊断同样的方法，利用客观的物质证据追求确定性吗？难道不可以采用医学检验方法，根据物质证据做出精神障碍的客观诊断吗？这正是正统精神医学的夙愿。所谓物质证据，就是生物标志物（marker）。

在 20 世纪三四十年代，医学者曾通过脑电波仪测出大脑异常放电，从而确诊癫痫。其后无论做出多大努力，人们再也没能找出可以根据生物标志物确诊的精神障碍。

难道精神障碍的物质证据真的旷世难寻吗？近年来，随着脑科学的发展，大脑很多物质的、生物学的动态与精神现象的相关性（对应关系）都得到证明，而精神障碍却没有找到更多相关的物质证据，这是否有点不可思议？仔细想来，也是事出有因：

（1）两项事物之间的相关性（对应关系）并不等于因果关系。

（2）脑科学发现的物质证据几乎都是非特异性的，并不是判断特定精神障碍的明确标准（生物标志物）。

（3）精神障碍是各种症状的综合表现，不同于身体疾病按病因、病位、病理确定名称，因此，每种精神障碍未必一定有相应的物质证据——生物标志物。

（4）人的精神现象并不单在大脑内出现，还在与大脑外的世界进行社会的、共有的互动中发生，因此精神现象及其失调仅仅寻找大脑内相应的物质、生物学的证据是不现实的。

与诊断并不完全相符

精神障碍诊断是从已有分类中找出相应的名称，就像成品服装未必都合身，总有袖长身短的情况，也可能有的精神障碍就是找不出与之完全相符的诊断名称。

即便使用操作性诊断，诊断者不同，诊断结果也可能不同，这在实际诊疗中并不少见。

要避免出现这种状况，可以将各分类的涵盖范围扩大或者增加类别，但涵盖范围太大，就像衣服太大，当被子盖太短，当衣服穿又太长一样；类别太多，也违背分类的初衷，不便于使用。更重要的是，要考虑分类的目的究竟是什么。

难以诊断并不影响支持

对某个孩子的行为表现难以明确分类、诊断，并不等于难以认识、理解其行为表现，更不等于难以提供支持。

同样，找到明确分类也并不意味着不需要再对孩子的行为表现加以认识、理解，并为孩子提供支持。分类对孩子来说是外在的东西，只有认识、理解孩子的行为表现和提供支持，才能直指问题核心，孩子才会受益。要牢记两者的区别。

日本曾发生过系列女童遇害案，其残忍程度震惊社会。对被告的精神状况，各鉴定人给出的鉴定结果并不相同，以至于民众对精神医学诊断的可靠性产生怀疑。事实上，那些鉴定人都是精神医学界的专家。

被告的行为极其诡异特殊，难以准确归入现有诊断分类，如果勉强往现有分类中套，就会陷入"衣服太大，当被子盖太短，当衣服穿太长"的两难困境，鉴定结果自然不一致了。精神医学诊断就是判断（阐释）某一行为与哪个分类相符。针对前所未有的特异行为，找不到现存的分类，判断出现分歧也就在所难免。

确实，人们总是要求医生给出诊断，而医生的专业性、权威性也在诊断上见高下。话说回来，有时医生给出"难以诊断（找不到相应分类）"的结论，不也恰恰是其专业性的体现吗？

诊断意味着什么

找不到相应分类，并不意味着诊断分类无用。诊断的目的和意义，应始终铭记在心：

（1）ICD的国际分类就是为进行统计、调查、研究而制定的，因此需要按统一的标准进行分类，才能获得一致性高的调查结果，否则就无法进行统计。

（2）在学术界搞研究，一定需要统一的、标准化的诊断（名称），比如，对于孤独症，如果研究者采用的定义、标准不一样，那研究结果就无异于中途停工的"巴别塔"，陷入混乱的局面。

但对置身诊疗一线的临床医生来说，即便定义、标准不统一，诊断结果也不会变成"巴别塔"，因为患者本人就在面前。同样，对医生之间相互提供的介绍信（诊疗信息提供书），大家一般不太在意诊断名称，而更重视病情表现和治疗措施。

（3）医疗与公立的医保制度关系密切。公立的医保要求一定得有诊断名称。可以说，日本公立的医保制度、医疗福利制度、障碍福利制度都不是针对人，而是针对疾病（障碍）提供服务的。要受惠于这些制度，就必须提供病名（障碍名称），即必须有明确的诊断名称。即使是民间部门，如商业医疗保险、休病假、休学、病假补助等也都参照公立的医保制度；在教育界，如果没有诊断名称，障碍者甚至无法接受特别支持教育。这就是日本的现行制度。

> 在日本的公立医保制度中，有专用的诊断名称清单，大家通常称之为"保险病名"，各诊断名称下有保险适用的药物、疗法等。

（4）人通常要知道名称才会释然。我们生活在言语的世界中，我们通过意义（概念）认识、理解世界，我们需要学会这种识别体验的方式。如后面言语发育的章节所述，言语发育或者识别发育，始于意识到事物都有各自的名称（第8章11）。因此，一个事物有了名称，我们才会有明白、安心的感觉，这是我们认识、理解世界的方式。

比如社会上发生了令人震惊的事件，其后精神医学者或心理学者出现在媒体上，给出××的名称（诊断）。有了名称，大家就感觉安心了，专家给出的那个诊断名称也可能随之在社会上广为流传。

不过，这是他人的事。如果换成自己哪里不舒服，去看病，医生诊察完后给出××的诊断名称，你是否就会觉得安心呢？事情恐怕没有这么简单。

对现在正坐在诊室的患者来说，单单有诊断名称意义并不大，因为实在的"惠"并未"及"本人。那些所谓的诊断分类，不过是为了满足调查统计机构或学术研究者的需要而制定的。

而对公立的医保制度来说，诊断名称决定着患者能否享受到相应的医疗服务，以及后续的治疗、支持等临床问题，意义重大，与患者直接相关，尽管本质上是医疗与公立的医保制度之间的问题。

操作性诊断只需要机械地核对项目清单，很容易进行自我诊断。实际上，确实有不少人这么做，甚至替身边的人"效劳"，不过，需要注意以下两点：

首先，操作性诊断仅采用加分法，即勾出相符的项目，如果得分超过一定水平，则被诊断为某种障碍；而未同时采用可进行修正的减分法，比如这种障碍一般不会出现这样的行为，或者有这种情形则不太可能是这种障碍，并扣除相应得分。其次，操作性诊断的项目几乎都是非特异性的，如果怀疑是某种障碍而核对该障碍的项目清单，将得分加起来，就很容易得出是那种障碍的诊断结果了。

因此，操作性诊断很容易造成过度诊断（将非障碍诊断成障碍，即出现误诊）。

6 诊断的意义

带来释然和安心

我们生活在言语世界，事物有了言语上的表达（名称），才能进行"定位"；名称是了解事物的第一步，有了名称，就可与他人讨论；名称还可以给人带来释然和安心。诊断就是给出医学的名称，不少孩子、家长前来敲诊室的门，就是为了求得这样的释然和安心。

> 刚开始学说话的幼儿往往会追着大人问，"这是什么？那是什么？"急于知道所有事物的名称。所有事物都有了名称，世界就分化（意义化）了，体验世界就变得有序、稳定。

为什么浑身没劲啊？为什么坐不住啊？为什么一天到晚都得不停地洗手啊？

当本人或周围的人遭遇以上情形感到困惑不安时，如果知道是抑郁症、注意缺陷多动障碍、强迫症，就会明白，那不是自己独有的症状，其他人也可能患有这种障碍，换而言之，这是已知的障碍。想一想，如果去医生那里却诊断不出是什么病，患者该有多么恐慌。这就是已知和未知的区别。"已知"意味着大家已经对这个事物有所了解，已经共有某种相关知识和应对方法（当然，也可能共有否定和偏见，那就另当别论），所以会给人带来安心。

当医生告知"这是××"的诊断名称时，其实也等于是在向患者发出信号，表示"我有这方面的知识和治疗经验"。这很重要，意味着医生愿意发挥自己的专业知识和技能，努力为患者提供治疗和支持。所以，没有人会对诊断漫不经心，不以为然，而且通常是先有诊断，然后才有治疗。

不过是治疗的开始

有了诊断，事情远非一了百了。对孩子或周围的人来说，不仅要知道诊断名称，还需要知道该怎么认识、理解孩子的体验和感受，以及具体会得到什么样的支持。

对孩子来说，诊断名称不过是外在的分类、标签，并不意味着医生对他的症状就有了真正的认识、理解并能提供现成的支持措施。而且，在众多分类中，断定的那个分类（诊断名称）是否与孩子的情形完全相符，还另当别论。

与现代医学的一般诊断不同，操作性诊断并不考虑病因、病理，只是根据症状组合进行诊断，因此并不能直接导出治疗。

编制操作性诊断标准的研究者也意识到按症状组合进行分类的局限性，在 DSM - 3 中，就采用了多轴诊断的方式，即将精神障碍定为Ⅰ轴、精神发育迟滞（智力障碍）定为Ⅱ轴、身体状况定为Ⅲ轴、环境状况定为Ⅳ轴、整体的适应状况定为Ⅴ轴，以此进行综合判断，提高临床效果。不过，也只是列举这些轴的内容，具体该如何操作，其临床效果如何，并未明示。

虽说对诊断不能掉以轻心，但给出诊断名称仅是治疗的开始。一旦开始治疗，就需从孩子本人的角度出发，为他提供真正的支持。这时重要的不是诊断名称，而是了解孩子本人状况、他所处的环境、周围人的担心、该怎么应对等，即要求做出具体的、有针对性的诊疗判断。随着治疗的进行，诊疗判断还需随时修正。

这种诊疗判断，可以说是广义上的诊断，是认识、理解意义上的诊治方案形成（formulation），而不是分类意义上的诊断（diagnosis）。并且是在与孩子本人、周围人信息共享的基础上进行的，而医患双方的信息共享，也是诊治方案形成的一环。

牧田清志（1914-1988）是日本儿童精神医学界的先驱人物，晚年竭力倡导诊治方案形成（formulation）概念（笔者也是从他那儿得知的这个概念）。他指出，作为儿童精神科医生，不能仅仅满足于诊断孩子是什么病，而应从整体出发，了解孩子本人、其出生成长经历、所处环境、现在遭遇的困难、孩子和家人寻求什么样的帮助等，在理解孩子的基础上再形成治疗方案，这就是诊治方案形成，诊断（diagnosis）只不过是其中一环。

第 4 章

精神发育是什么

关于精神发育，有各种各样的理论，真可谓"百家争鸣"，这也说明尚无"最终版"。代表性的精神发育理论将在后面介绍。

与精神发育相对，关于身体发育却未出现多种发育理论并立的情形。身体的结构、功能，都是按 DNA 预先规定的"蓝图"，在一定的物质条件（营养、物理化学刺激）下，逐步发育、走向成熟的，这是身体发育的基本过程，具有普遍性，可具体描述出来。当然，也有研究指出，DNA 的蓝图并不是"一锤定音"，在环境因素的影响下，也可能后天修正。

1 为什么没有最终版

随社会而变

我们的心理活动并不局限于大脑内，还会与大脑外的世界进行密切互动，具有社会性、共有性的一面。因此，精神发育的过程，不仅是大脑的神经组织按 DNA 蓝图发育、成熟的过程，还是向外（社会性）学习的过程。

不同的社会、文化土壤，就可能滋养出不同的精神发育"版本"，并没有超越时代、文化，一成不变的精神发育模式。同样，也没有超越时代、文化差异的普遍的发育理论，没有发育理论的最终版。

在现代发育理论中，青春期是重要的发育阶段，但在过去并没有这样的区分。那时，一个人只要在生物学上发育成熟，具备了生殖能力，就算成人了。而进入近代以后，随着社会的高度复杂化，一个人即便具备生殖能力，成为生物学意义上的成人，但要在社会上实现自立却没那么容易，继续仰赖父母生活的不乏其人，于是出现了青春期这一说法。这是近代社会以后才首次划分的发育阶段。

孩子并没有"应该这样（正确）"成长的模式，因为世上原本就不存在所谓的"正常发育"。一般所说的正常发育，不过是在一定的时代、社会条件下，按通常方式养育的众多孩子在发育分布图的中央区域所呈现的发育模式（定型）而已。精神发育本身并不存在具有普遍性的最终版。

近年来，"定型发育"逐渐取代"正常发育"这个术语，本书也采用"定型发育"。没有"正常发育"，也就没有所谓的"异常发育"，"发育障碍（developmental disorder）"也不是发育的"异常（abnormal）"。关于这个问题，后面再详细探讨。

不可能涵盖一切

心理活动复杂多变，要涉及所有心理现象，涵盖精神发育的方方面面，对任何一种发育理论来说，显然都是力不从心的。即便是自成体系的发育理论，也不可能涵盖精神发育的一切，而成为最终版。任何精神发育理论都具有方法论的色彩，即关注发育的哪些方面，以什么为切入点探讨精神发育过程等。

当然，没有最终版，并不意味着所有发育理论都没有价值。下面，先拂去枝叶，让我们来看看精神发育的基本机制是什么。

2 识别发育与互动发育

识别与互动

先来看胎儿期。胎儿在母亲的子宫内待了 40 周，对我们生存的这个世界一无所知，也与之了无瓜葛（当然也不完全是那样，不过从我们成人的角度来看，可以认为是那样的）。孩子一出生，就被抛到这个素未谋面的未知世界，开始踏上自己的人生旅程，这不能不说是一场充满冒险的旅程。

> 严格说来，胎儿对我们生存的这个世界并不是一无所知，比如，子宫内的胎儿会逐渐熟悉、记得母亲的声音，也能分辨人的声音与物体发出的响声。

在未知的世界里是无法生存的。孩子要活下去，就必须去认识、理解这个世界。刚出生的婴儿，不得不用自身的力量去探索、认识、理解周遭这个未知的世界。简而言之，婴儿甫一出世，就面临识别世界这个大课题。

仅仅认识、理解这个世界还无法生存下去，因为世界会作用于人。刚出生的婴儿，还必须以自身的力量进入这个世界，对这个世界施加影响，并与之互动。简而言之，婴儿甫一出世，还面临与这个世界进行互动的大课题。具体来说，就是：

a. 识别发育：进一步探索、认识周遭的世界。

b. 互动发育：与周遭的世界进一步接触、互动。

婴儿从呱呱坠地的那一刻起，就开始了识别这个世界、与这个世界互动的旅程，这个旅程就是精神发育的过程。精神发育沿识别发育、互动发育两个轴进行，这是精神发育的基本机制，具有普遍性，超越时代和文化。

人类固有的世界：观念世界

人类精神发育的基本机制，不仅具有普遍性，超越时代、文化，也同样适用于所有动物。幼虫、幼鸟来到这个世界，也以虫子、鸟儿的方式认识世界，与这个世界互动，继而长成成虫、成鸟。

发育的基本机制虽一致，但人类世界与动物世界有着本质的不同。对虫子、小鸟来说，周遭的世界是由事物组成的自然的、天然的物质世界，动物就是在与这个物质世界的互动中生存的，这是动物的基本生存方式。

对人来说，作为个体的生物，当然也是生活在这个物质世界中，并通过与这个物质世界进行物质上的互动，将生命维持下去。

但我们人类世界的显著特点，不仅包括那个单纯的、自然的物质世界，还包括人类自身在漫长的历史过程中形成的人类世界，即社会的、文化的共有世界，人也生活在这个共有世界中。人类的这个共有世界，不是由物质构成的，而是由观念，即概念（意义）、规范（约定）构成。初临人世的孩子，还必须识别人类固有的这个世界——社会，并与之互动。

人类特有的精神发育机制也源于此。

厨房里的老鼠，对厨房的墙壁、橱柜、水槽等的形状、位置可以通过知觉获得整体印象，老鼠是这样认识这个世界的；老鼠在墙壁上打洞，看见橱柜里的奶酪会去啃，听见脚步声会逃回洞里，老鼠是这样与这个世界互动的。对老鼠来说，不论是认识世界还是与世界互动，都是通过事物本身，从物质上理解或与之互动。老鼠一出生不得不认识并与之互动的世界，就是这样一个单纯的物质世界。

而厨房里的人，则知道厨房是做饭的地方，墙壁是与其他房间的隔断，橱柜是放厨具、餐具、食品的地方，水槽有上下水道，可以洗碗洗菜，人是这样识别这个世界的；人在厨房做饭，到了开饭时间，会将饭菜端到餐桌上与家人共餐，人是这样与这个世界互动的。这是根据人类自身形成的概念、约定来认识、理解世界。人一出生，就不得不去识别并与之互动的世界就是这样一个既是物质的，又是观念的世界。

因此，人的精神发育具有以下特点：

（1）识别发育。

人类不仅需要通过知觉认识、理解物质的世界，还需要通过意义（概念）、规定（约定）认识、理解观念的世界，即人类社会在长期的历史过程中形成的社会的、文化的共有世界，这是人类识别发育的课题。

（2）互动发育。

人不仅需要与物质世界进行互动，还需要与他人进行人际的、社会的互动，这是人类互动发育的课题。

3 识别与认知的区别

老鼠是认知，不是识别

认知这种心理活动，英语称为 cognition。cognition 这个单词，有译为认知的，也有译为识别的。认知、识别在含义上存在微妙的差异，怎么说呢，认知给人科学术语的感觉，识别则给人哲学术语的感觉，但大多按相同的意思使用。而在本书中，笔者将认知（cognition）与识别（recognition）严格区分。

如图 2 所示，厨房餐桌上有一个具有某种颜色、形状、气味的物品——奶酪，其右边还有一个具有不同颜色、形状、气味的物品——咖啡杯。通过感官，人类可以认识、区分两者的不同。假设厨房里有一只老鼠，与人一样，也可通过感官认识、区分两者。可以发现，老鼠会迫不及待地去啃奶酪，而对咖啡杯不屑一顾。

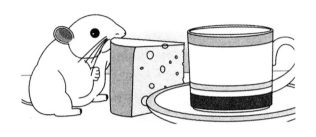

图 2　老鼠与奶酪、咖啡杯

以上这种通过感官从知觉上认识、区分事物的方式，笔者在本书中将其称为认知（cognition）。对餐桌上的物品，我们与老鼠都会认知。

但不同的是，对餐桌上的物品，人类不仅会通过知觉认识、区分两者颜色、形状、气味的不同，还会通过意义（概念）进行认识、区分，比如，左边黄色的固体块状物是奶酪，右边圆筒状物是咖啡杯。这种通过意义（概念）认识、区分事物的方式，人们往往将其与认知（cognition）混用，但笔者在本书中将其称为识别（recognition），与认知严格区分。如果不对认知、识别进行严格、明确的区分，就可能错误理解并混淆人类的心理功能。

4 精神发育的基本机制

互动发育促进识别发育

老鼠通过认知来认识世界，人类通过识别来认识世界，因此，对人的认识发育，本书使用"识别发育"这个用语，而不是"认知发育"。识别发育也可以称为"认识、理解的发育"或"知性的发育"。而人们一般所说的"智力"，大多指识别的获得能力（潜力，potential）或达到的程度（achievement）。

同样，互动发育也可以称为"社会性（共有性）的发育"，因为人类世界是人类共同构成的社会的（共有的）互动世界。

识别发育是由互动发育促进的。识别不仅通过感官从知觉上直接认识世界，还通过社会的、文化的概念及约定来重新认识和构筑社会的、文化的世界。对世界的这种社会的（共有的）、文化的认识方式——识别，不可能纯粹靠自己摸索习得，还必须与已具备这种认识方式的成人进行密切的互动。

识别发育促进互动发育

另一方面，识别发育反过来也促进互动发育。人类社会是由复杂的互动构成的。要进行互动，认识、理解人类社会行为的意义、约定，识别发育也必须达到相当水平。一个人行动的背后，一定有其意图，还知道什么可以做，什么不可以做。人必须在理解行为的社会意义及约定的基础上行动，即必须具有社会性。

如果以坐标轴比拟，那么精神发育是沿识别发育（Y轴）、互动发育（X轴）两个轴的向量进行的，这两个轴不是各自独立而是相互促进的：识别发育促进互动发育，互动发育促进识别发育……两者从整体上促进精神发育，如图3所示。

皮亚杰是 Y 轴，弗洛伊德是 X 轴

图 3 很简单，请一定记在脑中。

想一想，为什么典型的发育障碍主要分为智力障碍（精神发育迟滞）和孤独症谱系障碍这两类呢？尽管有多种发育理论，为什么代表性发育理论是皮亚杰的发育理论和弗洛伊德的发育理论呢？

以上两个问题的答案都在图 3 中。关于发育障碍，容后文再探讨，在此先来看一下发育理论吧。

如图 3 所示，皮亚杰的发育理论是沿 Y 轴来阐释的，基本上描述了识别（认识、理解）的发育过程；弗洛伊德的发育理论则是沿 X 轴来阐释的，基本上描述了互动（社会性）的发育过程。可以说，正是精神发育的两轴催生了这两种各有侧重的发育理论。

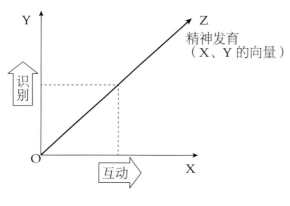

图 3　精神发育的两轴

　　无论是皮亚杰还是弗洛伊德的发育理论都是优秀的古典发育理论，且在下章具体探讨。

第 5 章

皮亚杰的发育理论

皮亚杰（Piaget J，1896—1980）是迄今为止在儿童心理学发展史上最具影响力的理论家。他在 10 岁的时候就写了一篇观察白色麻雀的论文，并向博物馆杂志投稿；15 岁时写了一篇研究软体动物的论文，且公开发表，引起专家的注意。作为天才少年，皮亚杰跻身动物学者之列，开始了研究生涯。20 多岁时他接受完正规的动物学教育后，却将目光转向发育心理学。

皮亚杰最感兴趣的是人的知性：只有人拥有高度的知性，动物却没有，这是为什么呢？人的知性是怎样发生、发展的呢？

如果将精神发育从识别发育——如何认识周围的世界，和互动发育——如何与周围的世界互动，这两个轴来看，那么皮亚杰的发育理论就是从识别发育这个轴着手，聚焦知性发育，阐明其发育过程。

1 同化与顺应

利用环境，顺应环境

精神发育就是心理机制及功能不断提高、完善的过程，那么推动知性发育的原动力是什么呢？

作为动物学者，皮亚杰一直以来都在观察生物在环境中是如何成长的。

生物都是依靠环境生存，从环境中获取营养来促进身体成长，维持生命活动，这就是同化（assimilation）；为了更好地利用环境，维持生存，生物还根据环境改变自己的身体、活动，这就是顺应（accommodation）。

就像树木从环境中获取水分、阳光、二氧化碳，让自己实现成长（同化）；为了更好地获得光照，树枝会向有阳光的方向伸展，树根会向有水的地方伸展（顺应）。同样，小狮子吃斑马的肉成长（同化），而为了在大草原上捕获斑马，其身体结构、运动能力也向相应方向发展（顺应）。

发育的原动力：均衡化

通过同化、顺应，生物更好地适应环境，实现发育。为此，就必须有一种力量，使环境与个体之间保持稳定的、协调的平衡，这种力量，皮亚杰称之为均衡化

（equilibration）。

促进同化、顺应的无疑就是均衡化。皮亚杰认为，在环境中，使生物获得更稳定生存的力量，即均衡化，正是促进生物发育（成长）的原动力。

无论是树木、蚯蚓，还是狮子，所有生物都拥有这个发育机制。各物种有自己的先天条件，并在其框架内进行同化、顺应。蚯蚓即便被带到非洲大草原，也不可能在适应当地环境的过程中，通过同化和顺应，使自己变得具有像狮子一样的身体结构、运动能力，不可能有这样的均衡化。

2 知性的发育

人是知性的存在

皮亚杰认为，知性的发育也是由同化和顺应，也即均衡化推动的。知性的发育可以与树木、蚯蚓、狮子的成长等量齐观吗？也许有人会忍不住问。

人这种生物正是依赖知性来维持生存的。对人来说，知性活动就是生存活动。从这个意义上来说，知性的发育与其他生物的发育没有什么区别，只不过人具有知性的先天条件，皮亚杰是这样认为的。

人存在的本源，或者说精神的本源就是知性（理性），合理性、逻辑性是精神的本质，这是理性主义的观点，皮亚杰也可谓彻头彻尾的理性主义者。近代社会普遍认为人是理性（合理）的存在，这种观点的进一步发展，就是理性主义。当然，皮亚杰是在正统精神医学源流的框架内继承理性主义的。

皮亚杰的精神发育理论就描述了知性向逻辑性（合理性）发育的各个阶段。

3 图式

婴儿：看见奶瓶就高兴起来

人从外界（环境）获得体验，而知性将外界、体验转换成自己的认识，这就是同化。这样形成的认识，皮亚杰称之为图式（schéma）。图式也有样式的意思，确实是相当抽象的概念，可以想象成事物按一定的联系在头脑中形成的模式。

以婴儿为例。眼前出现奶瓶，就可能有奶喝，但婴儿尚无法通过言语（概念）来理解。每天都喝奶，渐渐地，婴儿只要看见奶瓶，就可能发出愉悦的声音，婴儿也形成了某种"认识"。

婴儿形成的这种非言语（非概念）的认识，就是图式。奶瓶的形象、喝奶的动作、牛奶的味道、吞下的动作、吃饱了的身体感觉等一连串感觉、动作在大脑中形成了一个完整的组合，这就是一个感觉（认知）的图式。

如果妈妈把一个拨浪鼓放在婴儿手中，婴儿可能按已有的图式直接将拨浪鼓放入口中去吮吸，却没有牛奶出来。对此，婴儿修正旧的图式，形成新的图式：拨浪鼓不会出牛奶，拨浪鼓与奶瓶不同。这样的图式修正，就是顺应。

主动、自主地认识世界

同化、顺应反复进行，对世界的认识也愈趋复杂，即形成高度复杂的图式，从而也更好地适应环境。这是知性在发挥作用，同时也是知性的发育过程，这就是皮亚杰精神发育的原理。

人通过感觉、知觉接收外界的信息，但并不是直接据此被动地认识外界，而是会以某种形式主动地对其进行加工，建立某种秩序，从而自主地认识外界。皮亚杰的图式概念，可谓抓住了这个认识过程的精髓，图式就是主动、自主地建立的秩序内容。

皮亚杰发育理论的长处就在于指出了人的知性发育是主动的、自主的，或者说早在婴儿期，孩子就发挥了知性的主动性。孩子主动、自主地认识世界的过程，同时也是其精神发育的过程。

不见互动

皮亚杰的发育理论也存在不足，那就是太强调知性的主动性，仿佛孩子是独自踏上精神发育的旅程的。皮亚杰缺乏互动发育的视角，没有看到互动发育对识别发育的促进作用。当然，皮亚杰也指出身体发育、经验、人际交流也促进发育，但并未深入。

皮亚杰采用的研究方法是客观的观察、实验，也许难以发现孩子是在与大人的密切互动中实现识别发育的。个人单独、主动形成的图式，即个人的主观体验世界，为什么能够与他人交流、共有，用心理学术语来说，就是具有主体间性，对此皮亚杰的发育理论并未予以充分阐释。

皮亚杰的研究以在家里仔细观察自己的三个孩子为主，并据此形成自己的发育理论。从一开始，就有人批判他未采用严密的实验室方法，他的研究方法不科学。这样的批判肯定出自外行——根本不知精神发育为何物。读皮亚杰的著作《智力的诞生》，字里行间总是浮现出皮亚杰与孩子积极互动的身影（在当时，究竟有多少为人父的能这样热心地陪伴孩子成长呢）。孩子不是在实验室而是在家庭中发育成长的，这也是皮亚杰研究的优秀之处。只是皮亚杰疏于记录自己与孩子的互动，也较少分析其对孩子发育的意义和作用。

现在的研究者以当今的孩子为研究对象，采用更严密的方式对皮亚杰的研究做重复性实验，指出"皮亚杰可能低估了婴幼儿能力和发育的速度"。是因为采用了更严密的研究方法，得出的结论更准确？还是同身体发育的加速现象（随着社会文明的高度发展，身体发育速度也加快）一样，智力发育也加速了呢？精神发育并不具有普遍性，而与社会、文化密切相关，即便出现加速现象也不足为奇。

4 发育的四个阶段

皮亚杰将知性的发育分为四个阶段，指出精神发育就是按阶段逐渐发育的过程：

a. 感觉运动期（période sensori-motrice，0—2 岁）。

b. 前操作期（période préopératoire，2—7 岁）。

c. 具体操作期（période des opérations concrètes，7—11 岁）。

d. 形式操作期（période des opérations formelles，11 岁以后）。

感觉运动期（0—2 岁）

形成认知图式

指言语获得以前的知性阶段，相当于从婴儿期（0—1 岁）到幼儿期（1—6 岁）初期（1—2 岁）。

婴儿的体验世界从最初的反射、生理反应开始，其后经过不断试错、探索（皮亚杰称之为循环反应），即同化、顺应，孩子逐渐形成自己的认知图式。这已经不是被动的反射、生理反应，而是具有意图、目的萌芽意味的主动活动，是心理主动、自主地认识、理解世界的表现，即广义上的知性活动。

随着同化、顺应的反复进行，如奶瓶、拨浪鼓的例子所示，婴儿的认知图式也变得愈加复杂，但仍处于言语（意义、概念）以前的认知水平，尚不具有逻辑性，因为逻辑推理是在概念（言语）操作的基础上进行的。因此感觉运动期的体验世界，不是通过推理构成，而是由感觉、运动等直接的、具体的身体体验构成。

为逻辑推理打下基础

孩子看见妈妈进出房间，妈妈的身影一会儿看得见一会儿又看不见；与妈妈玩藏猫猫游戏，妈妈的脸遮住了又露出来。这样的体验反复进行，孩子就会形成"事物即使一时看不见，也是持续存在的"这种图式，皮亚杰称之为客体永久性。

在感觉运动期，孩子观察各种事物（感觉），将物体放进口中或用手脚操作（运动），这样的体验反复进行，不仅开始认识到事物的永久性（普遍性），还能感受到事物之间存在关联、因果关系，即形成关联、因果的图式（哭泣，妈妈会出现；摇拨浪鼓，会发出声音）。

婴儿认识到事物之间存在关联、因果关系，就萌生了逻辑推理的意识，当然，这建立在认识到事物的永久性、普遍性之上。通过逻辑推理认识世界，并在此世界中生存下去，就是知性的作用，而在感觉运动期，已开始打下逻辑推理的基础。

前操作期（2-7岁）

识别出现

孩子开始习得社会的言语，通过意义（概念）、约定，进行思考和认识理解事物，这就是识别——知性开始真正发挥作用的时期，基本上相当于幼儿期（1-6岁）。

皮亚杰认为这一时期最大的特点是开始理解表征，即以一种事物代表另一种事物（将积木当作火车玩等），这有力地促进了言语的获得。比如面前"喵喵"叫着走过的四足动物，就可以用与实物本身完全不同的"喵喵"声来代表，这就是言语的功能。

不过，幼儿期的知性还残留婴儿期——感觉运动期的直观认识，即依靠感觉知觉进行认知，不具有逻辑性。比如，将黏土团拉成长条，就会觉得黏土变多了；窄口深水杯里的水倒进宽口浅水杯里，就会觉得水变少了；10颗玻璃珠撒开后就可能觉得变多了。幼儿还不时出现这样的错误认识。

具有永久性，尚无守恒性

幼儿能理解永久性——事物即便从知觉中消失也仍然存在，却无法理解守恒性（conservation）——物体在知觉上的形状即使改变，量仍然保持不变，也即幼儿期的孩子尚未理解守恒性。皮亚杰设计了各种各样简单、明了的实验，具体、明确地观察到孩子的知性发育特点。

对永久性，孩子可以从反复的体验中自然获得，比如妈妈从房间离开，看不见了，但一会儿又回来了。这样的体验反复进行，孩子就很容易形成永久性的概念。而守恒性则需要具备逻辑推理能力，比如物体只要在量上没有增多或减少，就仍然是那个物体。在幼儿期，孩子已经获得言语，开始通过概念进行思考（识别），但还未充分掌握逻辑推理的概念操作，即还不能充分地进行逻辑推理，因此容易被感觉认知——外观所骗。

要理解守恒性，在大脑中就必须进行这样的思考，比如黏土拉成长条后，再揉成团，就变成原来的大小了（数量上并没有变化）。皮亚杰将大脑的这种思维称作可逆操作。在前操作期，孩子尚未掌握可逆操作。

尚无对方视角

在前操作期，孩子也不能从对方或他人的视角来看问题，只拥有自己的视角，比如，看同样的风景，即便别人与自己所处位置不同，孩子也会以为对方看到的情形与自己一样。

著名的三山实验就证明了这一点。如图4所示，有一个模型，由三座假山构成。让孩子先围着模型转一圈，分别从四个方向看，再让孩子对着模型坐下，从一堆照片中分别选出从对面、左方、右方看到的模型样子，结果大多数孩子选的都是从正面看到的模型样子。孩子被自己从正面看到的知觉外观"欺骗"了。

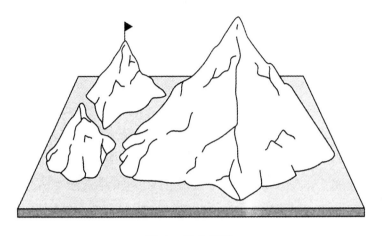

图 4　三山实验

不能转换视角，只能从自己的视角认识、理解事物，皮亚杰将这种现象称为"自我中心（égocentrisme，不是egoism）"，这也是幼儿期知性的一大特点。从对方的视角来看事物，在广义上也是一种可逆操作，幼儿期的孩子还不具备这种能力。

幼儿期的孩子还表现出非合理的、近乎巫术的一厢情愿的认识，比如石头会思考、感受，树木也看得见听得着，皮亚杰将这种现象称为"泛灵论（animisme）"，与自我中心并列，为幼儿期知性的又一特点。"自己可以看见、听见，石头、树木也看得见听得见吧?"也许幼儿的泛灵论也是自我中心的表现。而将泛灵论概念与原始社会的自然崇拜联系起来，也反映了皮亚杰理性主义的一面。

英国人类学者 Tylor E B（1832–1917）认为宗教源于原始社会的动植物、自然崇拜，即万物有灵信仰，他将这种现象称为泛灵论（animisme）。anima 是拉丁语，意为气息、灵魂。

具体操作期（7–11 岁）

会算术

100 日元可以买 10 个棒棒糖，要买 25 个，需要付多少钱？可以对这种具体的、实际的事物进行逻辑推理的时期，基本上相当于儿童期（6–12 岁）。

在皮亚杰的发育理论中，当时前沿的数学群论、形式逻辑的概念随处可见。笔者缺乏那方面的专业背景，许多地方读起来深奥难懂（比如子集 groupement 等概念）。不去钻研那些深奥的东西，权且将具体操作期理解为算术水平的思维阶段吧。

比如手里有 5 块糖，给了弟弟 2 块，手里还剩下 3 块（5−2＝3），要是弟弟把 2 块糖退回来，那么手里就又是 5 块（3＋2＝5）。只有学会可逆操作，才能进行算术。糖块是可以在现实生活中看得见、摸得着的。对能获得具体体验的事物，要计算其数量也许没有难度，但在儿童期，要超越具体事物进行单纯的逻辑推理，就比较困难了。

儿童可能也会讲道理，按自己的方式进行逻辑推理，但其逻辑推理仍囿于自己具体的、实际的生活体验和需求，难以形成普遍性认识，因此可能变得固执，表现出孩子气的一面。

形式操作期（11 岁以后）

开始进行抽象的概念操作

可以超越具体的、生活的事物或者具体形象，通过纯粹的抽象概念操作，进行逻辑性思考的时期，基本上相当于青春期（12 岁以后）。

简单来说，就是能够进行数学水平的思考，会形式逻辑，可以为推理而推理。

具体操作期的加减乘除，可以通过想象具体的生活场景，比如怎么分糖果、买东西花了多少钱等来理解，但形式操作期的数学却不可能。学校课程从方程组、三角函数到微积分，越到后面越难，也越不具有算术的具体性。能够进行极端抽象的逻辑推理操作，知性的发育就达到最高阶段，这是皮亚杰发育理论的观点。

还有数学以外的东西，比如"从民主主义的观点来看，美国发动的伊拉克战争存在什么问题"，针对这样高度抽象、理念上的问题，也能进行逻辑推理（不是情绪性的），也是进入形式操作期的表现，因为这些问题已经远远超越具体的、日常的生活体验。

脱离现实的一面

脱离日常体验进行纯观念性思考，也可能导致脑袋

"膨胀"，思维"飞跃"，脱离现实，即囿于纯粹的观念世界，表现出通常所说的青春期心性。

5 精神发育的最终阶段

作为数学知性的推理

前面自然而然地提到推理、逻辑性，也说到思考更具逻辑性，或者能进行高度的推理操作，现在回头来看，推理究竟是指什么呢？说一种思考更具逻辑性，有没有客观的判断标准呢？

若视精神发育是逐渐向逻辑性、合理性发育的过程，就不得不回答这个问题，但这真的难以回答。皮亚杰是在形式逻辑学和数学中寻找答案的。

皮亚杰的发育理论在记述孩子的行为实验时，内容具体明确，但在此基础上建构的理论部分却极其抽象、晦涩难懂，老实说，真的很难读下去。能读下去，理解得了这样深奥难懂的内容，是否就算到达形式操作期，知性的发育完成了呢？

推理与心理融为一体吗

按皮亚杰的发育理论，也许进入纯粹数学的世界，知性的发育就达到最高阶段了。皮亚杰认为，到达形式操作期的均衡状态，推理与心理即融为一体。在近代社会的人们看来，这是人作为理性的、合理的存在的最高境界。

　　皮亚杰发育理论的出发点是近代社会对人的认识，即相信人是合理的、理性的存在，他的发育理论描述了孩子如何经过几个阶段的知性发育，最终成长为能够进行合乎逻辑的思考的社会人（成人）。

第 6 章

弗洛伊德的发育理论

弗洛伊德在维也纳度过青少年时代，成年后先从事中枢神经系统的脑病理学研究，在脑瘫、失语症方面做出贡献，后来转向神经症的研究。

皮亚杰探究知性的合理性、逻辑性的获得过程，而弗洛伊德探究心理的非理性。与皮亚杰不同，弗洛伊德认为人的本源，或者精神的本源是非理性的，神经症患者与脑瘫或失语症患者不同，其脑组织里并没有发现异常，但身心却出现各种非理性现象。

比如癔症，出现运动功能、感觉功能障碍，或者意识内容不合理，但医学上却难以解释。又如惊恐症，并没有引发焦虑的刺激源，却出现严重的惊恐发作；强迫症，本人也意识到观念或行动没有意义或不合理，却陷入其中而不能自拔；恐惧症，对特定事物抱有不合理的过度恐惧。

神经症的出现与患者的成长经历是否有什么联系呢？弗洛伊德开始对精神发育产生兴趣，继而关注人与人之间的互动，并以此为中心形成自己的发育理论。

在 19 世纪，人们关注的是性心理障碍。一般认为，性本来的目的是生殖，如果性行为与生殖无关，则不合理（非正常）。有不合理性行为的人绝非稀有，但他们在其他方面却与普通人无异，而近代社会普遍相信人是合理的、理性的存在，性心理障碍明显与这种认识不符，那是怎么回事呢？弗洛伊德的发育理论由此展开。

> 德国精神医学者 Krafft-Ebing R（1840－1902）在《性精神病态》（*Psychopathia Sexualis*，1886）一书中对性心理障碍进行了详细的描述、分类：一是性对象障碍，包括同性恋、恋童症、恋物症；二是性目的障碍，包括性施虐症和性受虐症。这也是对性心理障碍进行学术研究的开始。从书名可以看出，Krafft-Ebing 认为性心理障碍是人格的偏离。

1 婴儿性欲

对爱抚互动的渴求

对性心理障碍，弗洛伊德并不认为是偏离或病理性的，相反，他认为那是人的性行为的出发点，人的性欲并不是从一开始就指向生殖行为。定型发育的性欲向生殖行为的方向发展，并最终开花结果，但也有人从一开始就偏离了轨道，或者根本没有向生殖行为方向发育的倾向。人的性欲始于婴幼儿期对爱抚互动的渴求，那是身心尚未分化时表现出的强烈欲望。

弗洛伊德将这种欲望称为婴儿性欲（infantile sexualität），这也是其发育理论的核心概念。对婴儿性欲这个概念，人们一般容易产生误解，以为婴儿像成人一样，也拥有性欲（生殖行为冲动，俗语所谓色欲），但弗洛伊德所谓的婴儿性欲完全没有这个意思，而是并不具有色欲意味的性欲，且有着广泛的含义。弗洛伊德认为与古希腊哲学家柏拉图所谓的厄洛斯（Eros，柏拉图之恋）相似。

双向性、一体性是关键

为什么将对爱抚互动的渴求称为婴儿性欲呢？父母（养育者）照顾婴幼儿时，会忍不住抱紧孩子，用自己的脸或唇去摩挲孩子的脸蛋。没见过谁养育孩子，只是冷冰冰地保护孩子安全，给孩子提供营养，教会其生存所必需的技能，而不屑于亲吻、爱抚孩子，认为这样的行为是多余的、不必要的。

爱抚行为并不是出于父母单方面的愿望，婴幼儿对此也有强烈的渴求。在爱抚下，哭闹的孩子会安静下来，露出开心的笑颜；随着运动能力的发育，婴幼儿也会主动寻求爱抚。父母会忍不住爱抚婴幼儿，也有由孩子强烈的爱抚互动渴求引发的一面，因此，亲子之间的爱抚渴求是双向的、一体的。

我们还有一种行为也同样受渴求的驱动。在成人的性爱关系中，伴侣之间也会忍不住相互拥抱，摩挲脸蛋，接吻。如果只是为了传宗接代，那么直接进行性交就可以了，又何必多此一举呢？另一方面，如果伴侣之间没有爱抚行为，那还是恋爱、性爱吗？因此，伴侣之间的爱抚渴求也是双向的、一体的。

弗洛伊德发现，无论是亲子之间还是伴侣之间的爱抚行为，都受同一种力量的驱动，那就是对亲密的爱抚行为及其带来的安心感、满足感的强烈渴求，那才是性欲的核心，而对生殖行为（性交）的渴望并不是性欲的核心。对爱抚的渴求是与生俱来的，是生物学的力量，人从出生的那一刻起就具备了。

从婴幼儿期到儿童期，孩子只受性欲的核心——对爱抚互动的单纯渴求所驱动，正是这种力量促进了互动发育。这一时期的爱抚渴求并不是由性冲动引发的，这种不具有成人期（生殖期）性爱色彩的渴求，正是弗洛伊德所称的婴儿性欲。

性欲：互动发育的原动力

婴幼儿期的性欲并不是为了生殖（性交），因此从性本来的生物学目的来看，属于"性心理障碍"。这种从身心深处迸发的力量，一直寻求与特定对象建立亲密的情感纽带（依恋）和互动，到成人期，会最终开花结果，发展为成人之间的性爱——生殖行为。这种寻求建立情感纽带的力量促进了互动（社会性）的发育，即婴儿性欲是互动发育的原动力，这是弗洛伊德发育理论的核心。

性欲是个体内部产生的，源于生命的、生物学欲望的力量，同时也是指向个体之外，促进与其他个体建立相互的、社会性纽带的强大力量，因此赤条条来到人世间的个体的、生物学的存在，才最终发育为共有的、社会性的存在。对精神发育，皮亚杰将均衡化视为原动力，而弗洛伊德则认为是性欲（厄洛斯）。

2 力比多

假想的能量

弗洛伊德推测：如果性欲是促进精神发育的原动力，那么一定有产生这种力量的能量（燃料）。在那个时代，很多前沿科学都采用了物理学上刚确立的能量概念。同时代的法国精神医学者 Janet P（1859－1947）也根据能量理论，提出心理能量的概念（force psychologique）。

弗洛伊德将性欲这种假想上的能量称为力比多（libido），力比多是拉丁语，意思是欲望。弗洛伊德预测，总有一天，力比多可以进行科学的测量，会被证明是具有实体性的能量。既然物质运动可以通过能量的动态来描述，那么精神活动也可以通过力比多的动态来描述，这是弗洛伊德的构想。也因此，弗洛伊德的理论具有强烈的机械唯物主义倾向，即将心理世界模拟为机械的物理装置。

弗洛伊德理论的实体论、机械论倾向难免给人落伍的感觉。实际上，任何一种学说、理论的构建一般都会吸收当时的最前沿思想，其后随着时间的流逝，就容易让人觉得落伍了。

在弗洛伊德的理论中，关于力比多的论述，总给人难以捉摸的感觉：不可测量，也不可观察。平心而论是这样的：人在一生中，总是会对不同的人或物产生依恋，对什么事物产生依恋，强度是多少，弗洛伊德试图通过力比多这个抽象、量化的概念来动态地阐释，就像物理学通过能量来阐释物体的运动，经济学通过货币的流通来阐释经济现象一样。

产生依恋

我们可能对物产生依恋（癖好），更可能对人产生依恋，因为我们是社会的存在。在婴幼儿期，对父母的依恋会分外强烈，这促进了互动发育，最终发展为对异性强烈的爱情（定型发育）；与异性生了孩子后，依恋又转向孩子，成为养育子女的力量。依恋的对象、形式可能发生变化，但一定有什么贯穿其中的普遍原理吧。

烧水、核能发电，用的是热能；买糖果、收购大企业，用的是货币。即便表现形式不一样，其原理都是一样的。同样，婴幼儿依恋父母，成人后依恋恋人，为人父母后依恋孩子，对其他人或物也产生依恋，那一定是力比多的固有原理在发挥作用，这应是弗洛伊德力比多假设的本质。

3 发育的五个阶段

弗洛伊德将发育分为五个阶段,分别按照力比多投射的性敏感区命名。由婴儿性欲促进的互动,最终发展为成年男女之间的性爱,正是这一创见,催生了力比多这样的概念。

不过,互动(社会性)的发育带有时代和文化的烙印,因此弗洛伊德的发育理论与现代社会的我们不符之处甚多。其具体的发育阶段如下:

a. 口唇期(orale phase),0−1 岁

b. 肛门期(anale phase),1−3 岁

c. 性器期(phallische phase),3−6 岁

d. 潜伏期(latente phase),6−12 岁

e. 生殖期(genitale phase),12 岁以后

口唇期(0−1岁)

亲子之间的互动通道

在哺乳活动中,口唇成为亲子互动的重要通道,相当于婴儿期(0−1 岁)。

哺乳给婴儿提供营养,使婴儿免于饥饿,获得满足,当然,哺乳的作用不限于此。哺乳时,婴儿躺在妈妈的怀里,吮吸妈妈的乳头,温热的乳汁流进口中,这个过程本

身就会给婴儿带来极大的快乐、满足、安心。弗洛伊德强调，对精神发育来说，哺乳带来的心理愉悦更重要。随着哺乳活动的反复进行，孩子与母亲之间的依恋（性欲纽带，弗洛伊德语）会日益加深。

> 弗洛伊德强调性欲是促进发育的力量，哺乳，即吮吸乳头（成人后发展为接吻）会带来口唇的满足感。其实，婴儿期其他照料行为也同样会为婴儿带来满足感，比如换尿布，养育者并不会仅仅换上干净的尿布了事，通常还会抱起婴儿抚摸、逗弄，与之进行爱抚互动（几乎是无意识的）。通过换尿布，婴儿同时体验到了干净尿布带来的身体舒适感和爱抚互动带来的心理满足感（性欲满足）。
>
> 埃里克森（Erikson E H，1902-1994）一方面吸收了弗洛伊德的发育理论，另一方面又指出，在婴儿期养育者的照料会让孩子对周围世界拥有根本的安心感和安全感，即形成基本的信赖（basic trust）。

肛门期（1-3岁）

踏出作为社会的存在的第一步

在大小便训练中，肛门成为亲子互动的通道，相当于幼儿期（1-6岁）的前期（1-3岁）。

排泄会带来快感，因为生理需求得到了满足，而大小便训练会培养幼儿的自我掌控能力。幼儿学会在卫生间大小便后，就不会不分时间地点想尿就尿，想大便就大便，随时"一排为快"。这是社会的、文化的规则，幼儿必须学会遵守。父母会教导幼儿，在床上、在他人面前排泄是不被允许的，是令人羞耻的事情。

我们人类虽然有时候也会做出相当厚颜无耻的行为，但要在大庭广众之下大小便，相信没有几个人做得到。每个人都会下意识地抗拒这样的行为，或者说有根深蒂固的抵抗感。这种社会的、文化的规范约束已经在心里扎根，会自然而然地限制个人行为。弗洛伊德称这种力量为超我（über-Ich），即超越个人（自己）的社会性强制力量。

同样，也很少有人会去杀人，是因为"杀人是恐怖至极的事情"这种社会规范已经变成超我的一部分了。

> 战争心理学的研究数据显示，即便在战场上，在公然允许（命令）杀人，而且不杀对方自己就会被杀的情形下，也只有两成的士兵能够瞄准敌人实际开枪（Grossman，2004）。
>
> 事实上，在越战中，美国曾采用心理学方法对年轻士兵进行脱感训练、特定场景训练，使其超我解体，然后再将其送上战场。越战结束后，回归平民生活的士兵表现出严重的适应障碍，并成为一大社会问题。美国精神医学学会也由此提出创伤后应激障碍（PTSD）这一概念，指残酷战场上的心理创伤体验带来的一系列心理问题，真相果真如此吗?!

通过大小便训练，幼儿开始共有社会的规范（规则），踏出作为社会的存在的第一步。

开始自主、主动地掌控自我

幼儿能顺利接受大小便训练，是因为在口唇期已经与养育者建立了性欲纽带。乖乖地坐在小马桶上解出便便，父母看到就会像收到什么大礼物一样兴高采烈；幼儿也会感到骄傲、开心，于是更加努力地配合大小便训练。

一直以来单方面受惠于父母的幼儿，第一次向父母回馈（让父母高兴），主动性、自主性也由此开始萌芽。

主动性的获得也需要磨炼、试错。幼儿不可能一直按父母的要求乖乖地去蹲马桶，有时会拒绝，有时烦了甚至可能故意拉在马桶外。通过不断的服从、反抗，幼儿才真正学会主动、自主地掌控自己的需求、行为。

这就是所谓的第一反抗期，也有人称为"我不我不"期。反抗也是自我意识的表现，是自我的萌芽。

自我，弗洛伊德称为"Ich"，英语的"I"，即我们通常所说的"我"或"自己"。人的自我意识是怎么形成的呢？

弗洛伊德认为，人既是生物学存在，具有生命的、本能的欲望（快感原理），又是社会的存在，不得不受社会规范、现实的制约（现实原理）。正是两者的较量、冲突，催生了Ich——自我的意识。在大小便训练中，孩子第一次感受到快感原理与现实原理的冲突，自我也由此萌芽。

意志的力量

这种掌控自己欲望、行为的力量，一般称为意志。如果说"那个孩子意志强"，就是指那个孩子能够主动掌控自己的冲动、欲望（该抑制时抑制，该满足时满足）；如果说"那个孩子意志弱"，就是指那个孩子容易被自己的冲动、欲望所左右。

弗洛伊德重视大小便训练，并将这一发育时期称为肛门期，是因为在这一时期的教导，包括大小便训练，是引导孩子进入社会、文化规范（约定）世界的伊始，同时这一时期也是孩子根据社会规范培养"掌控自己的力量"，即意志力的时期。

他还认为，大小便训练太松、太严都不利于孩子的性格形成，并提出"肛门性格"这一性格类型。不过，是否真如弗洛伊德所说，大小便训练对性格形成具有决定性影响呢？现在人们普遍质疑这一点。弗洛伊德理论的这种决定论倾向也是其显得落伍的原因之一。

其实在这一时期开始的所有教导都对意志的发育具有重要意义，这是确凿无疑的事实。在这一时期，放任不管或严厉教导都可能妨碍自我掌控力量，即意志的发育。在临床上，那些受虐待或被忽视的孩子就明显表现出这种倾向。

性器期（3-6岁）

超越与父母的三角关系

开始意识到是否有阴茎的时期，即开始认识到男女有别，亦会产生好奇心。在这一时期，幼儿必须超越由作为男人的父亲、作为女人的母亲，以及自己构成的三角关系，这是这一时期的发育课题，相当于幼儿期（1-6岁）的后期（3-6岁）。

进入性器期，幼儿开始意识到男孩有阴茎而女孩没有。于是大多数男孩会因为自己有小鸡鸡而感到骄傲，但又因此而陷入焦虑，"要是有人把自己的小鸡鸡割掉了怎么办（阉割焦虑，Kastrationsangst）？"而女孩则可能心生羡慕，"要是自己也有小鸡鸡，就能像男孩子那样趾高气扬了吧（阴茎羡慕，Penisneid）？"

意识到性别的不同，男孩对母亲的性欲依恋加深，也出现想"把父亲挤开而独占母亲"的愿望，比如"要是没有父亲，自己就能一直待在母亲身边了"。另一方面，男孩与父亲已经建立起依恋的情感纽带，想取代父亲独占母亲的愿望也会让男孩陷入矛盾心理：自己喜欢父亲，而且想取代父亲的愿望要是被父亲知道了，父亲一定会发怒并惩罚自己吧？因此感到非常焦虑（作为惩罚，小鸡鸡会不会被割掉啊——阉割焦虑）。

这种由愿望、冲突、不安交织的矛盾心理，弗洛伊德借用古希腊悲剧《俄狄浦斯王》的名字，将其称为俄狄浦斯情结（恋母情结，Ödipuskomplex）。这个悲剧讲述了王子俄狄浦斯在不知情的情况下弑父娶母的故事，而情结是精神分析术语，指复杂、纠结的心态。

另一方面，女孩则想挤开母亲独占父亲：要是嫁给父亲多好啊。因为这样的愿望，女孩也同样陷入冲突、不安相交织的矛盾心理中。分析心理学的创始人荣格（Jung C G，1875-1961）也借用古希腊悲剧女主人公的名字，将女孩的这种矛盾心理称为厄勒克特拉情结（恋父情结，Elektrakomplex）。

超越矛盾心理

因恋父、恋母情结而滋生的矛盾心理，幼儿是如何超越的呢？弗洛伊德尤其关注这一点。所谓矛盾心理，就是想实现相互冲突的愿望时出现的心理（在恋父情结中，就是想挤开父亲的愿望与不想遭到父亲嫌弃的愿望同时并存、冲突的心理状态）。

从婴儿期到幼儿期前半期，孩子在愿望实现时会感到满足，愿望受阻时会感到挫折，然而到了幼儿期后半期，孩子第一次尝到了同时拥有相互冲突的愿望带来的矛盾心理。尽管人总是在各种矛盾心理中生存下去的，但对幼儿来说，这是人生的初体验。

弗洛伊德认为，一般来说，男孩会意识到不可能挤开父亲独占母亲，而且深受矛盾心理的煎熬，因此最终会另辟蹊径，超越俄狄浦斯情结，比如，"对呀，要是自己长成爸爸一样的男人，妈妈就会喜欢自己吧？"于是男孩以父亲为榜样，变得更有男子汉气概。同样，女孩也以母亲为榜样，变得更加淑女。简而言之，就是开始形成性别认同，从而使心理冲突得到解决，并逐步确立自我。

弗洛伊德认为，如果恋父、恋母情结（人生最初的矛盾心理）未能在这一时期成功解决，就会一直拖到人生后面的阶段，妨碍自我的确立和处理其他的矛盾心理，进而导致心理失调（神经症）。

精神发育受文化左右，所谓阉割焦虑、阴茎羡慕，也与弗洛伊德所处的时代和社会密切相关。尽管弗洛伊德生活的时代已是近代社会，但那时男权、父权仍然盛行，家庭、社会、育儿文化无不受其影响。在我们生活的现代社会，男女平等、父子平等已是社会共识。

那么俄狄浦斯情结又怎样呢？在西欧文化中，除了传统的父权思想外，大人和孩子界限分明，比如到了晚上，孩子早早就被撵上床，给父母留下独处的时间，不能不说俄狄浦斯情结也有这样的文化背景。不过，弗洛伊德提出的孩子、父亲、母亲的三角关系模型，在现代社会也可以加以修正使用，在后面的章节再详细探讨（第 8 章 13）。

潜伏期（6-12 岁）

关注转向家庭外的世界

与养育者（父母）进行的性欲互动退居幕后，而与家庭外世界进行的社会性互动成为精神发育的主题，相当于儿童期（6-12 岁，小学阶段）。

从口唇期一直到性器期，孩子心理的能量（力比多）都倾注在家庭内与养育者进行的性欲互动上，而进入潜伏期，心理的能量开始倾注在家庭外世界的人际互动和学习知识、技能上。弗洛伊德认为，正是有了潜伏期这个相当平静的时期，人才得以成为高度文化的存在。

潜伏期也是孩子对性的好奇心萌芽的时期。在旺盛的求知欲、探求心的支配下，孩子对成人的秘密领域——性的世界也表现出特别的兴趣，对异性的兴趣、憧憬开始萌芽。不过，要对特定的异性产生好感，形成成人性欲（恋爱）的渴求，则需要等到下一个发育阶段——生殖期。

生殖期（12 岁以后）

进入成人性欲的世界

与家庭外的其他人（一般是异性）的性欲互动成为大的发育主题。性欲首次开始催生生殖（性交）欲望，即具有成人性欲的色彩，孩子进入了成人阶段，相当于青春期（12-18 岁）。

弗洛伊德认为，在生殖期，互动发育基本完成。

弗洛伊德的发育理论以性欲为线索，具体描述了儿童如何通过与家人的性欲互动，一步步成长为成人的过程。随着近代化的发展，社会劳动的场所与私人的育儿场所开始截然分开，近代家庭模式诞生。正是在这样的时代背景下，才诞生了描述儿童如何通过家庭内的亲密互动实现社会化的发育理论（泷川，1994）。

第 7 章

精神发育的过程

　　如第 4 章图 3 所示，精神发育是由识别发育（Y 轴）与互动发育（X 轴）共同促进的，是两者的向量（Z）。孩子正是按向量所示的方向，踏上精神发育的旅程。

　　前面分别介绍了皮亚杰与弗洛伊德的发育理论，不仅仅因为它们是古典的发育理论，还因为两者结合起来，正好可以帮助认识、理解精神发育的全貌。皮亚杰的发育理论阐述了识别（理解）的发育——Y 轴，而弗洛伊德的发育理论阐述了互动（社会性）的发育——X 轴。

　　发育障碍（developmental disorder）孩子也经历同样的精神发育过程。从精神发育的角度来看，发育障碍与定型发育在发育机制上并没有质的差异，只是发育障碍孩子的发育速度相对缓慢，最终可能因达不到大多数孩子的平均水平而表现出一定的差距。正是这个差距使他们容易在现实社会中遭遇困难，这就是我们所称的障碍（handicap）。

　　面对困难，发育障碍者总是努力超越、克服，但在一般人眼中，他们的那些行为可能显得颇为怪异和异常，尽管那只不过是他们努力适应的表现。

认识、理解定型发育的精神发育过程，也有利于更好地认识、理解发育障碍，请先记住这一点，下面来看定型发育。

发育障碍分为智力障碍和孤独症谱系障碍两大类绝非偶然，因为精神发育就是沿识别发育和互动发育这两个轴进行的。智力障碍就是识别发育迟缓，孤独症谱系障碍就是互动发育迟缓，这将在 Part 2 详细探讨。

识别发育与互动发育相互促进，这同时也意味着一方发育迟缓，另一方也容易受影响。在诊断分类上，智力障碍与孤独症谱系障碍是独立的障碍类型，实际上两者并不能截然分开，因为一方的发育迟缓超过一定限度时，另一方也必定会出现迟缓。如孤独症在识别发育与互动发育上都出现严重迟缓，这是由发育机制本身造成的，而不是智力障碍与孤独症谱系障碍的偶然并发。

有一个法院的精神鉴定，人们为其中被告是"具有孤独症倾向的智力障碍"还是"具有智力发育迟缓的孤独症谱系障碍"而争辩不休，其实，这与要分清灰色是"白中带黑"还是"黑中带白"有什么区别呢？

1 精神发育曲线

由急剧上升到趋于水平

现在来看精神发育曲线。由经验可知，精神发育水平并不是随年龄增长匀速提高的，而是如图 5 所示，呈曲线上升。

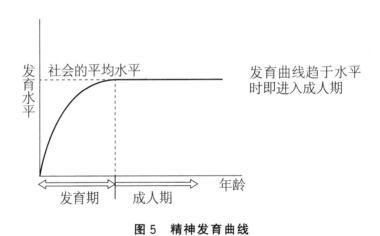

图 5　精神发育曲线

0 岁、1 岁、2 岁时精神发育曲线急剧上升，其后趋缓，到一定时期几乎呈水平线，其时心理机制的发育已基本完成，大多数人已经达到社会的平均发育水平，这是定型发育的精神发育曲线。

也有观点认为精神发育没有完成阶段，而是终生持续进行（终生发育理论），这应是从精神发育的内容，而不是从精神发育的机制上得出的结论。确实，一个人在成年后人生旅程的各个阶段会面对各种各样的人生课题，不断挑战、应对，经验日益丰富，能力不断提高，心理在内容上也变得更加丰沛。从这一点来看，发育障碍者也同样是终生不断成长的。

成人期：发育曲线趋于水平

成人期与发育期怎样划分呢？这并没有统一答案。在生物学上，只要具备了生殖能力，就是成人；尚无生殖能力，就是孩子。

在日本，直至 2017 年，民法尚规定 20 岁以下为未成年；20 岁以上为成年，可以饮酒，拥有选举权（但 2016 年后 18 岁即拥有选举权）。儿童福利法则规定 18 岁以下为儿童；民法规定的法定婚龄是男子 18 岁，女子 16 岁；刑法规定的刑事责任年龄则是 14 岁以上。

由此可以看出，在法律上，所谓未成年或成年，是由一个国家根据其国情自主决定的。而在发育理论上，在发育曲线中明显呈曲线的时期是孩子（发育过程中），其后几乎呈水平线的时期则是成人（发育基本完成）。发育曲线何时"趋平走缓"存在个人差异，但在发育理论上，一般以 18 岁为分界线，之前为发育期。

发育速度：有快有慢

由经验可知，在发育上，并不是所有孩子都齐步走，发育曲线表现也不尽相同（图 6 左）：有的孩子发育速度快，曲线急剧上升（早熟，A），有的孩子发育速度稍慢，

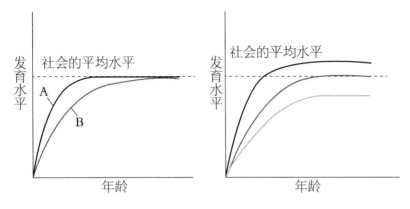

图 6　精神发育的个人差异

曲线缓慢上升（晚熟，B），存在相当大的个人差异。

　　待发育曲线趋于水平、发育基本完成时，定格于什么发育水平也存在很大的个人差异（图 6 右）：大多数人会达到社会的平均发育水平，但也有人远远超过平均水平，当然也有人明显低于平均水平，整体发育水平呈由低到高、大范围的连续性分布。

　　大体上，发育速度快的孩子最终达到的发育水平相对较高，而发育速度慢的孩子达到较高发育水平的可能性相对较低。当然，这是统计概率上的"普遍情况"，毕竟古往今来不乏"小时了了，大未必佳"或大器晚成的例子。

　　孩子在发育速度、发育水平上存在大幅度的差异，而在一定程度上低于社会同龄孩子平均发育水平的情形，被称为发育障碍。发育障碍具体按以下因素进行分类：①哪方面精神功能存在发育迟缓；②发育迟缓的程度如何（第 9 章 1）。

　　如果精神发育曲线是随年龄直线上升，那么发育速度较慢的孩子最终也应达到较高的发育水平（只存在发育速度快慢的差异）。不过，精神发育是一个有始有终的过程，在终点，有的孩子可能未能赶上平均水平，但其精神发育却完成了（出现发育水平高低的差异）。

因此发育障碍者的精神发育也实实在在完成了，他们不是精神发育尚未完成的"缺陷品"，只是存在迟缓，完成后的表现与定型发育存在差异而已。发育迟缓不是未成熟，不应被视为幼稚。

智力障碍的医学术语是精神发育迟滞（mental retardation），发育迟缓的意味浓，发育障碍的意味轻，而英语中的 mental 及其名词 mind，也是强调"智力"而非"心理"，mental test 也是智力测验的意思。因此更准确地说，mental retardation 应翻译成智力发育迟滞，而不是精神发育迟滞。就像在日本，自古以来就有"醒事儿晚"的说法。

迟滞、迟缓，原本并无否定、偏见的意思，所谓"进步才能生存，落后就要挨打"是近代社会才形成的观念。进步，进步，再进步，就真的是好事吗？精神发育（mental development）的 develop 是开化、开拓的意思，不是指前进、进步。

2 促进精神发育的力量

精神发育的原动力不只是一种

精神发育为什么会出现这样大的个人差异呢？也许皮亚杰、弗洛伊德正是久久思索这个问题而想到"一定会有什么原动力促进精神发育，并导致发育速度出现快慢"。

皮亚杰、弗洛伊德都各自强调发育的一方面（识别发育或互动发育），因此假设的原动力也各只有一种。不过，识别发育、互动发育是相互促进、共同推进精神发育的，由此也可以假设精神发育是由多种原动力共同促进的。

促进精神发育的潜在力量（potentiality）及其相互影响如图 7 所示。

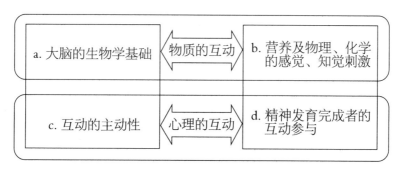

作为生物的（个体的）存在：a×b
作为社会的（共有的）存在：c×d
个体的内在因素：a×c
环境的外在因素：b×d
发育＝a×b×c×d

图 7　精神发育的潜在力量

物质的因素

首先是大脑的生物学基础。大脑按照 DNA 的设计蓝图在物质上逐渐发育成熟，并成为促进精神发育的生物学力量，这是第一种力量。

有了良好的大脑 DNA 设计蓝图，并不意味着精神发育就能自动完成，因为大脑的生物学成熟同样也需要各种物质营养和感觉刺激。物质营养的作用自不待言，而感觉刺激，已有动物实验证明，即便视觉器官、中枢神经系统正常，如果动物在发育的最初阶段被置于完全无视觉刺激的环境中，那么其视觉功能，即通过视觉辨识事物的认知功能的发育就会受到影响。

互动的因素

有了大脑的生物学基础与物质环境（营养，物理、化学的感知觉刺激）的互动，精神发育就可顺利进行了吗？大部分动物是这样的，因为动物基本上是通过认知（感知觉）认识世界，是在与物质世界的互动中生存的。

对人来说，仅有以上两个因素是不够的，因为人是通过识别，即通过人类社会形成的社会的、文化的意义、约定来认识世界，并在与由人构成的共有世界的互动中生存的。人的精神发育，必须有精神发育已经完成，即已经在社会、文化上共有这个世界的人（以养育者为中心的成人）的互动参与。当然，孩子也必须予以回应，也需要主动地与成人进行互动。如果孩子互动的主动性不足，就难以与成人进行有效的互动、交流，精神发育就可能变得迟缓。

因此，对人的精神发育来说，心理上的互动必不可少。实际上，弗洛伊德视为发育原动力的婴儿性欲，就是互动的主动性；Bowlby J（1907－1990）、Ainsworth M S

（1913－1999）所称的依恋（attachment），也是指互动的主动性；皮亚杰也非常重视孩子主动的、自主的探索心。

四个因素共同促进精神发育

图 7 的上面部分（a×b）代表物质的互动，显示了人作为生物的、个体的存在的一面。图 7 的下面部分（c×d）代表心理的互动，显示了人作为社会的、共有的存在的一面。

我们不仅仅作为生物的个体在物质世界中生存，我们还作为心理的个体在一个社会的、文化的共有世界中生存，因此对精神发育来说，心理的互动必不可少。

图 7 的左边部分（a×c）显示了发育个体，即孩子自身的因素：大脑的生物学基础如何，与人互动的主动性如何。这是发育个体的内在因素。

图 7 的右边部分（b×d）则显示了发育的环境因素。为促进孩子大脑的发育，环境是否提供了必要的物质，周围的大人是否与孩子进行了充分的社会性互动。这是发育的外在因素。

由此可知，孩子的精神发育是由大脑的生物学基础、物质环境、互动的主动性、成人的互动参与四个因素相互影响、共同促进的。换而言之，四个因素中任何一个因素不足，都可能导致发育迟缓。

关于发育障碍的原因，不时出现争论：是个体的内在因素还是外在的环境因素造成的？是生物学因素还是社会因素造成的？（如前面 Itard 与 Pinel 的分歧。）实际上，并没有一因一果的对应，更不用说提供支持了。支持当然应综合考虑四个因素，尽量为孩子创造改善的条件。

导致发育迟缓的因素中，关于大脑的生物学基础，通常有大脑的各种先天的、后天的生物学障碍；关于物质环境因素，一般来说不会出现"孩子在婴儿期缺乏光刺激而导致视觉功能发育受到影响"的情形，但在贫穷国家，因营养不足而出现的发育问题并不少见；关于互动的主动性，就有因互动力不足而出现的孤独症谱系障碍；关于社会环境因素（成人的互动参与），最常见的是儿童虐待（child abuse），如果养育者从早期就放弃养育或养育严重不当，孩子则可能出现严重的发育迟缓或偏向。

3 为什么会出现个人差异

没有决定发育的特定因素

精神发育由大脑的生物学基础、物质环境、互动的主动性、成人的互动参与四个因素共同促进，而各因素又受众多子因素的影响，比如大脑的生物学基础，就是受很多基因（DNA）控制的。同样，其他三个发育因素也各受众多子因素的影响。因此，发育速度的快慢、最终发育水平的高低，是多个因素共同影响的结果。

如果精神发育由少数几个特定因素决定，那么根据是否具备那几个特定因素，发育曲线就会呈非连续性分布，可截然分为定型发育和发育障碍两类。实际情况则是精神发育的分布并不是界限分明的，而是呈连续性，定型发育、发育障碍并不能截然区分。英国的精神医学者 Penrose L S（1898–1972）就证明了智力的分布是连续性的。

呈正态分布，但左下端上抬

Penrose 研究了智力测验数据的分布情形，即识别发育水平的社会分布。

Penrose 首先大胆预测智力分布可能服从正态分布，因为概率论揭示，由多种因素共同决定的变量会呈正态分布。

所谓正态分布，就是大多数变量会聚集在平均值（曲线最高峰）的附近区域，且平均值两侧的变量，无论是高还是低，都呈大范围的连续性分布，但离平均值越远，变量的个数越会急剧减少，整个分布曲线呈左右对称的金钟形。我们的身高、体重、跑步速度等，都呈正态分布。

智力发育水平究竟是否服从正态分布呢？Penrose 开始分析众多智力测验数据，发现智力发育曲线近似呈正态分布，尤其是高于平均值（IQ 100）的区域，几乎与概率论的正态分布曲线完全一致。根据概率论，低于平均值的区域也应该与正态分布曲线完全一致，与高的一侧呈左右对称（图 8 中的虚线）。智力测验的实际数据显示，低于平均值一侧左下端的实际曲线稍微上抬。

生理组与病理组

Penrose 将智力发育迟缓分为两组。

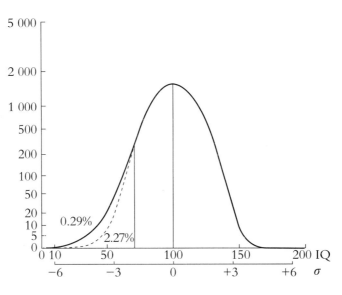

图 8　智力发育水平的分布

注：摘自 Penrose 著《精神发育迟滞的医学》，秋山聪平日语译，庆应通信，1971

　　第一组，Penrose 称为生理组，是作为自然现象（生理现象）而出现的发育迟缓。只要智力发育水平由多种因素共同决定，服从正态分布，那么就会按一定的概率自然出现明显低于平均水平的发育迟缓，图 8 中左侧虚线以下的区域就是按概率出现的自然的个体差异（个人差异），这不是异常现象，也不是病理现象。这种自然出现的个体差异，被称为正常偏差（正常的偏向）。生理组的发育迟缓是属于正常偏差范围内的发育迟缓，不是由什么异常（病理）造成的发育障碍，就像一定会有一定比例的人身高会大大低于或高于平均水平，那不是疾病（障碍），也不是异常。

第二组，Penrose 称为病理组，是由某种病理性障碍导致的发育迟缓。如果没有那种病理性障碍，孩子就不可能出现发育迟缓，即孩子遭遇某种病理现象，比如大脑或者环境出现明显的病理性因素，导致发育受到影响而出现迟缓。在实际数据的分布曲线中，就是病理组抬高了左下端的曲线。

> Penrose 利用智力测验数据，证明识别发育基本上服从正态分布。实际上，识别发育与互动发育相互促进，而且互动发育水平也是众多因素共同影响的结果，因此可以推断互动发育基本上也应该服从正态分布。
>
> Baron-Cohen S（1958— ）采用问卷的形式，以普通人为对象进行三人以上社会性互动能力水平调查，得出发育曲线呈正态分布的结果。日本的儿科医学者鹭见聪根据名古屋市的流行病学调查数据，得出互动发育水平也几乎呈正态分布（鹭见聪，2015）。从以上研究可以看出，与 Penrose 发现大多数智力障碍是自然的个体差异一样，大多数孤独症谱系障碍也可能是自然的个体差异。

精神发育由多种因素共同促进，因此必然会出现作为个体差异的发育迟缓，这也许就是出现发育障碍这种现象的根本原因。Part 2 将详细探讨导致精神发育迟缓的具体原因。

第 8 章

精神发育是心理共有的发育

现在来探讨精神发育的具体过程。

首先来看人类固有的发育过程——成为社会的存在的过程。在互动的主动性这一因素促动下，孩子与精神发育已经完成的成人不断地进行心理互动，从而实现社会化。人类的心理活动，既发生在个体大脑内部，也与个体外的社会、共有世界密切互动，这是人类心理活动的特点。

在母亲子宫内独自成长的胎儿，从呱呱坠地的那一刻起，就开始一步步进入与周围人共有的人类社会，并最终成长为其中一员。精神发育的过程，就是共有性的发育过程和获得过程，这是精神发育的本质。

精神发育不可能像植物生长一样悄然进行，而是在与养育者（一般是父母）不断互动的过程中进行的。下面将聚焦亲子互动，探讨孩子从新生儿期到幼儿期（1-6岁）结束时的精神发育过程，届时个体的心理机制已基本成型。

一般认为刚出生的婴儿像一张白纸，是在外界环境的各种刺激下逐渐形成个性的，事实正好相反。美国的精神医学者对婴儿的气质特点进行了研究，发现刚出生的婴儿在感觉性、感受性、反应性、活动性等方面存在很大的生物学个体差异（Chess & Thomas，1981），刚出生的孩子是最具个性的。

孩子的个体差异并不会伴随终身，在与环境的互动中，其个体差异（生物学个体差异）会逐渐被"正常化"，个人成为社会的"正常人"，这是定型发育的过程。当然，世界上并不存在 100% 的正常人。

1 浅眠与微笑

生理性微笑是互动的起点

刚出生的婴儿面对的是完全未知的世界。由于感觉尚未分化，尚处于混沌状态，充满刺激的外部世界对他们来说是不堪重负的。新生儿大多数时间都处于浅眠状态，这也是为了保护自己，避免因受到过度的刺激而陷入不安或混乱。

另一方面，因为未知，这个世界就更需要探索、了解。孩子从新生儿期就开始了认识、了解这个世界的探索活动（行为）。

在新生儿期，养育者（父母）也尽可能不妨碍孩子的浅眠，让孩子置身于安稳的环境中，避免让孩子受到过度的刺激。在浅眠中，新生儿早早就浮现出微笑的表情。

这是在睡眠中出现的自然现象，没有人际（社会性）意义，被称为生理性微笑。微笑是人类特有的现象，在人际（社会性）互动中起着重要作用，而人的生理性微笑就是人际互动的起点。

只有到 3 个月左右，婴儿看见人脸才会微笑，这也不是针对某个人有意识的微笑，而是对人脸的自然反应。3 个月大的婴儿看见谁的脸都会微笑，没有差别。实验发现，即便只是在一个圆圈上点上两点，婴儿看见也会微笑。

但为人父母的可不这么认为，看见婴儿的微笑，父母会视为对自己的爱，也会对婴儿报以微笑，抱起逗弄。如此反复进行，几个月下来，婴儿会明显认出父母的脸，将其与其他人区分开来，并会特意对着父母微笑（选择性微笑），具有人际意义的社会性微笑开始出现。

2 啼哭与抚育

啼哭不仅仅是为了维持生存

婴儿的浅眠总会被打断，因为会出现某些不适，继而变成强烈的刺激。不适是生存受到威胁时产生的感觉。当不适出现时，动物都会努力消除它，但新生儿、婴儿还不具备消除不适、保护自己的能力，于是以啼哭来引起养育者的注意，让其为自己消除不适。因此婴儿的啼哭有着警报器的作用。

对婴儿来说，啼哭好像是例行工作，但婴儿的啼哭不仅仅是为了维持生存，对精神发育也同样具有重要意义。

不适的原因可能是饿了，冷了，热了，痛了，每次各不相同，但一开始婴儿并不知道那是饿了，冷了，热了，痛了。婴儿最初感受到的不适感觉是未分化的、混沌的，啼哭是对不适的反射行为或生理反应。

婴儿的体验世界从最初的被动反射或生理反应开始，其后通过不断地探索、修正（循环反应），逐渐转变成主动地认识、理解自己的体验世界，形成各种各样的认知图式。在皮亚杰的发育理论中，婴儿这一主动探索、修正认知图式的时期被称为感觉运动期。皮亚杰仅仅关注了孩子的主动探索活动，那么养育者是如何予以支持的呢？

以心育心

婴儿哭了，父母会怎么反应？"哦，那只不过是对未分化的不适感觉的生理反应或被动的反射行为罢了。"想来没有哪个父母会这么"科学"地冷血吧。为人父母的都会想："哦，那是宝贝在向自己求助呢。"父母会将啼哭视为孩子的主动交流。在父母看来，孩子与自己一样，都是有感觉、思维、意志的存在，是有心的存在。

这只不过是父母的一厢情愿（情感移入），也许并不"科学"。

但正是因为父母的一厢情愿，孩子的精神发育才得以进行。正是从出生开始，不，从胎儿期开始，孩子就被当作有心的存在，并在"有心"的关注下，孩子才真正成长为有心的存在。父母的这种一厢情愿，用弗洛伊德的话来说，正是源于对自己孩子强烈的性欲互动意识。

回应求助

父母会想，孩子发出的是什么信号呢？是肚子饿了，冷了，寂寞了，尿布湿了感觉凉？面对婴儿的啼哭，父母会参考成人社会共有的感觉、情感来推测原因。要是觉得是肚子饿了，就会给喂奶；要是冷了，就给盖毛巾；要是看见尿布湿了，就给换上干净的。对婴儿的啼哭，父母每次都会做出相应的判断，不断尝试，以应对孩子的求助。照料婴儿的这种行为，被称为抚育。

如果能及时消除给婴儿带来不适的因素，婴儿的啼哭就会停止。照料婴儿，虽然看似简单，其实需要耐心、爱心，需要不断尝试，且长期坚持。

抚育的作用

父母日常的抚育活动为孩子的成长带来了什么呢？可以大致分为以下三类：

（1）主动的、力量的感觉。

婴儿啼哭，父母会帮助消除不适。这种体验反复出现、积累，渐渐地，婴儿的啼哭就不再是被动的反射行为、生理反应，而开始带有向父母求助的主动行为的意味，是想让父母帮助消除不适。人没有主动性是无法生存的，孩子的啼哭，就是主动性的最初萌芽，会让孩子产生主动的、力量的感觉，用我们通常的话来说，就是自信的萌芽。

（2）被保护的感觉。

啼哭，不适消除；啼哭，得到保护。这样的体验反复出现，孩子就会产生被保护的感觉，开始切身体验到安全感，相信周围的世界是安全的。心理学者埃里克森将这种安全感称为"基本的信赖（basic trust）"。不论遭遇什么困难，都信任周围的世界、信任自己，并相信最终一定能克服，这种信任的基础，就是基本的信赖。

（3）身体感觉的分化。

通过生理需求得到照料，婴儿的身体感觉得到分化，具体内容后述（第 8 章 4，第 10 章 6）。

> 对以上所说的安全感、自信、信赖这样的体验（概念），婴儿自己并不能有如此认识，而是通过身体切实感受到的。这是对尚未学会使用言语的婴儿，我们勉强用成人世界的语言来予以描述，也许说猜测更准确，因为对婴儿，我们又不可能直接采访、确认他的体验。
>
> 在发育心理学、发育理论中，对婴幼儿体验的种种描述，真的难免有猜测、投射之嫌，可能真的是揣摩、猜测之言。
>
> 但学者通过观察进而提出以上观点，也正是相信婴儿绝不是不可知、不可解的存在，相信婴儿也与成人一样，是可以认识、理解的。就像为人父母的相信孩子与自己一样，都是有心的存在，并坚持与之互动。

3 依恋与抚育

依恋带来安全感

鸟类、哺乳类动物刚出生的时候，尚无法保护自己，不得不依靠与生俱来的行为模式追随父母，获得安全感。在动物行为学上，这种行为被称为依恋（attachment），就是追随的意思。小斑嘴鸭跟在母鸭后面排队走，就是依恋的表现。

人类的孩子也有依恋行为。英国的精神医学者Bowlby 及其研究伙伴 Ainsworth 强调依恋对精神发育有着重要作用。而学术上的"依恋"用在日常生活中，就是我们通常所说的"那个孩子与谁亲"。

在促进精神发育的四要素中，依恋相当于互动的主动性，用弗洛伊德的话来说，就是"婴儿性欲"。也许是为了避免性的色彩，Bowlby 等才借用了动物行为学上的依恋概念。

在动物行为学上，依恋被定义为"个体感受到危险时，在不安或恐惧的驱使下，主动接近其他特定的个体，以获得安全感的行为"。通常，那个特定的个体就是父母。从以上定义可以看出，动物幼体向父母寻求的，更多的是安全感（安心感），而不是爱。

Ainsworth 曾做过陌生场景测试（Strange Situation Procedure，SSP），即让 1 岁幼儿在陌生环境中与陌生人单独相处，然后让幼儿回到父母身边，观察幼儿会有什么表现。实验发现，幼儿也有依恋行为，且分为几种不同的模式。

人类生活在高度社会的、共有的世界。孩子的依恋不单单是为了寻求安全，它最终会发展成三人以上社会性互动行为，发展成爱。对我们人类来说，爱与安全感须臾不离。

婴幼儿即便没有受到安全威胁也会找父母，想与父母腻在一起，这种行为被称为撒娇，人类依恋的这种倾向已超越动物行为学上依恋的含义。

引发抚育

与小斑嘴鸭不同，婴儿的运动能力有限，不可能自己接近、追随父母，因此当生存受到威胁时，婴儿会啼哭，招引父母接近。啼哭也可以说是婴儿的依恋行为。与其他动物不同，婴儿的依恋不是单向的，它需要父母的回应。只有亲子双方互动，婴儿的依恋才会形成。

如果婴儿的依恋行为只是为了维持生存，那么婴儿啼哭时给喂喂奶，换换尿布，冷了热了给加减衣服，满足其生理需求就足够了，但相信没有父母会如此"直来直去"。在孩子啼哭的时候，除了直奔主题管吃喝拉撒外，父母往往还会抱起孩子，或抚摸或脸对脸摩挲，回应孩子的撒娇，进行爱抚、互动（用弗洛伊德的话说，就是进行婴儿性欲的互动），这就是抚育。这样的抚育行为，不仅满足了孩子的生理需求，也促进了孩子的互动发育。

4 感觉的共有与分化

促进感觉分化

饿了给喂奶，冷了给盖毛巾，成人按自己的身体感觉照料婴儿，以满足婴儿的生理需求。这样的抚育活动反复进行，婴儿就会以认知的方式感受、区分"饿了冷了"等感觉的不同，尽管尚不能通过言语（概念）来识别。简而言之，婴儿开始了身体感觉的分化。

事实上，一直照料婴儿的父母，能够判断其啼哭原因，比如尿布湿了或是肚子饿了，因为不适感觉不同，哭声也不同。这同时表明婴儿已经认知到身体感觉的差异，这就是身体感觉的分化，同时，父母照料婴儿也会越来越得心应手。

知道自己的孩子为什么啼哭

对"辨别自己孩子为什么啼哭"，有人做过相关试验，结果显示每个父母都知道自己孩子啼哭的原因，却完全猜不出别的孩子为什么哭。婴儿的啼哭方式各不相同，什么情况下发出什么样的哭声也没有共性，而父母熟悉自己孩子的哭声，能够分辨啼哭原因，说明亲子之间已经开始共有感觉体验。

对婴儿来说，当然还无法通过"冷热、饥饱"等言语

（概念）与他人分享自己的体验，达到社会的共有，但婴儿已经开始与他人（养育者）分享感觉体验，开始了心理的共有。婴儿大脑内独自体验的感觉世界，已经与外界养育者的感觉世界进行互动了。

为精神发育打下基础

通过日常照料，婴儿逐渐发育（图 9）。日本的儿童精神医学者黑川新二（1950－　）早年就描述了婴儿的精神发育过程，图 9 是在黑川新二所作图的基础上略作修改

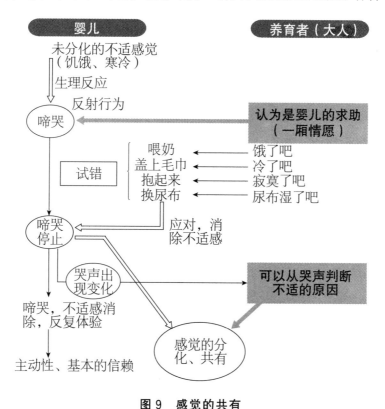

图 9　感觉的共有

注：根据黑川新二著《孤独症与儿童的心理研究》，社会评论社，2016

而成。

由图可知，对婴儿的照料，比如喂奶、换尿布，乍看只是满足婴儿生理需求的行为，其实对孩子的精神发育起着重大作用：一方面让孩子获得安全感、基本的信赖感等，打下互动发育的基础；另一方面也让孩子形成身体感觉的分化、共有，打下识别发育的基础。

那些被忽视、虐待，未得到充分抚育的孩子，大多存在身体感觉分化、社会性（互动）发育迟缓的情形，这也从反面验证了抚育在孩子精神发育中的重要作用（第15章9）。

5 抬头与探索活动

所有刺激照单全收

婴儿3个月左右开始抬头，目光可以自由追随、注视想看的事物，这意味着婴儿可以自由地认识、了解、探索周围的世界了。由啼哭及抚育回应行为催生的主动性和安全感，让婴儿开始积极地探索未知世界。

婴儿的抬头是一项重要的发育指标，如果缺乏主动地观察、探索周围世界的热情和行动，抬头就可能延迟，而抬头延迟又可能反过来妨碍探索活动的进行，使之延迟。

哪儿出现什么新奇的事物，哪儿有什么东西在动，哪儿发出什么声响，婴儿都会不由自主地扭头去看；对映入眼帘的周围未知世界的所有事物（无论是物还是人），婴儿都想去认识、了解。婴儿对周围的所有刺激照单全收。

注意转向人

渐渐地，婴儿的探索对象更多地转向人，尤其是日常照料自己的养育者。婴儿开始不断地注视人脸，目光追随人的行动，进行观察，同时也开始翻来覆去地看自己的小手，热心探索自己的身体。

从最初对眼前世界的一切都进行探索，到开始更多地注意到人，四五个月大的婴儿对人和物的注意程度出现差异，为什么会这样呢？

观察物是单向的，而观察人对方会回应。事物不论注视多久，还是原样，而人就不同了，要是发现婴儿在看自己，人（尤其是养育者）也会看向婴儿，报以微笑，跟他说话，上前抱起他，情不自禁地做出一系列亲昵的行为。

观察人，会引发对方的反应和接近，由此，婴儿开始区分人和物。对总是在身边照料自己、与自己互动的养育者，婴儿开始认知到他们与其他人或物的不同，是特别的存在。一般出生后数月的婴儿，都能明显区分养育者，对养育者发出微笑（选择性微笑），这就是证据。

6 安全感的共有与探索

由无知无识到有知有识：开始认生

对婴幼儿来说，周围的世界可以说是未知的混沌世界，不认识、不了解的事物太多了，更不知道该怎么应对。孩子越小，越容易啼哭，可能也有这个原因。在婴儿期，啼哭可能是因为感觉身体不适，而到了幼儿期，则更多是出于情绪的不安和混乱。

随着探索活动的增加，孩子的已知世界会不断扩大，混沌世界逐渐分为已知世界（熟悉的世界）和未知世界（陌生的世界）。孩子开始明确地意识到未知世界，对未知的不安、戒备也明显表现出来。比如，8个月左右的婴儿看见陌生的事物，尤其是凑近的人脸，会表现出强烈的不安和戒备，这就是通常所说的认生。

由于尚无法保护自己，婴儿会转向熟悉的人——养育者，寻求安全感。遇见陌生人时，婴儿紧紧拽住父母，将脸埋进父母胸膛的样子，可真是名副其实的依恋啊。

父母的安全感传递给孩子

面对躲进自己怀里的孩子，相信没有哪个父母会发出一声怒吼"怕什么怕"而将孩子推开吧？相反，父母都会紧紧抱住孩子，轻声安慰，"别怕，别怕，就是隔壁家的大叔呀。"这种亲子间的互动，不仅会缓解孩子当时的不安，还有利于促进孩子的互动发育。

婴儿会对陌生人心生不安和戒备，但躲进父母怀里，不仅得到保护，还实实在在地感受到父母传递过来的安全感、安心感，亲子之间实现了安全感、安心感的共有。

共有了安全感，婴儿就会尝试探索未知的对象了，会从父母胸前抬起头，悄悄打量对方。婴儿不仅会从陌生人那里感知信号，还能感知父母对陌生人的态度。如果觉得安全，戒备解除，就会更积极地观察陌生人。如果陌生人也感觉到婴儿打量的目光，就可能主动接近，与之互动，那么婴儿对人的探索活动就成功引发人际互动了。通过人际互动，陌生人就由未知的存在转为已知的存在，渐渐地，婴儿认识和熟悉的人越来越多，社会性互动的世界也随之扩大，以上过程如图 10 所示。

安全感催生好奇心

如果缺乏安全感、安心感，未知的事物就会引发不安和戒备；反之，则引发滋生好奇心和探索的欲望。正是有周围的大人，尤其是养育者的保护带来安全感，婴幼儿才开始主动地探索、认识这个陌生的世界，将其变成已知的世界。所以说互动促进识别发育。

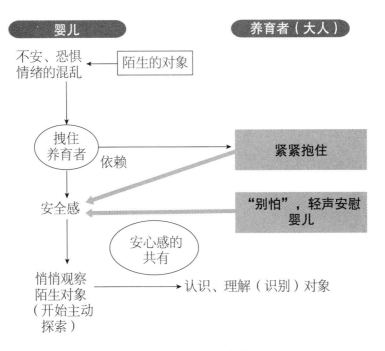

图 10　依恋与情感的共有

7 咿呀学语与情感的共有

由咕咕作声到应答、咿呀学语

婴儿的发声从啼哭开始，出生一两个月后还会发出其他声音，比如发出"a—a—，o—o—"等元音，我们称其为咕咕声（cooing）。啼哭是因为不适，而咕咕声则出现在心满意足时。

咕咕声是自然出现的生理性发声，婴儿自己一个人时也会"咕咕作声"，没有人际交流的意义和作用。即便是生活在静寂世界中具有重度听觉障碍的孩子，在出生一两个月后也会发出咕咕声。

但在大人（养育者）眼中，孩子可是与自己同样的存在，同样有心，他发出的咕咕声怎么可能是毫无意义的生理性发声呢？面对孩子的发声、表达，为人父母的自然会高高兴兴地回应，与之互动。渐渐地，婴儿的元音发声就会变成"da—da—，babu—babu—"等复杂的元辅音混合发声，我们称其为咿呀声（babbling），也即咿呀学语。

咕咕声是自然出现的生理现象，但咿呀声不是。看见孩子发出咕咕声，父母会视为孩子的表达，开始与之对话、应答，其后孩子的咕咕声才发展为咿呀声。如果孩子的咕咕声被视为生理性发声而不予应答，那么孩子就可能不会发出咿呀声。

在现实生活中，没有哪个父母会对孩子的咕咕声视若无睹、无动于衷吧？

> 具有重度听觉障碍的孩子，虽然也会发出咕咕声，却不会发展到咿呀学语，因为他们听不见父母的应答，即便父母予以应答也无济于事。由此可知，咕咕声要发展到咿呀声，必须有周围人的应答与互动。

发声互动的开始

孩子出生后约 6 个月，开始出现咿呀声，尽管并不传达意义，但为人父母的可不这么认为。他们会更加积极地与孩子对话，不住地应答"对吧，对吧"，或模仿孩子的发音进行互动。

与咕咕声期不同，在咿呀声期，孩子发声时已明显意识到父母的应答。孩子可能突然停止发声，而看对方有何反应。如果父母回应，孩子会更加踊跃地咿咿呀呀，从而开始双向的发声互动。发声互动就是交流，为其后声音言语的获得打下基础。

传递情感

发声互动这样的交流并没有传递信息，但传递、共有了情感。孩子发出咿呀声时，父母热切地予以回应，亲密无间的亲子互动充满愉悦和爱意，亲子之间共有了天伦之乐。

这种情感的互动、一体化现象，精神医学者 Stern D N（1934–2012）称其为情感调律（affect attunement），具体过程如图11所示。

人类丰富多彩的情感世界，并不是在各自的大脑里唱独角戏，而是需要与他人共有、分享，情感在共有、分享中得到处理。只有人类才能实现情感的共有，而婴儿期的情感调律就是起点。通过咿呀学语，孩子与父母共享愉悦，其后逐渐发展为与他人共有喜怒哀乐等各种复杂的情感。

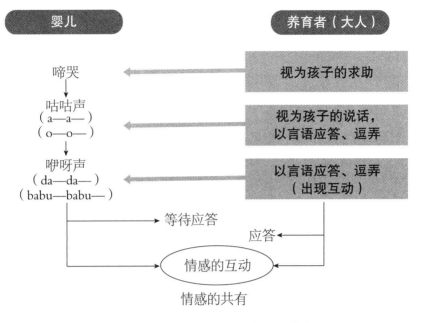

图 11　咕咕声、咿呀声与情感的共有

8 注意的共有

探索活动愈加活跃

在认知上，婴儿已能区分人和物，也能与他人共有安全感和情感，对事物的探索活动也日趋活跃。在运动能力方面，婴儿不仅能注视事物，还会伸出小手去抓取物品，放进口中，或者去摸、去握、去拽，充分利用自己的感觉能力和运动能力，积极地探索世界。

皮亚杰详细观察、描述了婴儿的这个探索过程。通过积极的探索活动，婴儿感知到周围事物都有各自的形状、性质、状态，是具体的；外界是由各种具体的事物构成的，即便被遮住看不见，也还是在那儿（客体永久性）。当然，婴儿还处于前言语阶段，不可能通过概念识别事物，只是形成了认知图式。

正如皮亚杰所指出，婴儿的探索活动是自发的、主动的，当然，婴儿周围的大人，尤其是养育者，也在婴儿的探索活动中发挥了巨大的作用。

父母无意识的引导

在婴儿的探索活动中，父母发挥的作用首先是让婴儿的探索活动转向有意义的世界。比如，拿起拨浪鼓就摇一摇，提起笛子就吹一吹，让婴儿的注意转向我们成人社会共有的意义和约定，即一点点地促进孩子的识别发育。对婴儿来说，外界仍是混沌未开的知觉世界，尚未根据意义进行区分（概念化）；而在成人眼中，外界已分为有意义的事物和无意义的事物，是一个秩序井然的世界。

因此，当婴儿注视猫狗之类时，我们成人也会立即注意到，因为猫狗对我们来说是有意义的事物。我们会跟婴儿说"是猫猫，好可爱呀"，或者"是狗狗呢"，而且一起看向（注意）猫或狗。相信没有哪位父母会因为婴儿还不会说话而忽视他们热切的探索目光，不予以回应，以为那是在做无用功。

孩子的探索活动引发父母的互动，尽管父母未必是有意识地回应。同时，父母也会随时让孩子看一些有意义的

事物，引起孩子的注意，比如，"看，是花花哟"，或者
"呀，是狗狗呢"。

其次是通过与婴儿的不断互动，与婴儿共有对事物的
注意。共有对事物的注意始于父母追随孩子的视线（注
意），其后，随着亲子间注意互动的增多，孩子的视线也
开始追随父母，亲子双方开始注视同一事物，实现注意的
共有。

在发育心理学上，注意的共有（共同注意，joint at-
tention）是发育上的重要课题。共同注意（共同注视）延
迟会导致精神发育，尤其是互动（社会性）发育的延迟。
注意的共有过程如图 12 所示。

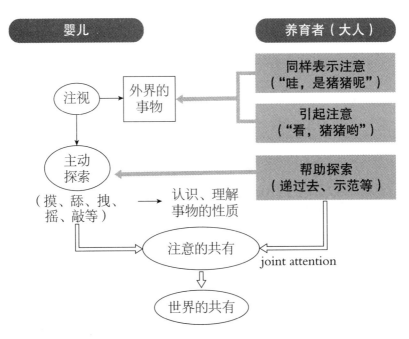

图 12　探索活动与注意的共有

有意义与无意义的认识、区分

对婴儿注视的事物，大人并不是"来者不拒"。当婴儿注视一些没有太大意义（对我们成人来说）的事物时，我们可能完全未注意到，或者虽然注意到了，也不会跟婴儿说"哇，那是污渍"，或者"在看纸屑呀"，并跟婴儿一起注视。当然，大人也不是有意识或故意这么做，而是出于自然的选择。

久而久之，在婴儿眼中，外界就开始一分为二：一是成人会一起注意，表现出兴趣的事物；二是成人不会一起注意，忽视的事物。婴儿开始认识、区分世界，认识到外界是由两种事物组成：一是有意义且应注意的事物；二是没有意义、不用注意的事物。在后面发育障碍的章节，将进一步探讨以上内容（第 10 章 14）。

9 模仿与行为、动作的共有

自他同一的认识促进模仿

在探索活动中，婴儿会尤其热心地观察每天与自己近距离互动的大人，同时婴儿也在观察自己的身体和动作。渐渐地，婴儿会发现自己的身体、动作与周围的大人（养育者）没有什么两样，从而开始形成身体的认知图式，即发现自他同一（自己与周围人相同，发育心理学者浜田寿美男语)。当然，婴儿不止注意到自己与周围人外观上的相似，还与周围人实现了感觉的共有、情感的共有、注意的共有……这些无不帮助婴儿形成自他同一的认知图式。

随着自他同一认知图式的建立，婴儿开始模仿对方的动作，出现行为、动作的共有，过程如图 13 所示。一般出生后 10-11 个月，婴儿开始出现模仿行为。在与父母玩藏猫猫、拍脑袋的游戏中，婴儿开始模仿父母的动作，渐渐地，婴儿的模仿范围从游戏动作扩大到挥手再见、伸手接东西等具有人际交流意义的动作。

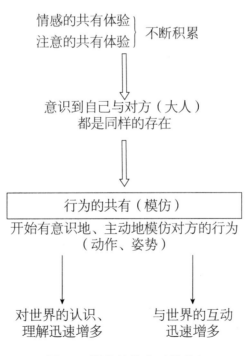

情感的共有体验 ⎫
注意的共有体验 ⎭ 不断积累

⬇

意识到自己与对方（大人）
都是同样的存在

⬇

行为的共有（模仿）
开始有意识地、主动地模仿对方的行为
（动作、姿势）

对世界的认识、　　　与世界的互动
理解迅速增多　　　　迅速增多

图 13　行为的共有（模仿）

一般在 6 个月大时，婴儿开始喜欢玩藏猫猫游戏。按皮亚杰的说法，这是客体永久性认知出现后的现象，这个游戏的乐趣是看父母的脸一次次遮起来后又重新出现在眼前。

按照弗洛伊德的说法，当父母的笑脸从遮住的手掌后面突然露出来时，婴儿受到感染也会发笑；看到婴儿可爱的笑脸，父母受到鼓舞，遂一次次用手掌遮脸再突然移开，对藏猫猫游戏乐此不疲。藏猫猫游戏的乐趣是亲子之间产生了性欲的、情爱的一体感，即情感的共有体验。

模仿为什么会从游戏动作开始呢？原因包括：①游戏是父母直接针对婴儿做的；②游戏动作组合简单，有明显的开始和结束；③游戏伴随愉悦的情感共有体验。

智慧化的开始

婴儿出现模仿行为后，精神发育也开始跃上新的台阶，因为探索活动不再仅限于独自摸索。有了模仿后，探索的效率大大提高，比如要理解勺子的意义，就不仅限于独自摆弄，还可以观察大人是怎么使用的，模仿大人的动作，这样很快就能学会使用勺子，理解勺子的用处。因此，模仿使识别发育加快。

通过模仿对方的行为，拥有对方同样的体验（再体验），也促进了去中心化的过程，即开始从对方的视角来看事物。同时，婴儿也开始出现挥手再见等人际交流行为，尽管只是形式上的。婴儿见样学样，在模仿中逐渐学会了恰当的人际交流行为，也使得互动（社会性）发育加快。

识别发育、互动发育加快的这一时期，被称为智慧化的时期。

10 教导与意志的发育

吃饭用筷子，在卫生间大小便

孩子出现模仿行为后，父母就会开始让孩子学习遵守社会的、文化的约定和规则，这就是教导，一般从孩子1岁后，也即进入幼儿期开始。

在哪里排便虽无关生死，吃饭是用筷子还是用手抓也不会影响营养的吸收，但没有父母会因此而放任不管，因为在卫生间排便，吃饭用筷子和碗，是我们共有的社会的、文化的约定。为人父母的都希望自己的孩子也同自己一样，成长为社会的一员（社会的存在），因此没有理由不教导自己的孩子。

当然，幼儿尚不可能认识到"这是文化的、社会的约定，因此一定要学"。是亲子间的依恋、性欲纽带让孩子信任父母，听从父母的教导。而且，看见父母也在卫生间排便，用筷子和碗吃饭，孩子当然会积极模仿，希望像爸爸妈妈一样。尽管教导这个词带有训诫的意味，但实际上，教导是在亲子间愉悦互动的基础上进行的。

开始拥有掌控欲望的力量

教导的直接目的是让孩子学会个人自理，也即学会自己上卫生间大小便，学会使用勺子或筷子吃饭，学会穿脱衣服等，但教导的意义不止于此。通过教导，幼儿切身体会到世界上有各种各样重要的约定、规则需要遵守，而且要遵守那些约定、规则，就必须以自己的力量去掌控自己的欲望、冲动。简而言之，教导使幼儿开始拥有掌控自己欲望的能力，在精神发育上又迈出一大步。

想排便就要坐到小马桶上；肚子饿了也需要耐心等到开饭时间；桌子上饭菜摆好了，也要先说"吃饭了"才能开吃。掌控欲望先从抑制欲望开始，但抑制欲望并不是掌控欲望的全部。幼儿一旦坐上小马桶，就需要努力排便，说了"吃饭了"后就需要专注地吃饭。因此，掌控欲望还包括满足冲动和欲望的一面，正是因为有了需求，冲动、欲望才会出现。

> 动物一般不会掌控自己的冲动和欲望，因为冲动和欲望事关生存，遵从生物学的、生命的冲动和欲望（本我，Es，弗洛伊德语）采取行动，可以提高生存率。人也是动物，原本也是这样的。

> 但人类已高度社会化，形成共有社会，如果每个人都随心所欲，纯粹按自己的冲动和欲望采取行动，社会就会陷入瘫痪。因此，人类需要遵从社会规范（超我，über-Ich，弗洛伊德语），掌控自己的冲动和欲望，并进一步掌控随之而生的各种情感。人类掌控自己欲望的能力，并不是与生俱来的，而是后天习得。

> 如果互动（社会性）发育迟缓，一个人掌控自己冲动和欲望的能力就会受到影响。

从生命的、生物学的存在，逐渐成长为人际的、社会的存在，人总是在各种各样的冲动和欲望中负重前行。根据社会的规则或状况，人有时需要抑制自己的冲动和欲望，有时又需要满足自己的冲动和欲望。正是在这种角力、较量中，幼儿渐渐学会了掌控自己的冲动和欲望，继而萌生了成就自己的力量——意志。

要在人类社会中生存下去，意志的力量不可或缺，正是教导为意志的萌芽打下了基础。

11　言语的出现

一般来说，教导从孩子 1 岁左右开始，其实，孩子的言语习得也始于这一时期。言语也是人类形成的社会的、文化的约定，也许教导与言语习得出现于同一时期并非偶然。与教导不同的是，即便大人并非有意教授，孩子也可能自发地习得言语，但在孩子言语习得的过程中，大人还是在不知不觉中发挥了巨大作用。

下面来看孩子的言语获得过程。在此之前，让我们来看一看言语的构造。

言语的构造：指示性（识别）与交际性（互动）

言语如果仅仅作为信息传递的信号系统，那么可以说蜜蜂、海豚也拥有言语，但人类的言语并不仅仅发挥传递信号的作用，还具有帮助认识、理解世界的功能，是由意义（概念）、约定（规范）组成的系统。对事物，我们不是仅仅去认知（依赖感知觉），还会进行识别（依赖概念），就是因为我们使用了人类特有的言语。言语的这种功能，被称为指示性，比如，"这是××"，表示（识别）了事物，就是言语的指示性功能。

同时，人类的言语还是相互交流的工具，通过言语，我们共有体验，进行互动，因此言语不仅仅传递信息，还让我们共有、分享情感。言语的这种功能，被称为交际性，比如，"糟糕!"就表现了情感。情感不仅出现在人们的互动中，还有力地促进人们的互动。

> 我们交谈时，言语的指示性（识别）与交际性（互动）功能总是或多或少交织在一起。比如，我们说"今天天气不好"时，是纯粹指示性的表现，仅仅表示对今天天气的识别；如果我们说"今天天气不好啊"，就加上了交际性的表现，希望与对方分享这种识别；如果说"今天天气真不好呢"，交际性进一步增强，而且也带上了说话者的情感。

言语的指示性、交际性，分别与精神发育中的识别发育、互动发育相对应。在言语发育的研究中，人们更容易关注言语的指示性，但从孩子的咿呀学语来看，情感的共有（情感调律，Stern 语）是言语交流的起点，言语的发育是先有交际性然后才有指示性，这才是言语的发育过程。

> 比如，孩子最先会说的词语"妈妈"，绝不是指示性表现

"您是我母亲"的意思，而更应是呼唤母亲的交际性表现。还有，孩子很快学会说的"不、不要"等，也多是强烈情感的交际性表现。

下面具体探讨言语的习得过程，可大致分为以下几个阶段：

a. 用手指物阶段。

b. 一词阶段（词语水平）。

c. 二词阶段（句子水平）。

d. 段落阶段（段落水平）。

e. 言外之意阶段。

用手指物

学会用手指物的重要性

一般来说，出生后 8-10 个月的婴儿开始用手指物。顺序是先用手指物，引起对方注意，然后双方共同注意。用手指物是身体的表现行为（身体语言），即用手指指向特定的事物，让对方看向那个事物。从发育的过程来看，首先是大人用手指物，婴儿看向那个事物，然后才是婴儿学会用手指物，引起大人注意，让大人看自己注意的那个事物。用手指物，是为了引起对方的注意，一起注意同一事物，也即共有注意。

在言语发育的研究中，用手指物之所以格外受到重视，是因为婴儿在冒出有意义的言语之前，一定会有用手指物的"先遣"行为。具体来说，原因有三：

a. 用手指物是明显的表达行为，具有向对方传达的意图。

b. 包含三要素，即"伸手指物的人-被指的事物-回应看向事物的人"，即言语交流的原型"说者-内容-听者"。

c. 不会用手指物的孩子，言语发育大大延迟的现象并不少见。

基于以上原因，用手指物成为言语发育的重要里程碑。实际上，胎儿在子宫内就熟悉了母亲的声音，出生后又通过与父母的不断交流，对世界的认识，以及与世界的互动与日俱增。正是这些积累使言语的出现水到渠成，用手指物等于宣告有意义言语阶段即将开始。

在言语习得的过程中，用手指物是重要的过渡阶段，但也不是绝对条件。具有视觉障碍的孩子虽然不能用手指物，但言语发育也同样进行：对发出声音的事物，与父母一起听，或者与父母一起触摸，也相当于体验了注意的共有。在精神发育的过程中，即便在某处受挫，也绝不会就此止步不前，而是一定会另辟蹊径继续前行，言语获得正是这样一个例子。

下面来看有意义言语的习得过程。

一词阶段（词语水平）

学会称呼猫猫

黑川新二将言语发育的阶段分为词语水平、句子水平、段落水平三个阶段（黑川，1980）。这个分类精准、明确，下面依次探讨。

言语的习得从一个词语即单词表示开始。当孩子认识到事物都有各自的名称时，就可能使用单词来表达了。一般从实际上看得见、摸得着的事物开始，从词性上来说，就是名词，比如"妈妈、狗狗、猪猪"等。

学会用单词表达，似乎只需要记住各种事物的名称，再增加单词数量就行了，其实事情远没有那么简单。就拿孩子要学会称呼"猫猫"来说吧，他就必须有如下意识。

从认知（知觉）上看，猫的形态各异，比如有的是三毛，有的满脸胡须。虽然形态各异，却有共性，抓住共性，就能以识别（言语）的方式表达它们是同样的存在。事物的名称不是指代一个个具体的事物，而是指代具有共性的某一类事物。只有意识到这点，言语习得才真正开始（Itard 在《阿维龙的野孩》中首先指出这一点）。

找出具体事物的共性，将其归为某一种类，正是心理在发挥作用，即进行抽象思维。从婴儿期开始，在活跃的探索活动中，孩子以认知（知觉）的方式认识、区分了周围各种事物的形状、性质，这种探索活动现在开花结果了。

因此，孩子要正确称呼一个事物，必须先经过各种试错，比如，知道自家的小白猫叫猫猫，而后看到院子里走过的小狗，看到动物园里的熊也可能叫它们猫猫（抓住了都有四条腿的共性）；看到白色的毛绒玩具也可能叫猫猫（都是白色、毛茸茸的）；有时看见汽车也可能叫猫猫（都可以动）。哪个称呼都不算错。

如果孩子将狗狗称为猫猫，周围的大人一定会纠正"那是狗狗哟"。孩子将狗狗称为猫猫的时候，其实也在等大人的反应，看这样称呼是否正确。正是在这样频繁的交流中，孩子学会了抓住事物的共性（进行抽象），按种类（概念）进行称呼的社会约定（言语）。换而言之，孩子开始了以识别（言语）的方式认识、理解世界，这是言语发育的关键所在。

学会使用动词、形容词、代词

一词阶段从具体事物的名称（名词）开始，然后孩子会意识到事物的动作、状态也有称呼（动词、形容词），并学会识别、表达，比如开始说"走、没、大"等动词、形容词。学会动词、形容词后，就开始进入二词阶段（句子阶段）了。

但要学会使用代词，尚需假以时日。即便是同一事物，视角不同，使用的代词也不同。代词具有相对性，显得比较复杂，比如，同样是称呼自己，因说话的人不同，就可能被称为"我、你、他"：对方称呼自己为"你"，而自己称呼自己为"我"，真有点让人摸不着头脑。要理解其中奥妙，就必须学会从对方视角来看事物，即完成去中心化（皮亚杰）。

同样，要学会使用"上、下、左、右"等表示相对位置关系的词语也颇费时日，因为同样的地方，视角不同，称呼也不一样。

> 表征游戏与言语发育出现在同一时期也绝非偶然。所谓表征，就是假装一个事物是另一个事物，如过家家。无论是表征游戏还是言语，都需要找出不同事物之间的共性并将其归为同一类：积木和火车不同，但两者都是长方体，都能动，因为有这样的共性，所以也可以假装积木是火车。同样，在过家家游戏中，只要具有盛在盘子里的共性，石块也可视为蛋糕。
>
> 模仿游戏也同样：自己不是奥特曼，但可以做出奥特曼的招牌姿势和打斗动作，与奥特曼具有某种共性，自然也可以假装成奥特曼打怪兽了。这也是皮亚杰所称的心理表征功能的具体表现。

二词阶段（句子水平）

认识到事物之间的联系

二词阶段并不是指会连着说两个以上的词语，而是指表达已由词语的水平上升到句子的水平。

将几个词语组合起来表达一个完整的意思，就是句子。这不仅需要认识到事物之间的联系，认识到事物的状态、性质、运动等各有称呼，还需要识别事物与状态之间的联系，然后才能用两个以上的词语将这些内容表达成一个完整的意思。

虚词隐而不显

说"狗狗——走、爸爸——公司、鞋鞋——没、狗狗——大"等时，在词类上，出现了动词、形容词，表达了对外界事物的认识、理解；也表达了对自身的识别，比如"拍拍——疼、狗狗——怕"等。

表达事物与状态之间的联系需要使用虚词，但在二词阶段，虚词并未出现。要随心所欲地使用虚词，尚需假以时日。虚词的使用复杂、微妙，需要精确地认识、理解事物之间的联系，具备较高的识别力，幼儿刚进入二词阶段时，虚词"隐藏"起来了，比如，应该说"狗狗（在）走、爸爸（在）公司"。虚词虽未出现，但二词阶段意味着已意识到虚词与实词的联系。

段落阶段（段落水平）

时间顺序、因果关系出现

当幼儿开始使用虚词，也认识到虚词与实词的联系且自由使用后，就能将句子与句子连起来使用，即达到段落水平的阶段。这也意味着幼儿已能识别事物的时间顺序、因果关系等看不见的联系，即能识别无法通过感官实际感知的联系。

在表达上，开始学会使用"然后、接着、因此、之所以"等连词，连接两个以上的句子。通过时间顺序、因果关系从整体上认识世界，也许只有人类才能做到，而学会使用连词的孩子，也就达到这个识别水平了。

一般来说，达到段落水平就意味着已获得基本的言语能力，其后只需要不断丰富言语系统就行了——在内容上认识、理解更复杂的事物以及在表达上继续磨炼遣词造句。实际上，在言语构造上还有一个阶段，不达到这个阶段还算不上真正学会言语。

言外之意阶段

"让我考虑一下"

达到段落水平，也掌握了词语和语法，但还不能说已完全具备社会的言语能力，因为在实际生活中我们说的话未必就是字面意思，即未必严格遵从词义或语法含义，而另有弦外之音。

言语有真有假，还有反话、玩笑话、委婉语、言外之意。言语的意思并不都是"唯一解"，比如请求对方帮忙，对方可能说"让我考虑一下"，通常这意味着委婉的拒绝，但有时也可能对方会真的去想办法，考虑一下。同样，对方说"笨蛋"时，也并不一定就是按字面意思表示轻蔑、谴责，有时还可能表达的是同情、安慰，甚至是亲昵、友好，当然，也可能真的是表示谴责、轻蔑。同样的言语，甚至可能表示完全相反的意思，那人们究竟是怎样成功地进行交流的呢？

读懂言语的交际性

用比喻也麻烦，说"难受死了"的人十有八九还活着，更不要说"爱得要死"了。要按字面意思理解，那可真是不知所云了。

在日常交流中，除了要抓住言语的字面意思，还需要读懂言外之意。成人已基本掌握这一交流技巧，我们会利用各种线索，比如对方与自己是什么关系，话是在什么情况下说的，对方说话时的表情、态度如何，再加上自己对他人心理的洞察，来察觉对方的言外之意。所以说读懂言语的交际性比指示性更重要。

有赖社会性（互动）的发育

读懂言外之意不可能从字典、语法书中学到，只有在实际的人际交流中摸爬滚打，积累实战经验，才能愈臻上乘，此外别无他法。因此，不用说社会经验尚少的孩子，就是智商较高而互动（社会性）发育迟缓的人，也容易在这个阶段受挫。

不按字面意思使用言语（在某种程度上也可以说是不合理），也许正是由于我们人类是复杂的心理存在。要理解言外之意，社会性（互动）的发育不可或缺，即需要理解复杂的人类心理，洞察微妙的人际互动。

12 识别的社会化

走出认知的体验世界

随着言语的获得，幼儿不再单纯通过感知觉直接认知世界，还学会通过社会共有的意义、约定识别世界。幼儿走出了纯粹以感觉、知觉去认知的体验世界，开始进入有意义（言语）的世界，这在发育上具有里程碑的意义。

在意义世界中，幼儿开始积极探索周围各种事物的意义（概念）、约定（规范），进而开始探究事物之间的联系、时间顺序、因果关系等，掌握人类固有的认识事物的方式，并开始理解事物的规律性，学会在逻辑推理的基础上进行判断。孩子具备充分的判断、逻辑推理能力后，就进入皮亚杰所称的形式操作期。

开始去中心化

识别是社会的、共有的，识别发育不仅需要从自己的视角去认识事物，还需要转换到对方视角，看对方是怎么认识事物的，或者需要自己进行再体验，否则就无法与他人共有客观的识别。

皮亚杰通过实验发现，幼儿期的孩子很容易囿于自我视角，坚持己见，无法充分拥有对方视角，因此将这种情形称为"自我中心（égocentrisme）"，即识别总是从自我视角出发。比如，幼儿可能想不到，看一棵树时，如果对方所处位置与自己不一样，那么他看见的样子也与自己有所不同；自己喜欢的玩具，如果对方是大人，那么他未必也喜欢。对同一事物，幼儿会想当然地以为对方的反应与自己一样，即幼儿将对方、自己都想成同样的存在。

前面讲到，孩子的精神发育经历了感觉的共有、情感的共有、注意的共有，并在此基础上形成了自他同一（同样的存在）的认识，然后出现模仿行为（动作的共有）（第8章9）。言语也是识别及其表达的共有（比如，前方走来的白色事物，无论是自己看来还是他人看来，都是同样的事物——猫猫）。通过共有体验，幼儿会理所当然地认为无论是自己还是他人的识别都是一样的。

幼儿期的自我中心认识，与其说是智力尚未发育成熟而出现的错误判断，不如说是互动（共有性）发育过程中必然出现的过渡现象：正是有了自他同一（自己、他人是同样的存在）的认识，才形成自他相异（自己与他人不同）的认识。

识别不能以"自我为中心"，不仅需要掌握可与他人共有的规则、逻辑性，还需要同时拥有自己的视角和他人的视角（与他人共有）。这就是皮亚杰所称的"去中心化（décentralisation）"过程，是从幼儿期到儿童期的重大发育课题，即实现识别的社会化。

13 互动的社会化

二人互动的世界

婴幼儿的精神发育是在与父母互动的基础上进行的，正如俗语所说"孩子是在父母怀里长大的"。从婴儿期到幼儿期前期，孩子与父母的互动以一对一的方式展开。在人际互动上，这种一对一的互动被称为二人互动。

当然，从婴儿期开始，婴儿已经开始与多人进行互动，毕竟很多孩子都是在有母亲、父亲、兄弟姐妹等多位家人的家庭中长大的。虽然也有单亲家庭，且家里可能只有一个孩子，但这样家庭的孩子也不是在只有亲子二人的密室中长大（只要单亲的父亲或母亲需要养家糊口，就会与社会有接触，孩子自然也有机会与其他人进行互动）。

但在婴儿看来，母亲给自己喂奶时，就是母亲与自己互动；父亲逗弄自己时，就是父亲与自己互动。与自己直接进行的一对一的互动，就是互动的一切：要么是自己与母亲，要么是自己与父亲，或者自己与兄弟姐妹中的一人，自己总是互动的中心。这是从婴儿期（0-1岁）到幼儿期前期（1-3岁）互动世界的特点，如图14所示。

从婴儿期到幼儿期前期，除非直接与自己互动，否则他人之间的互动不可能进入视野。比如，孩子想不到"母

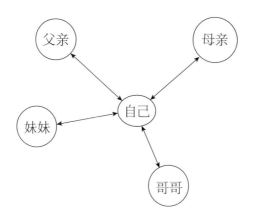

图 14　二人互动的世界

亲不仅是自己的母亲，还是兄弟姐妹的母亲"，或者"母亲不仅对自己好，对父亲也好"等。简而言之，孩子自己一定是互动的中心，在这个意义上，孩子生活在自我中心的世界里。

开始进入三人互动的世界

进入幼儿期后期（3—6岁）后，幼儿开始渐渐意识到他人之间的互动，比如知道母亲在照料妹妹的时候，自己有事也得等着；母亲与父亲一起出门的时候，自己得和奶奶待在家里。通过这些体验，幼儿开始意识到除了一对一的二人互动世界以外，还有三人以上的互动世界，即幼儿开始意识到还有自己未参与的互动：周围的人不仅与自己互动，还有自己不在场的情形下他们彼此之间的互动。按皮亚杰的说法，就是在人际互动中开始"去中心化"，如图 15 所示。

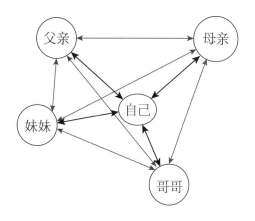

图 15　三人互动的世界

与二人互动世界相比，三人互动世界更加复杂，且不时引发心理上的冲突：在二人互动世界中，只需要考虑对方与自己之间的事情，而在三人互动世界中，则不得不同时兼顾两组以上的互动。

比如发现对方不再完全属于自己，会因多人互动而滋生矛盾，出现不能两全的心理冲突、嫉妒……这样复杂的心理体验，幼儿还是第一次遭遇，而且必须克服、通过。真是相当困难的发育课题。

弗洛伊德所称的俄狄浦斯情结（恋母情结），也是由婴儿期的二人互动世界进入幼儿期的三人互动世界时，幼儿内心体验到的复杂的心理冲突和不得不通过的发育课题。这是一个普遍的课题。

在弗洛伊德时代（父权制社会，成人与儿童的世界迥异），三人互动世界的典型为自己–母亲–父亲的三角关系，儿童与父亲"争夺"母亲的爱，但这种冲突应该有时代的、社会的烙印。在日本的育儿文化中，也许三人互动世界的典型应该为兄弟姐妹与父母的亲子关系，即孩子之间相互竞争父母的爱。

弗洛伊德的发育理论描述了孩子作为简单的生物个体来到这个世界，在与家人的互动中成长为社会的个人的过程。他格外重视俄狄浦斯情结，将其视为孩子由与父母的性欲互动（二人互动）世界走向与他人的社会性互动（三人以上互动）世界（皮亚杰所称的人际互动中的去中心化）的关口或试金石。

作为社会雏形的家庭

由夫妇、恋人、亲子等组成的二人互动世界虽然很重要，但还不是社会，社会是由三人以上组成的人际网络、共有世界。只有意识到三人互动世界，孩子才真正开始迈出社会化的步伐，即开始互动的社会化。

人类建立了社会，在互助中生存下去，但互助并不单单是友爱、支持，还存在各种矛盾、冲突，比如竞争与合作、对立与妥协、坚持与让步、爱己与爱人，人类在其中求取平衡，进行互动。

在社会中生存，总是会面对各种矛盾、冲突，这就需要掌控自己的欲望和冲动，即有时需要抑制，有时需要满足，这种自我掌控的力量就是意志。因掌控自己的欲望和冲动而生的众多心理冲突，也需要按自己的方式去主动应对，真是相当困难的课题。作为将来踏入这个严峻社会的预演，幼儿首先得在家庭这个充满爱的世界中体验三人互动的社会雏形，并通过这个考验。也许，这正是弗洛伊德将家庭中的三人互动世界称为俄狄浦斯情结的真意。

经过家庭中三人互动世界的洗礼，到幼儿期结束时，定型发育的孩子已基本具有社会的个人的原型；接下来就是进入学校，在这个真正的三人以上社会性互动的地方，度过每天的大部分时间，并进入皮亚杰所称的"具体操作期"，或者弗洛伊德所称的"潜伏期"，迎接相应的发育课题；然后，就进入发育期的最后阶段——青春期，继而成长为成人。从儿童期到青春期的发育过程将在 Part 4 继续探讨。

Part 2

成长方的困难

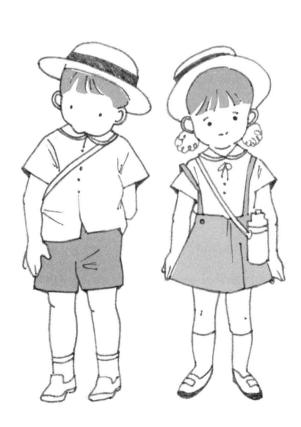

在第 3 章，我们探讨了精神障碍的分类，下面具体探讨孩子的精神障碍问题。

儿科医学强调"孩子不是小一号的大人"，其实对儿童精神医学来说，也是一样的。孩子的精神障碍，即便诊断名称与成人相同，也绝不是成人的低幼版，因为其精神障碍与精神发育过程密切相关，具有独特的表现。这也是为什么本书在前面详细探讨了精神发育的过程。

本书不采用教科书的体例，按诊断分类的障碍名称逐个予以解说，而是尽量在精神发育的框架下，同时兼顾社会状况，从整体上认识、理解孩子的精神障碍。孩子是成长的存在，也是养育的存在，从这两方面入手来探讨。

不采用教科书的体例，还有一个原因，那就是每个患者的表现并不一定与教科书上罗列的操作性诊断分类的障碍完全相符。

近年来，越来越多患者的表现与教科书上的典型症状组合（障碍名称）并不相符。与哪个障碍都不相符，处于所谓"灰色地带"的患者增多，这到底是精神科、心身医学科的门槛降低了，还是随着社会的变化，各种典型的症状组合模式崩溃了？

操作性诊断分类仅仅根据症状组合进行分类，希望以此消除诊断的不一致，但在精神科临床，这种分类方法越来越破绽百出。随着"灰色地带"患者的增多，诊断变得模糊，有的甚至被冠以"难以确诊"，医生之间诊断不一致的情形也增多。而现代精神医学中被誉为"最科学"的诊疗方法，即先确诊，然后按诊断名称的既定算式（程序化的治疗手段和药物选择的流程图）进行治疗的方法也在其入口——诊断上受阻了。

与其执着于诊断，还不如拥有更广阔的视角，从整体上把握精神发育本身，又关注眼前的案例，在认识、理解患者具体状况的基础上提供支持，在不断试错中找出最佳应对方法，这才是脚踏实地的临床。不要去套诊断分类中的障碍名称，要认识、理解眼前患者的痛苦及其在人生旅程中遭遇的实际困难。

下面就从与精神发育最密切相关的发育障碍开始。发育障碍是孩子自身具有的某种形式的成长困难，以发育迟缓的形式表现出来。现在，发育障碍已成为大家关注的社会问题。由于与精神发育密切相关，因此在探讨时不可避免地又要提到前面讲到的相关内容，即与第 4-8 章有重复的地方，还望大家理解。

第 9 章

发育障碍是什么

1 本书的定义

为什么发育障碍概念难以理解

发育障碍是一个相对较新的术语，始于 1987 年美国精神医学学会出版的《精神障碍诊断与统计手册（第 3 版）》(DSM-3-R)，其后逐渐流传开来。

在 1994 年修订的 DSM-4 中，发育障碍这个术语又消失了，仅仅存在了 7 年。而在日本，发育障碍的称谓却就此落地生根，家喻户晓，但在使用、定义、范围上并不统一，尚未达成共识。

在日本的精神医学界，以下四种情形一般统称为发育障碍，个别差异在于有的不包括智力障碍，也有的专指孤独症谱系障碍。

a. 智力障碍（精神发育迟滞）。

b. 孤独症谱系障碍（广泛性发育障碍）。

c. 特定的发育障碍（学习障碍）。

d. 注意缺陷多动障碍（ADHD）。

从研究源流来看，以上四种障碍几乎都是在各自的领域独立研究、发展而来。发育障碍这个概念之所以难以理解，除了定义不一外，还因为研究源流的不同，就像多个支流的河水汇聚在一起。

然而，四种障碍无一例外都有一个共同点，那就是与定型发育相比，在精神功能的发育上存在某种迟缓，因此，本书将发育障碍如此定义：存在某种精神发育迟缓，且导致人生困难。

发育迟缓的分类

基于本书对发育障碍的定义，再根据精神功能（心理功能）的发育迟缓表现在什么方面、迟缓的程度如何，可大致对其进行分类，如表 2 所示。

表 2　发育障碍的分类

1. 智力障碍（精神发育迟滞）

识别（认识、理解）发育从整体上低于社会的平均水平，且超过一定限度：
根据识别发育迟缓的程度分为轻度、中度、重度、重重度

2. 孤独症谱系障碍（广泛性发育障碍）

互动（社会性）发育从整体上低于社会的平均水平，且超过一定限度：
不存在识别发育的迟缓——阿斯伯格综合征
识别发育迟缓为轻度——高功能孤独症
识别发育迟缓中度以上——孤独症

3. 特定的发育障碍（学习障碍）

不存在整体上的发育迟缓，但特定精神功能的发育受阻，存在迟缓：

发育性言语障碍、发育性认字障碍、发育性写字障碍、发育性计算障碍等

4. 注意缺陷多动障碍（ADHD）

不存在整体上的发育迟缓，但注意集中困难、多动、冲动，这三种行为特点与年龄不相称

整体发育迟缓与部分发育迟缓

精神发育由识别（认识、理解）的发育和互动（社会性）的发育两轴构成，一定程度以上的发育迟缓也基本上沿这两轴表现出来：

a. 整体上的识别发育迟缓表现明显——智力障碍。

b. 整体上的互动发育迟缓表现明显——孤独症谱系障碍。

以上两者就是整体上的发育迟缓。

与之相对，没有整体上的发育迟缓，但在某个方面发育受阻，表现出迟缓，就是特定的发育障碍和注意缺陷多动障碍。

特定的发育障碍（specific developmental disorder），指特定的、局部的能力发育出现迟缓，由于言语、认字、写字、计算等能力需要通过不断学习、反复练习才能掌握，因此也被称为学习障碍。如今学习障碍这个称谓倒是广为流传。而动作极其笨拙、运动能力差的发育性运动协调障碍，也被放入学习障碍这个分类，因为像使用剪刀、

骑自行车等技能，也需要学习才能掌握。

注意缺陷多动障碍（Attention-Deficit Hyperactivity Disorder，ADHD），是注意力集中、冲动掌控等能力的发育出现迟缓。婴儿期的孩子都难以集中注意力，难以掌控冲动，其后随着成长，注意力集中、冲动掌控能力会逐渐提高，但具有注意缺陷多动障碍的孩子在这方面存在发育迟缓。

特定的发育障碍和注意缺陷多动障碍将在后面章节再具体探讨（第 12 章）。

难以截然区分

根据发育迟缓表现形式的不同，发育障碍从定义上分为四种，不过，面对出现在眼前的一个个孩子，真的能按以上方式截然区分吗？

识别发育与互动发育总是相互促进，智力障碍与孤独症谱系障碍也有着千丝万缕的联系。智力障碍、孤独症谱系障碍的孩子，也可能表现出言语、认字、写字、计算等方面的发育迟缓或注意力集中困难、多动、冲动。同样注意缺陷多动障碍的孩子，也可能表现出与其智力发育水平不相称的认字、写字、计算困难。

也许正是因为智力障碍、孤独症谱系障碍、学习障碍、注意缺陷多动障碍之间的交叉、重叠，它们才被一起归为发育障碍。

2 整体发育迟缓

整体发育迟缓包括智力障碍与孤独症谱系障碍，两者的区别在于发育迟缓是明显表现在识别方面还是互动方面，但操作性诊断分类的 DSM-4 将两者截然分开，将智力障碍放在第 2 轴，孤独症谱系障碍放在第 1 轴。

实际上两者是难以截然区分的。在特教学校任职的老师，因为长期与发育障碍的孩子相处，就不会严格按教科书上的定义区分孩子。他们从经验中得知，有的孩子的表现似乎与哪个障碍都相符，有的则似乎与哪个都不沾边。

下面将同时探讨智力障碍与孤独症谱系障碍，而不是将两者完全割裂开来。在现实生活中，两者也是难以截然区分的，相信这样做也有利于更全面地认识、理解这两种障碍。

各种发育障碍的研究源流各不相同，下面大致追溯一下智力障碍和孤独症谱系障碍的研究源流。

智力障碍的研究源流

智力障碍的标准

自古以来，不乏有人思考能力、理解能力明显低于一般人，他们被称为"白痴、傻子"，并可能被当成"废物"而受到歧视、排斥。另一方面，因为纯粹、不染尘垢，没有世俗之人的自作聪明，他们也可能受到敬畏。

现在所称的智力障碍或精神发育迟滞，大致需要满足以下三个条件：

a. 智力（识别力）明显低于社会的平均水平（IQ 70以下）。

b. 由此带来生活上的困难。

c. 始于发育期（18 岁以前）。

1959 年，美国精神缺陷学会（American Association on Mental Deficiency，AAMD）首次提出以上三个条件。其后虽然多次修订，但基本内容没变，此标准显然是妥当的，现在仍被广泛应用。

智力测验的开发

随着近代国家的建立，公共教育开始实施。所有孩子都被集中起来，按年龄分班级进行教学，但总会有孩子跟不上学习进度。能否预先筛查出这些孩子？出于教育政策上的需要，智力测验出现了。

法国心理学者比奈（Binet A，1857－1911）与西蒙（Simon T，1873－1961）于 1905 年首先提出智力测定量表，以检查孩子是否适合接受普通教育。

美国心理学者戈达德（Goddard H H，1866－1957）很快将其引入美国。在美国，智力测定量表被用于智力障碍的诊断（当时称为弱智，feeble-mindedness）。因此，在心理学领域，智力障碍的研究与智力测验的开发，或者说"智力是什么"这个研究主题几乎同步进行。推孟（Terman L M，1877－1956）与韦克斯勒（Wechsler D，1896－1981）就是这一研究方向的代表人物。

戈达德专注于优生学，强调家系血统研究，认为智力障碍具有遗传性，是劣等的。他的观点在社会上引起一片哗然，但在他死后，人们发现他的调查方法粗疏，且研究数据有篡改的痕迹。

医学领域：探求病因

另一方面，随着现代医学的确立，智力障碍（医学名称：精神发育迟滞 mental retardation）被视为大脑的疾病，即外因性精神障碍。在医学领域，探求智力障碍的病因成为重要的研究主题，且已发现多种病因。WHO 的病因分类如表 3 所示。

表 3　精神发育迟滞的病因分类（WHO）

1. 感染及中毒：先天性风疹、先天性梅毒、脑炎、核黄疸、铅中毒、胎儿酒精中毒等
2. 外伤或物理性因素：出生时的机械损伤、缺氧症、出生后的脑损伤等
3. 代谢、成长或营养障碍：苯丙酮尿症、半乳糖血症、克汀病等
4. 出生前大脑疾病：神经纤维瘤、结节性硬化症、颅内新生物等
5. 由出生前不明原因造成的疾病或状态：小头、先天性脑畸形、遗传性下丘脑综合征等
6. 染色体异常：唐氏综合征、Klinefelter 综合征等
7. 未成熟分娩：低出生体重儿、早产儿等

8. 由精神医学障碍造成的

9. 由心理、社会造成的

10. 未出现上述任何临床因素的情形

医学的最终目标是预防，因此希望通过找到医学上的原因来防患于未然，比如苯丙酮尿症，就可通过饮食疗法（控制苯丙氨酸食物的摄入）来防止造成智力障碍，这是预防医学最成功的案例之一（1954）。

预防医学也引发伦理问题，比如随着染色体、DNA检查等出生前诊断技术的进步，对可能具有障碍的胎儿是否要中止妊娠等。

教育领域：不离不弃

随着公共教育的诞生，智力障碍这个术语出现了，而长期与孩子们相处，教育、陪伴他们长大的，无疑首推学校和家庭。

对矫正智力障碍，Pinel 曾悲观地断言，"即便长期施以系统的教育，也完全没有成功的希望。"但 Itard 仍坚持训练阿维龙的野孩，并取得一定程度的成功。其后 Itard 的学生 Seguin E（1812−1880）、Seguin 的学生 Montessori M（1870−1952）一脉相传，奠定了智力障碍孩子的教育、治疗、养育基础，而现在的障碍儿童教育者也承继了他们的衣钵。

智力障碍即便不能治疗，也可以施以教育，让孩子成长得更好一点：需要做什么，该怎么做，无疑是教育领域长期探求的课题。

孤独症谱系障碍的研究源流

加纳关注的内向性孤独

孤独症的研究可谓迂回曲折，下面详细介绍一下。

美国儿童精神医学者加纳的论文《情感互动的孤独性障碍》（*Autistic Disturbances of Affective Contact*，1943）的发表，标志着孤独症研究的开始。加纳详细分析了 11 名孩子的症状表现，将他们的共同点归为一组症状进行了报告：

a. 从早期开始就表现出极端的内向性孤独（互动的障碍）。

b. 未出现言语交流（言语的障碍）。

c. 固守自我秩序。

d. 高超的事物操作技能（与对人际互动和对他人缺乏兴趣形成鲜明的对比）。

内向性孤独具体表现为：不与他人视线相接；即便他人叫自己也毫不理睬；不让他人抱；对他人的友好微笑无动于衷；大人逗弄也不显示出高兴的样子；不与他人玩；回避他人亲近。与一般的婴幼儿相比，极端缺乏人际互动的欲望和行为。对其他三项特点，将在后面详细探讨。

对以上特点的认识、理解，即便是现在也不过时。比如英国的孤独症研究学者 Wing L（1928—2014）就将孤独症谱系障碍的核心症状归纳为 Wing 三联征：人际互动障碍、交流障碍、想象力障碍。其实，这不过是加纳所列前三项特点的翻版。

加纳还举出：

e. 潜在智力并不低（有的孩子表现出很高的计算、背诵等能力）。

f. 没发现外因性精神障碍（大脑障碍）的物质证据。

关于以上两点是否正确，将在后面探讨。

专注家族研究

发现未知的疾病时，医学者首先想到的是：可以归为现有的哪个疾病分类或与已知的哪种疾病相似。加纳虽然避免下肯定性结论，但还是提出，如果按传统的诊断分类，他报告的那组症状应该归为内因性精神障碍，与精神分裂症相似（说不定是精神分裂症的早期发作表现）。在当时，对精神分裂症尚无治疗药物，很多患者病情拖延，且逐渐加重，而加纳归纳的那几项特点确实与当时的精神分裂症非常相符。

加纳将兼具那几项特点的障碍现象称为早期幼儿孤独症（early infantile autism），而孤独（autism）本来指精神分裂症患者表现出的人际、社会性互动障碍。从这个称谓可以看出，加纳是以互动障碍为其核心表现的。如果不能进行人际互动，当然也就无所谓言语交流了，因此言语交流是继发性障碍。

孤独症研究也由此囿于精神医学的领域，继承精神分裂症研究的源流。加纳的老师 Meyer A（1866–1950）是美国精神医学的奠基人，他提出精神分裂症是先天性的生物学因素与后天的环境因素共同影响而出现的疾病。因此精神分裂症的研究也专注于家族研究：一是探寻先天性的生物学因素，即进行遗传学上的家族研究；二是探寻后天的环境因素，即进行社会学的或者人际互动方面的家族研究。

在 20 世纪 50 年代，动力精神医学成为美国精神医学的主流，因此利用精神分析学的人际互动理论，对精神分裂症的家庭环境进行研究也非常盛行。先天性的生物学因素无法改变，但后天的环境因素是可以改变的。如果能够发现引发精神分裂症的环境因素，那么精神分裂症不就可以预防、治疗了吗？精神分裂症多发于青春期，家庭环境、养育环境中是否存在什么潜在的诱因？孤独症研究也借鉴了以上精神分裂症研究的设想。

加纳为什么关注家族

孤独症研究关注家族的另一个原因是加纳强调孤独症孩子的家人都具有共同的特点：智力水平高，情绪冷静，有强迫倾向，即所谓的学者气质。事实上，加纳接诊的那些孤独症儿童的家人中，有不少人在学术上颇有成就。另一方面，加纳对提出理论、假设非常谨慎，他更注重经验和事实。虽然他根据临床经验强调患者家人具有共同的特点，但并不将其定为病因，"这些孩子从人生初期就显示出内向性孤独，因此不能将所有症状表现归因于初期的亲子互动。"

孤独症研究者关注的是加纳提出的第一点，即内向性孤独。为什么从发育早期开始就不能与他人进行互动呢？一般来说，婴幼儿的社会性互动始于与家人之间的互动。在孤独症儿童的家庭环境中，是否存在妨碍互动进行的潜在因素呢？如果是，那么只要消除那些因素，孤独症的症状不就能缓解了吗？孤独症研究的思路、目的正在此。

Rutter 的大脑障碍假说

进入 70 年代以后，加纳接诊的最初 11 名孤独症儿童已经成年。通过追踪调查，加纳发现，有较多的患者出现明显的智力发育迟缓（5 名），还有 2 名患者出现癫痫发作（1971 年），因此加纳 1943 年提出的后两项特点也不再成立。其他研究者进行的追踪调查也基本上出现同样的情形。在此发现的基础上，英国的儿童精神医学者 Rutter M L（1933— ）"刷新"了孤独症研究的方向。

Rutter 提出新的假设：孤独症属于外因性精神障碍，

应是具有某种大脑障碍，与已知的先天性言语障碍（发育性言语障碍，当时的称谓为发育性失语症）相近。简而言之，孤独症的原发性障碍是言语障碍，互动障碍不过是继发性的，是由难以进行言语交流造成的，这与加纳的假说正好相反。

孤独症之谜解开了吗

为了验证自己的假说，Rutter 收集了孤独症儿童的智力测验数据，发现他们在一些测验抽象思维能力（概念形成能力）的项目上得分很低。Rutter 由此得出结论，认为孤独症就是抽象能力（言语能力发育的基础）的先天性缺失（认知缺陷）造成的。

Rutter 假说一时成为定论，人们普遍以为孤独症之谜解开了，剩下的就是找出大脑的什么地方出现异常，以至于造成抽象思维障碍。孤独症研究转向对大脑的探索，在日本，Rutter 的假说以认知障碍假说或言语认知障碍假说之名流传开来。

另一方面，对孤独症儿童的追踪调查发现，他们成年后仍具有那些症状表现，因此孤独症这一称谓也由"早期幼儿孤独症"变为"孤独症"。为了避免具有互动障碍、精神分裂症的色彩，孤独症又有了广泛性发育障碍（pervasive developmental disorder）这一称谓。这是孤独症被首次明确地视为发育的障碍。

Rutter 假说作废

进入 80 年代以后，Rutter 假说越发站不住脚。通过仔细观察，人们发现孤独症儿童从婴儿期就表现出互动的障碍，很难说那是由言语的障碍（抽象思维障碍）带来的继发性障碍。Rutter 假说的证据之一是孤独症患者在智力测验中抽象思维能力项目得分低，其实他们在其他测验项目中得分也普遍偏低，即智力水平总体偏低，因此抽象思维能力低不是孤独症的核心障碍。另外，阿斯伯格综合征的（再）发现，更是彻底颠覆了 Rutter 的假说。阿斯伯格综合征患者具有言语能力、抽象思维能力，却表现出互动障碍。

> 阿斯伯格综合征是澳大利亚的儿科医学者阿斯伯格（Asperger H，1906–1980）于 1944 年发表的论文中"孤独的精神病气质（autistischen Psychopathen）"现象的称谓，就是并无智力发育迟缓，但人际互动、社会性行为与智力发育水平明显不相称，具有孤独症倾向。阿斯伯格认为，这不是疾病、障碍，而是本人的个性。他的研究结果在日本早为人知，但在英美却是通过 Wing 的介绍才引起注意，其时已是 1984 年。Wing 提出，孤独症应是症状表现多样、程度轻重不一的具有连续性分布的一种障碍，包括加纳发现的同时具有智力发育迟缓的人群，也包括阿斯伯格发现的没有智力发育迟缓的人群，他们应统称为孤独症谱系障碍。

Rutter 假说终于作废。想一想，当时的学术界为什么会完全接受 Rutter 假说并将其当成定论呢，是否也受到当时精神医学研究潮流的影响？

二战后，在美国精神医学界，精神分析的动力精神医学一直是主流，但进入 70 年代以后，奉行生物学主义的正统精神医学卷土重来。Rutter 的研究将孤独症视为大脑的障碍，并根据智力测验的客观数据得出结论，他的假设、研究方法与正统精神医学的理念不谋而合，似乎具有科学性、可验证性，他得出的结论也似乎是重大成果。不可否认，应该有这方面的原因。

回归互动论

Rutter 假说盛行时，对后天环境因素的研究几乎销声匿迹：孤独症既然是大脑的障碍，那就与环境没有关系，而且关注家庭环境，会不会引发对其家人的偏见？人们不无担心。孤独症的互动障碍（社会性障碍）也被视为继发性障碍，而不再引起研究者的关注（在日本，以孤独症的互动障碍、人际互动为研究对象本身，也被视为心因论研究，具有歧视意味而受到排斥）。

随着 Rutter 假说出现破绽，孤独症研究的焦点又回到加纳的内向性孤独，即互动障碍上来。互动障碍才是核心障碍。为什么他们的人际互动这么困难？互动困难的发病机制是什么（病理），是什么导致发病（病因）？人们开始重新探寻这两个问题的答案。

如果能找到两者的统一答案，那么根据病因、病理一致性原则，孤独症就能在现代医学上作为独立的障碍而占有一席之地。

探求病理：心理理论的出现

为探求孤独症的发病机制（病理），Hobson R P（1949— ）将目光转向了孤独症的情绪认知上。他将人类各种面部表情的照片给孩子们看，要求说出照片中的人是什么情绪，比如高兴、悲伤等，方法非常简单、明了。他发现，孤独症儿童回答正确的比例非常低，并由此推测，孤独症患者难以通过表情线索感知他人情绪，或许是一种先天性缺陷，并继而造成互动障碍。Hobson 可谓重新将目光转向加纳最初的论文《情感互动的孤独性障碍》了。

另一方面，Baron-Cohen 则反对情绪认知障碍假说，认为孤独症患者不是情感互动困难，而是欠缺心理理论（Theory of Mind）。

心理理论是从类人猿研究与哲学研究中诞生的概念，指"理解每个人都有各自的心理（思想和信念），且根据这些知识系统对自身或他人的心理状态进行推测"。人正是因为具有心理理论，才能判断对方有什么想法并据此采取行动。哲学家 Dennett D C（1942— ）设计了简单的测验（误识测验），以检查被试者能否站在他人的立场，根据他人的认识做出判断。如果回答正确，则假定为具有心理理论。Baron-Cohen 采用了误识测验。

比如有一个"萨利与安的测验"。让孩子们看这样的视频：萨利把一个球放入笼子后出去了，安悄悄将球取出来放进一个箱子里，过一会儿萨利回来拿球。问孩子们：萨利会到哪里拿球，是笼子还是箱子？定型发育的孩子会回答"笼子"，而孤独症患儿大多回答"箱子"。根据以上测验结果，Baron-Cohen 推断孤独症的核心症状是心理理论的先天性缺陷，不能理解对方的心理，所以出现互动障碍。

Baron-Cohen 的假说似乎充分解释了孤独症的互动障碍，故广为流传，但其后也出现破绽。在与孤独症的诊断标准相符的孩子中，有 20% 的孩子也能正确回答误识测验，而且随着年龄的增长，回答正确的比例继续上升。对此，人们不禁怀疑：孤独症真的是心理理论的先天性缺陷造成的吗？

从发育的角度来看，通过面部表情感知对方的喜怒哀乐，理解"每个人都有各自的心理"，并不是一个人与生俱来的能力，而是在与他人不断互动的过程中通过学习、积累经验获得的。如果在发育早期就出现严重的互动发育迟缓，那么面部表情阅读、心理理论的习得出现迟缓也绝非意外。无论是Hobson 还是 Baron-Cohen，都把原因与结果颠倒了。

执行功能障碍假说

于是又出现新的病理假说——执行功能障碍。人的行为是由一系列步骤组成的流程：决定目标→下定决心→制订计划→评估计划内容→采取行动→评价进展并相应调整……除反射行为、冲动行为、无意识行为以外，人的其他行为，不论大小，都一定具有这样的流程。执行功能障碍假说将人的行动流程统称为执行功能，并推断孤独症的执行功能障碍可能是由于大脑的某个区域或神经回路出现异常。

从抽象思维障碍、情绪认知障碍到心理理论障碍等，无不是假设出现一种特定的精神能力障碍，并以先天性缺陷来解释。这些病理模式假说先后出现破绽，继而又出现了假设存在由一系列步骤组成的流程，即以执行功能的系统障碍来解释孤独症，但执行功能障碍的内容太宽泛，几乎可以适用于任何障碍，并没有明了孤独症之所以成为孤独症的发病机制。

探求病因：大脑研究、遗传研究

Rutter 假说出现后，探求大脑异常的研究盛行起来，加上检查技术的日益进步，各种各样的发现不时报告出来，但这些发现指出的所谓"问题大脑"部位不一，而且有的孤独症患者有这种情况，有的又没有。对孤独症的致病原因（必要病因），研究者之间并没有形成共识，比如就是大脑的这个异常导致出现孤独症。另外对造成大脑障碍的原因，也提出了胎儿期感染、疫苗副作用、化学物质中毒等各种各样的因素，但都未在医学上得到验证并达成共识，因此大脑障碍说从自然科学的角度来说仍然只是假说。实际上，ICD、DSM 等诊断标准完全未提及大脑的生物学异常，无论是从微观的角度还是宏观的角度。

家族研究的另一个方向是进行遗传学上的研究。对同卵双生子的研究发现，孤独症的共患率高（达 60%－80%），显示与基因（DNA）明显相关。但共患率并不是100%，因此并不能确定是基因造成孤独症，基因只能算是风险因素，也许可能是造成孤独症的先天性因素。而且，孤独症的先天性因素不是某种特定的基因，而是多种基因共同形成。

即便同样存在孤独症的先天性因素，但有的孩子是孤独症，而有的孩子不是，那又是为什么呢？是否由后天的因素，比如生物学或者社会环境因素引发的呢？如果是那样，那么环境因素又是什么？孤独症研究历经半个世纪，几乎是转了一圈，又回到当初 Meyer 的起点，即孤独症是先天性的生物学因素与后天的环境因素共同影响的结果。

从发育障碍的研究源流来看，智力障碍研究取得了新的成就，即自古以来就存在的现象在近代被证明是医学上的障碍；孤独症研究则是发现了自古以来不为人知的新现象，从认识、理解那究竟是怎样的一种障碍开始踏上了研究的征程。

由此可以看出，学术研究并不是直线前进的，而是可能经历迂回曲折，进进退退，新的研究成果不一定就正确，旧的研究成果也并非乏善可陈。不要一味追随最新的研究成果，也不要对过去的研究成果不屑一顾，看一看各自中鹄（一定会有）、各自脱靶的地方吧，相信一定会有新的发现。

3 发育的分布图

开始发育（0 岁）

精神发育一定会出现发育水平高低、发育速度快慢的个人（个体）差异（第 7 章 7）。

所谓智力障碍、孤独症谱系障碍，就是发育水平个体差异的表现，即大大低于社会的平均水平。下面来看发育分布示意图。

假设有一天出生了 1 000 个孩子，且来追踪一下他们的发育过程。在出生时点，无论是互动发育（X 轴）还是识别发育（Y 轴），他们几乎都处于原点 O 的水平，如图 16 所示。这时还没有显示出个体差异，大家都以此为起点开始发育。精神发育是由识别发育和互动发育共同促进的，1 000 个孩子都沿图中原点 O→Z，两者的向量的方向发育。

促进发育的力量，即发育的原动力受众多因素影响，因此一定会出现自然的（概率上的）个体差异，大家不可

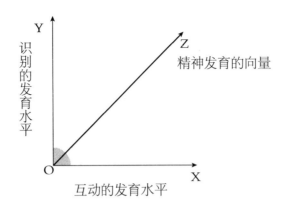

图16 出生时点的精神发育分布

能按同样的速度发育，一定会有的快有的慢。

开始表现出差异（2岁）

发育开始后 2 年，即孩子们 2 岁时点的发育分布如图 17 所示。与 0 岁时相比，每个孩子的整体发育水平都提高了，但也显示出个体差异。如图所示，中央区域是 1 000 个孩子的平均发育水平，当然，有的孩子高于平均

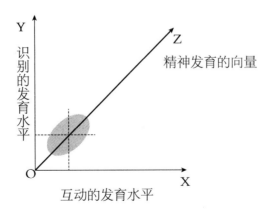

图17 2岁时点的精神发育分布

水平，有的低于平均水平，整体发育水平出现一定幅度的差异；另一方面，个体的识别发育与互动发育也可能并不是均衡发展，与平均水平的差距并不相同。

由于发育存在这样的个体差异，因此孩子 2 岁后有的父母可能感觉"我家孩子的发育是不是有点落后啊"，或者"我家孩子好像与别人家的孩子有点不一样"，继而开始担心。但在此时点发育的个体差异还很小，远没有达到满足发育障碍诊断标准的程度，而且有的孩子可能只是发育速度慢一点，大有希望赶上其他孩子，因此咨询机构或医疗机构可能只是给出"再等一等，看一看"的建议。

出现明显的个体差异（4 岁）

再过 2 年，也即孩子们 4 岁时点的发育分布如图 18 所示，那并不是 2 岁时点分布图的平行移动，而是随着发育整体水平的提高，分布的范围也加大。

4 岁后，有的孩子发育迟缓变得明显，甚至疑似发育障碍。发育分布图变长变宽了，发育迟缓与平均发育水平（定型发育）的差距也明显加大，这是为什么呢？

想一想马拉松吧：在起跑线上，大家同时出发；其后运动员之间的距离逐渐拉大，到 10 公里时先头运动员与殿后运动员之间的距离变得明显；继续跑，到 20 公里时，两者的距离会拉得更大。同样的道理，随着年龄的增长，

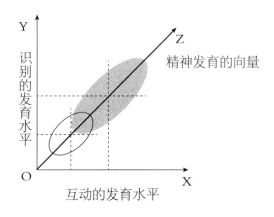

图 18　4 岁时点的精神发育分布

1 000 个孩子的发育分布范围也会增大。

终结于正态分布（成人）

到发育期结束，即精神发育大致完成时点，孩子们的互动发育与识别发育已经基本定型。图 19 是 1 000 名成人的发育分布示意图。

大多数人集中于中央区域。由于存在发育的个体差异，也有人远离中央区域，但发育分布基本呈概率上的正态分布：中央区域（平均水平）密集，越往外人越少，边缘区域人更少，而且，基本上沿原点 O→Z 的方向分布，不可能有人在图中 a 或 b 的位置。

定型发育与发育障碍

我们每个人一定会落在这个分布图中的某点，其中位于中央密集区域及其上方的人被称为定型发育，中央区域

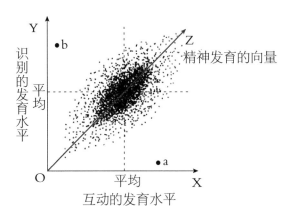

图 19　成人的精神发育分布

下方的人则被称为发育障碍，具体如图 20 所示。

　　在分布图中，识别发育、互动发育大大低于平均水平的人分别被称为智力障碍、孤独症谱系障碍。按识别发育水平的高低，孤独症谱系障碍又分为阿斯伯格综合征、高功能孤独症和孤独症。

　　严格说来，中央区域上方的人的识别发育、互动发育

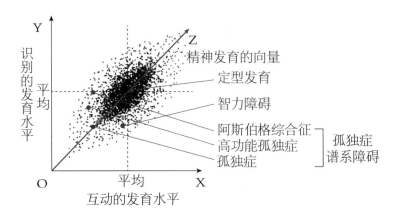

图 20　精神发育的分布与类型

水平远远高于普通人，不应算为定型发育；但发育水平高也不会带来生活上的不便（当然更有利），所以也不是障碍（disorder）。当然，在现实生活中，智力超群或人情过于练达有时候也可能带来困难。

为什么会出现诊断的不一致

看发育分布图就会发现，各种障碍之间并不是截然分开的，而是呈连续性分布，而且发育障碍与定型发育也是呈连续性分布。但这样的连续性分布却被人为地分别归为阿斯伯格综合征、孤独症、智力障碍、定型发育等，目的只是为了诊断的便利，实际上很多案例可能哪个障碍都不像，或者哪个障碍都像。因此，即便使用操作性诊断分类，也很容易出现诊断不一致的情形。

还有一个因素也容易导致诊断不一致，那就是孩子仍处于发育阶段。如图 21 所示，太郎在 X 岁时位于 A 点，到 X＋α 岁时抵达 A′ 点。对太郎来说，成长的幅度已经很大，但同龄的其他孩子也在成长，与之相比，太郎与平均发育水平的差距加大，此时的诊断结果就可能比 X 岁时严重。

再看花子。X 岁时在 B 点，X＋α 岁时抵达 B′ 点，此时诊断，病名的严重程度就比以前轻。诊断时点不同，诊断名称也可能发生变化。在一个医院被诊断为××障碍，隔了一段时间，到另一个医院又被诊断为别的障碍，这种

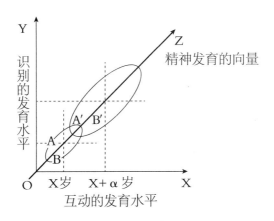

图 21　诊断发生变化的原因

情形绝非少见。严格说来，在发育期的诊断都非确诊，发育障碍的早期诊断或告知都应该慎之又慎。

不要"等等看"

医生不要消极等待，说"等等看"，也不要草率告知诊断名称，而应确认在发育分布图中，太郎现在所处的位置。不要说"太郎应该是智力障碍"，或者"不对，更像孤独症"之类的，而应告知如"现在 6 岁的太郎，在识别发育上约处于 4 岁的平均水平，在互动发育上约处于 2 岁的平均水平"，然后针对发育迟缓的方面提供育儿指导。

在医学上，要针对疾病的病因、病理进行干预、治疗，首先得进行诊断，因为病名不同，用药也不同，否则就可能造成医疗失误，所以要"等等看"（直到确诊）。

要对孩子发育迟缓的方面提供支持，则不用"等等看"，只需要指导父母在平时育儿互动的基础上，多加一分耐心和细心。即便有的孩子在这个时点发育稍显迟缓，并未达到发育障碍的程度，此时为他提供支持也不会带来任何不良后果。

如果一定要等到确诊后才开始提供支持，则可能为时已晚。

太郎 15 岁、20 岁时会是什么样子，没有人知道，唯一可以确认的是，那时他的发育水平一定会比现在高。

对此，父母也许会想"希望太郎更好地发育，尽量缩小与同龄人之间的差距，至少不是越拉越大，那该为他提供怎样的支持呢"；也可能认为"现在太郎的样子就很好，希望他按自己的步调成长。要守望他的成长，该怎么做呢"。哪个选择更好，为人父母的难免困惑、纠结，周围人的意见也不一。是啊，每个人的人生都只有一次，人生之路没有唯一正确的答案。

需要的是诊治方案的形成

每个人的育儿观、人生观、幸福观都不同，所处立场也不同，而且太郎发育迟缓的程度也受其自身诸多因素的影响。在陪伴太郎成长的过程中，父母的看法、想法也可能发生变化，太郎自己怎么看、怎么想也很重要。

因此，我们需要的不是诊断名称，而是综合以上因素进行整体判断或形成诊治方案（formulation）。

4 外因、内因、心因

再谈病因论

对于发育障碍的病因，在此再整理一下。

在传统精神医学中，精神疾病按病因分为外因性、内因性、心因性（环境因性）三类。外因性是指由大脑中的物质发生异常引起的疾病，内因性是指由基因决定的先天性因素导致的疾病，心因性则是指个体在与环境互动中心理机制出现失调引发的疾病。

精神疾病就包括这三类。此外，还有特定人格（后来的人格障碍）引发的人际失调、社会适应困难的非精神病性症状，但更多被视为个性，而不是疾病。

现在的精神医学放弃了病因分类法，但传统的分类方法仍然深入人心，比如说"孤独症是大脑障碍（外因性），而不是心因性的"。如前面追溯孤独症的研究源流时所述，对加纳发现的新障碍，究竟该归于三类精神疾病中的哪一类，也曾引起过激烈的学术争论（第9章2）。

从前述争论中至少可以看出：①争论是纯学术性的，对未知的新事物，科学家总会各抒己见。②也是美国精神医学界中动力精神医学（重视环境因素）与正统精神医学（重视生物学因素）的学术地位之争。③还是过度强调障碍者无罪，对心因论（环境因论）轻而易举地举起伦理批判的大旗。

是什么病因组合呢

仔细想来，不仅仅是孤独症谱系障碍，任何精神疾病要分毫不差地归属于外因性、内因性或心因性，都存在一定的困难。

人的精神活动是以大脑为物质基础进行的，当然受大脑的物质性（外因性）因素所左右，而大脑又是由基因（DNA）组合设计、建构的，因此又受基因（内因）的左右。同时，大脑的成熟又受环境给予的营养、刺激的影响，而且人的精神活动又是在社会的、共有的世界中发生，因此又受社会的、环境的因素（环境因）所左右。由此看来，任何精神现象都离不开外因、内因、心因的影响，精神疾病、精神障碍自然毫无例外。

孤独症是外因性、内因性还是心因性的障碍？与其归因于一种，还不如探讨是在哪些外因、内因、心因共同影响下出现的。最好从整体的角度来探讨，来个逆向思维，重新审视孤独症的形成原因。

下面先来看看医学上的所谓原因（病因）是怎么一回事。

5 必要病因、诱因、充分病因

结核菌是必要病因

现代医学的前提是疾病都各有其固有的原因，即都有病因，这就是特定病因论（specific aetiology）。现代医学是在细菌医学的基础上发展而来的。正像霍乱是由霍乱弧菌导致的，白喉是由白喉杆菌导致的一样，疾病一定有其发生的原因条件，找到致病原因并对症下药，就是医学的终极目标。孤独症的病因究竟是什么呢，探究孤独症的病因与特定病因论如出一辙。

但"有病就有因"也有局限性。结核病的原因是结核杆菌。实际上我们很多人都感染过结核菌，但只有很少一部分人会发病。一个人是否罹患结核病，更取决于营养状况、免疫力。当然，即便一个人营养状况、免疫力不理想，如果没有结核杆菌，也不会罹患结核病。

结核杆菌不过是必要病因，而不是一定会导致结核病的充分病因。只有同时出现营养状况不佳、免疫力低等诱因，才会罹患结核病。

因此，疾病必须是：①出现某种特异的必要病因；②加上某种非特异的（非特定的）诱因；③构成充分病因，即必要病因＋诱因＝充分病因。如果暴露于感染性强的结核杆菌环境，则无论营养状况、免疫力如何，都可能患上结核病；如果暴露于感染性弱的结核杆菌环境，通常不会出现什么问题，但加上严重免疫缺陷作祟，则也有可能患上结核病。必要病因与诱因所起的作用，随条件而变。

那么孤独症谱系障碍一定也有其必要病因吗？换而言之，如果没有那个因素，就一定不会出现孤独症吗？如果有必要病因，那具体是什么呢？对具有必要病因的孩子来说，一定有什么非特异性诱因导致他们出现孤独症吗？如果有诱因，那具体又是什么呢？

6 发育障碍与外因

大脑障碍是诱因

首先来看外因（大脑障碍）。

以智力障碍为例。从 WHO 的精神发育迟滞病因分类（表 3）中可以发现，多种外因（1—7）都可能导致智力障碍。但这些大脑障碍性质、表现各不相同，为什么会同样导致智力障碍呢？另一方面，有的孩子同样具有大脑障碍，却并没有出现智力障碍，那又是为什么呢？

那些外因（大脑障碍）难道不是智力障碍的充分病因，而是作为影响发育的非特异性诱因在起作用？无论大脑障碍的种类、表现如何，都会影响精神发育。一般来说，大脑障碍程度在医学上的"等级"越严重，就越容易导致精神发育迟缓，但大脑障碍不过是诱因。有的孩子同样具有大脑障碍，但精神发育的力量强大，并没有出现发育迟缓。

　　也有一些大脑障碍影响力大，如唐氏综合征（染色体异常），几乎一定会导致精神发育迟缓，但同样是唐氏综合征，发育迟缓的程度也存在非常大的个人差异。即便检查染色体，也无从得知会导致何种程度的智力障碍。

自 Rutter 提出孤独症大脑障碍假说以来，孤独症的大脑研究如火如荼，可能导致大脑障碍的各种异常也不时被报告，但那些异常发现的部位、性质各不相同，缺乏一致性，并没有找到"要是孤独症，大脑的某处一定会这样"的部位或状况。而且，即便大脑具有相同的异常，有的人却不是孤独症。由此看来，与智力障碍一样，大脑障碍也只不过是影响互动发育的非特异性诱因。

发育障碍是自然现象

有很多智力障碍并没有外因（大脑障碍），即 Penrose 所称的生理组（相当于表 3 WHO 分类中的"10. 未出现上述任何临床因素的情形"）。Penrose 发现，智力分布，即智力发育水平的人口分布大致呈正态分布，一定会有一定比例人群的智力发育水平与社会的平均水平出现巨大差距（第 7 章，图 8），就像一定会有人身高大大高于或低于平均身高一样，那都是自然现象。

互动发育水平的分布又如何呢？Baron-Cohen、鹫见的调查研究显示，孤独症谱系障碍也可能同样呈正态分布。大脑障碍不过是非特异性诱因，大多数孤独症谱系障碍应该是自然的个体差异（正常偏差，第 7 章 3）。

为什么会出现自然的个体差异呢？如 Penrose 研究所示，精神发育受众多因素共同影响，因此一定会出现发育速度的快慢、最终发育水平的高低，在概率上呈大范围的连续性分布。影响因素从生物学因素到环境性因素都有，但在决定发育的生物学机制中，基因（DNA）无疑发挥着重要作用。发育出现自然的个体差异，与内因（先天性因素）密切相关。

由此看来，"发育障碍 = 大脑障碍"就不成立。那为什么大家仍然普遍认为发育障碍与大脑障碍密切相关呢？正如以前 Griesinger 曾说"精神疾病就是大脑的疾病"一样，都出于同样的理由，具体如下：

一是受近代理性主义及正统精神医学的影响，认为人的精神原本是理性的，如果出现非理性现象，那一定是由大脑障碍造成的，而发育障碍是定型发育的偏离，是非正常的发育现象，所以也应是由大脑障碍造成的。如果没有大脑障碍，就应是定型发育（达到精神发育的平均水平）。

这样的看法实在难以称得上科学、合理，就像"只要是身体健康的人，身高就得相同"一样没有说服力。

二是出于伦理的顾虑，不希望患者及其家人遭遇误解、偏见。如果将发育障碍归因于大脑障碍，人们就不会谴责是患者的态度问题或父母养育不当了。消除对发育障碍的误解、偏见固然重要，但现在已经不是 Griesinger 所处的时代，要与近代以前的迷信、无知作斗争。当然，在近代理性主义思想浸透的今天，对（貌似）非理性者、（貌似）非常态者，即障碍者（disorder），是否又滋生出新的歧视、偏见了呢？

大脑也不是毫无干系

当然，说智力障碍、孤独症（或者说大多数孤独症）不一定是由大脑障碍导致的，并不意味着大脑与智力障碍、孤独症毫无干系。精神活动并不能离开大脑独自进行，而是与大脑的物质基础存在某种对应关系，也许将来某一天，会发现孤独症的心理活动与大脑的物质动态之间存在某种相关性和共时性。孤独症的心理功能与定型发育存在不同，那相应的大脑的物质动态，也一定有某种差异吧。不过，这并不是真正意义上的病因论（因果论）。

日本职业棒球联赛中有巨人队、阪神队。两队比赛时双方球迷大脑中出现的物质动态明显不同：面对同样的刺激，双方球迷大脑中的神经兴奋、物质分泌大有差异，在情绪反应上也是一方高兴，一方失望。但能说 A 君是巨人球迷、B 君是阪神球迷，就是因为他们大脑中出现的物质动态不同吗？

7 发育障碍与内因

先天性因素的影响大

内因（先天性因素）就是由基因（DNA）决定的素质，可以理解为天分（正面称为天分，负面称为先天性因素）。家族研究发现，无论是智力障碍还是孤独症谱系障碍，同卵双生子的共患率都非常高。由此可知，精神发育迟缓与由基因决定的先天性因素密切相关，不过共患率都不是 100%，这说明先天性因素并不能单独决定一切。

先天性因素只是风险因素，并不是充分病因。到目前为止，虽然具有先天性因素的人发生障碍的概率明显高于一般人，但也不能否认即便不具有先天性因素，也可能发生同样的障碍（严格来说，还不能确定先天性因素是不是必要病因）。在现今的孤独症研究中，先天性因素（内因）被视为引发孤独症谱系障碍的最重要因素。孤独症被归为内因性精神障碍，回到了加纳当初的出发点。当然，这种认识也存在问题。

正常的基因组合

发育障碍容易成为婚恋道路上的"拦路虎"，确实发育障碍人群的整体结婚率非常低。据此推算，其基因遗传给下一代的概率也相应降低，久而久之，发育障碍的发生率会越来越低。实际上，无论是智力障碍还是孤独症谱系障碍，发生率都一点没有降低（孤独症谱系障碍甚至呈增加倾向）。越强调先天性因素所起的作用，这种互相矛盾的情形就越明显。

由此看来，导致发育障碍的先天性因素不应是由某种变异（病态）的基因造成的，而是由正常基因产生的，而且不是由少数几种基因，更可能是由多种基因共同影响而形成的（多基因遗传）。

就像手握一组扑克牌一样，随机的正常基因聚在一起，形成特定的基因组合，进而形成发育障碍的先天性因素。形成先天性因素的各种基因，我们每个人都可能具有，因此不可能通过自然淘汰消失，而是会以一定的概率形成导致发育障碍的先天性因素。也因此，具有发育障碍先天性因素的人数比例，或者说发育障碍的发生率并不见降低。

导致人生困难的"个性"

发育障碍的先天性因素是正常基因按一定概率组合的结果，而不是什么异常或故障。多基因遗传是正常的、普遍的遗传现象，由先天性因素导致的发育障碍（disorder），也不应被视为病理现象。

借用 Penrose 的说法，这是生理性现象，就像我们的容貌、身高、气质由多基因遗传决定一样（当然也并不全是），我们的个性也同样是这么决定的。阿斯伯格指出，发育障碍不是疾病或障碍，而是个性，那真可谓一语中的。在现实社会中，发育障碍这种个性会带来各种困难，故称其为障碍（handicap）也不为过。

Penrose 从流行病学研究中发现智力发育迟缓为正常偏差（个体差异），现在的基因研究则发现是多基因遗传（从概率上出现的正常基因组合）。科学就是这么微妙。

那么，发育障碍的基因组合具体是怎样的一手牌，以至于成为孤独症的风险因素呢？现在的基因研究还没有走到这一步。也许真到了那么一天，就能明确判断先天性因素是否为孤独症谱系障碍的必要病因了吧。

加纳强调，从临床经验来看，他接诊的孤独症患儿的父母都有独特的共同特点。后来，他的这一说法遭到批评，认为助长了对孤独症患儿父母的偏见，有的甚至认为他是孤独症家族因论的元凶。不过，从多基因遗传的先天性因素这一点来看，加纳接诊的都是典型的孤独症患儿，这些父母之间具有某种共同特点也许并非偶然。

有人怀疑，是否慕名而来的父母原本就是知识阶层，因为他们知道加纳作为儿童精神医学者的高名（笔者以前也这样怀疑）。加纳本人也有此怀疑，特意做了调查。"抽取 50 名孤独症患儿的病历，结果发现他们的父母在教育、职业地位上是相当低的"（加纳，1956）。简而言之，就诊患儿的父母并没有特别集中于某个阶层。而那些令父母在社会上成功的优秀学术天分——基因组合，也许差之毫厘，就可能变成让孩子碰上孤独症的先天性因素。

8 发育障碍与环境因素

在智力障碍、孤独症谱系障碍中，少部分源于各种大脑障碍的非特异性诱因，大部分源于按一定概率自然出现的正常个体差异（个性），而在具有发育障碍先天性因素的人群中，发育障碍出现的概率更高。这是前面探讨的发育迟缓的病因。

下面来看心因，即环境的影响如何。

> 病因论就是说明疾病原因与结果之间的因果关系，由原因与结果构成，而且必须由原因与结果构成。外因性发育障碍是大脑的物质性异常导致心理的失调，内因性是基因形成的先天性因素导致心理的失调。那么心因性呢？如果按字面意思理解，就是心理的失调导致心理的失调，那就是同语反复了。或许用"环境因"来称呼更准确、恰当，就是一直以来或现在与环境的互动导致心理失调，以下用环境因来称谓。

环境不是必要病因

智力发育严重迟缓，要么是很小的时候患病所致，要么是与生俱来，自古以来，人们就从经验中知道这一点。当然，也有人以为是"前生今世的因果轮回"，但没有人会从环境因素方面考虑，比如"是父母的养育方式不对"等。近代以后，智力障碍成为医学研究的对象，人们开始探究其病因，同样也没有任何医学者认为环境是其主要致病因素。

孤独症被发现后，环境因素才开始成为重要研究对象，当然也不排除受到 Meyer 对精神分裂症病因假说（生物学因素×环境因素＝发病）的影响。在 20 世纪 60 年代，随着 Rutter 假说的抬头，孤独症的环境因研究不了了之。孤独症谱系障碍真的可能是环境因性障碍（环境因素是必要病因）吗？

答案是否。如加纳当初所指出，如果孤独症谱系障碍的互动障碍是环境因性障碍，则必须与环境有密切的互动，但互动障碍早在那之前就表现出来了，因此很难说是由环境造成的。孩子一定是先具有妨碍互动进行的某种因素（这个因素，也许就是孤独症的必要病因），然后才在发育的极度早期阶段出现互动障碍。

> 造成精神失调、障碍的环境性因素，要么是突然遭遇攸关生命的危机性环境压力，要么是长期或反复暴露于环境压力，而孤独症谱系障碍的表现，早的在出生后数月就能发现，很难说孩子在那么小的时候遭遇危机性压力，或者长期或反复暴露于压力。对出生仅数月的孩子，要说环境压力导致其精神失调难免欠妥，因为他们暴露于压力的时间过于短暂。

容易受环境的影响

如果说环境不是病因（必要病因），那么环境就完全脱掉干系了吗？事实完全相反。与定型发育的孩子相比，发育障碍孩子的精神发育更容易受环境的影响。

这个世上不可能有完美无缺的环境，育儿长路，也不可能时刻平平坦坦。就像所有人际互动一样，亲子互动也不可能永远都一帆风顺（如果什么问题都归咎于环境，要找"罪证"，那可就太容易了）。

事实是大多数孩子都能从人生的荆棘丛中闯开一条路，勇敢地向前迈进，成长。

但发育障碍孩子的发育力量原本就弱，如果硬要他们从人生的荆棘丛中闯开一条路来，那实在是太强人所难，因而他们更容易受挫，跌倒。即便只是常见的、普通的环境压力，对他们来说都可能是巨大的负担，或者说他们在环境压力面前显得比较脆弱（容易受负面环境的影响）；他们从环境中吸取养分，坚定成长步伐的力量也较弱（也不容易受正面环境的影响）。

对发育障碍的孩子来说，在漫长的成长旅程中与环境间的互动更容易变成他们的压力因素（诱因）。由于发育速度较慢，他们出现的变化也慢，因此旁人可能难以察觉。发育障碍的孩子在与环境的互动中确实更容易出现心理失调，甚至人格形成也受到影响。发育迟缓本身也容易掩盖心理失调，所以更应注意环境可能对孩子造成的影响。

在发育障碍孩子的发育过程中，环境的影响不容忽视。出生时具有风险因素的孩子，在其后的成长道路上，那些风险因素只是装装腔作作势，还是真的会引发孤独症谱系障碍？其严重程度又如何？这些都与环境的互动密切相关。

　　在 20 世纪 60 年代进行的环境研究强调了环境因素对发育的影响，但也存在以下不足或问题：

　　（1）环境与人是相互影响的，但只强调环境对孩子的单向影响。

　　（2）承继了精神分裂症研究的源流，因此缺乏精神发育的视角，以及相应的观察、理解。而且试图将精神分析研究中产生的概念、阐释直接套用到对发育障碍的理解上。

　　（3）从少量观察案例得出结论，且内容也随研究而不同，并未达成共识，仍处于百家争鸣的状态。

　　（4）人是心理的存在，对遭遇的任何现象都想从心理上予以阐释，从"灵光乍现"到疑似真理，不一而足。因此本人的价值观、信念都会有意或无意地对"怎样"阐释产生影响，比如有人坚信"亲子互动就应该这样"，或者"育儿一定得这样"，并在这样的育儿观、信念的影响下，对孤独症得出刻板的家族因论（家族责任论）（对不去上学、未成年犯罪、儿童虐待也存在同样的阐释倾向）。

环境丧失的问题

在 WHO 的精神发育迟滞病因分类中，有"9. 由心理、社会环境的丧失造成"这样一条，这与"环境不是病因"的观点相抵触吗？

那其实是指儿童虐待这种养育环境极端欠缺的情形。确实，儿童虐待可能造成智力发育迟缓，而互动障碍，即社会性的发育迟缓在儿童虐待的案例中也屡见不鲜，有时甚至达到孤独症谱系障碍的标准，而达到注意缺陷多动障碍（ADHD）、学习障碍的诊断标准更是不足为奇。这也说明养育环境的极端欠缺可能成为严重的诱因，导致发育迟缓或失调。

孩子在养育环境极端或长期欠缺下出现的行为，有时确实与由各种大脑障碍或自然的个体差异导致的发育障碍表现难以区分（至少从操作性诊断来看），这也说明，精神发育是在与环境的互动中进行的。

儿童精神医学者杉山登志郎（1951− ）甚至将儿童虐待称为第四类发育障碍（杉山，2007）：智力障碍是第一类，孤独症谱系障碍是第二类，学习障碍、注意缺陷多动障碍、发育性运动协调障碍是第三类，第四类就是儿童虐待。如果上述说法妥当，那么儿童虐待所致的发育障碍或许也可以称为环境因性。关于这个第四类发育障碍，将在后面章节中详细探讨。

如前所述，正是外因、内因、环境因等诸因素共同构成了发育障碍的原因（充分病因）。这些因素又是以什么机制导致出现智力障碍、孤独症谱系障碍的具体表现的呢，下面将详细探讨。

第 10 章

发育障碍的体验世界

前面从研究即外在的角度探讨了发育障碍。从现在开始，探讨智力障碍、孤独症谱系障碍孩子（前述杉山所分的发育障碍第一类、第二类）的体验世界。他们具体有着怎样的体验世界呢？

教科书、诊断手册大多记述了从外面观察到的孩子的行为表现，这样客观的记述固然重要，但对孩子来说重要的则是内在体验。每个人都生活在各自的体验世界中，要理解孩子，就得理解他的体验。

在他人看来，太郎总是一副坐立不安、动个不停的样子。那在太郎看来，外界又是一个怎样的世界，他看到了什么，又是怎样感受的呢？两者关系密切又泾渭分明。在他人看来，太郎是多动、冲动，是注意缺陷多动障碍（ADHD），但太郎对自身体验绝不是这样认识、理解的。

诊断根据行为表现进行，提供支持则不得不从本人的体验出发。比如行为疗法，当初就是从观察行为出发，以改变行为作为治疗目标，但现在开始转向认知行为疗法，关注患者的体验，以改变体验方式（对体验的认识、理解）为治疗目标，也许称为识别行为疗法更恰当。

体验是本人内心即主观上感受到的事物。要了解本人的体验，不仅需要详细询问本人，还需要进行推测，发挥想象力。对言语交流尚不充分的幼小孩子和发育迟缓严重的孩子来说，那更是自不待言。在发育理论中，揣摩不可避免（第8章2），而要理解孩子内心的体验，同样需要如此。

这里所探讨的内心体验，只是对通常情形的理解，"大致如此"罢了，而太郎、次郎、花子的体验方式，当然是各不相同。孩子的体验原本各异，而发育障碍孩子的体验世界差异更大。每个人的体验都极其独特，迥然有别，可谓"多姿多彩"。下面探讨的体验世界，可以理解为一般化的推测。

所谓精神发育，就是作为单独的个体出生的孩子，在与周围人的互动中，实现感觉共有、情感共有、注意共有、行为共有、识别共有……成长为社会的、共有的存在的过程。在发育过程中，我们的体验方式也基本上变得与大家一样：周围人感觉"疼痛"的刺激，自己也体验为"疼痛"；大家体验为"红色玫瑰"的东西，自己也体验为"红色玫瑰"；大家体验为"悲伤"的情形，自己也体验为"悲伤"。

发育障碍，不论是识别障碍还是互动障碍，在本质上都是体验共有的发育迟缓，其体验的方式，并不一定就是共有的体验方式，而具有很大的独特性。不仅发育障碍与定型发育的人之间存在差异，就是发育障碍者之间，其体验方式也可能迥异，真的是各具特点，不一而足（阅读发育障碍者写的手记，就可以发现这点）。总之，发育障碍的体验方式，是难以简单地"一言以蔽之"的。

1 发育的区域分布

在分布图的框架内探讨

在发育分布图中，有识别发育严重迟缓的智力障碍（A 区域），识别发育、互动发育都严重迟缓的孤独症（B 区域），互动发育迟缓的阿斯伯格综合征（C 区域），下面将按这个顺序探讨其各自的体验世界（图 22）。当然是与处于社会平均发育水平，即位于中央区域（T 区域）的孩子相比较进行的，希望从整体的角度探讨发育迟缓究竟给孩子带来怎样的体验。

本书偏重临床，主要聚焦于发育障碍孩子可能遭遇的

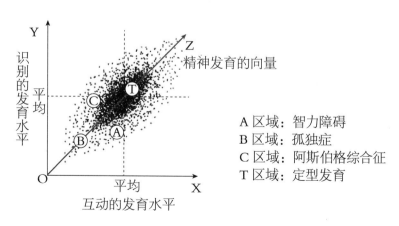

A 区域：智力障碍
B 区域：孤独症
C 区域：阿斯伯格综合征
T 区域：定型发育

图 22 精神发育的连续性分布

困难。实际上，他们的体验世界并不都是灰色的，一定也有快乐、阳光的一面，怎样让他们感受到快乐，抓住更多的快乐，这显然更重要。

2 不安、紧张、孤独

孩子都是"胆小鬼"

与定型发育孩子相比，发育迟缓的程度越严重，就越容易生活在高度不安、紧张的世界中。识别发育迟缓，则可能置身于自己难以理解的世界，该怎么认识这个世界，该怎么与之互动，他们不知道。

互动发育迟缓，则与他人相互扶持共同前行的力量较弱，不得不独自面对这个世界。人都是在人际网络中相互扶持前行的，而互动发育迟缓的孩子人际网络相对薄弱。当然，他们还面临其他问题，下面从发育的角度来具体探讨。

> 我们的社会是按成人的识别水平建构的，因此，不论有无发育障碍，所有的孩子都生活在一个搞不懂、对付不过来的世界中。孩子越小，越容易感到害怕、不安，正是这个道理。也正是因为这样，孩子才不得不踏上发育的旅程，向成人的世界一步步迈进。随着发育的进行，孩子也渐渐从"胆小鬼学校"毕业，而发育迟缓的孩子，由于发育的步调较慢，则一直难以走出那个高度不安、紧张的世界。智力障碍孩子与定型发育的孩子就存在这样的体验差异。

听觉优势的世界

对初临人世的孩子来说，周围的一切都是未知的世界，人生头一次遭遇的视觉、听觉刺激，宛如洪水泛滥一般汹涌而来。这是一个充满强烈刺激的混乱世界，借用我们成人的体验来说，孩子会感到强烈的不安、紧张。为了避免遭遇过度的刺激，新生儿大多数时候都在浅眠。不过，从出生开始，孩子就踏上探索这个未知世界的旅程（皮亚杰所称的循环反应），因为一个人在未知的世界里是无法生存的。

孩子的体验世界始于听觉优势的世界，在胎儿期已经熟悉妈妈的声音，出生后在各种听觉刺激中，也能够特别分辨出妈妈的声音。新生儿的眼睛还不能聚焦，看周围的世界都影影绰绰，这也避免了遭受过度的视觉刺激，是一种天然的保护。当然，也不是看什么都影影绰绰。新生儿眼睛的焦点固定于眼前 20 厘米左右，在这个距离的事物是看得清的，这正好是怀抱婴儿时亲子间脸庞相对的距离，孩子能够熟悉养育者的脸，也有助于依恋的形成（互动发育）。

探索活动与视觉能力的发育

出生后 3 个月，孩子一般能抬头了，可以主动地进行探索活动。此时，眼睛开始聚焦于周围的事物，孩子可以自由地注视各种事物，但焦点还不明确，看得并不清楚，这样孩子反而不会太关注细节或细微的变化，有利于感知事物的大致形状、轮廓。孩子开始从刚出生时那个完全未知的世界脱身，以认知的方式认识、理解这个世界（皮亚杰所称的形成图式）。与探索同步，视觉能力也逐渐发育，到 1 岁时大致达到成人的水平，3 岁时视觉发育完成。

> 在婴儿期，视觉发育与认知发育（通过探索活动）同步进行：在旺盛的认知欲望（探索欲望）带动下，婴儿不断地通过视觉观察周围的世界，从而促进了视觉的发育；视觉的发育也使婴儿可以更清楚地观察周围的世界，反过来又促进了认知的发育。精神功能与身体功能的发育就是这样相互促进、表里一体地进行，心理的发育与大脑的发育也是表里一体。

婴儿的探索活动是自发、主动地进行的，周围的大人也不断地对孩子的探索活动施加影响。正是通过大人的这种干预或引导，婴儿在感觉运动期的认知活动最终发展为识别活动，即通过意义（概念）去认识、理解世界。

言语发育迟缓变得明显

在出生后立即开始的探索活动中，智力障碍孩子的探索力量相对较弱，步调较慢，具体表现为活动量较小，或者表现温顺，好带，省心，也有的孩子容易哭闹。与定型发育孩子相比，智力障碍孩子通过感觉认识、理解外界（形成图式）的认知发育迟缓，容易被感觉刺激所左右，因此从婴儿期（0-1岁）开始就容易表现出不安、紧张。

不过，在婴儿期，智力障碍孩子与定型发育孩子之间的认知差距还较小。在定型发育孩子中，由于气质的个体差异，也有容易哭闹的，因此两者的表现差异还不是那么明显。

智力障碍与定型发育之间的差距，一般要到幼儿期（1-6岁），即进入言语发育期后才明显表现出来。智力障碍孩子在婴儿期的认知发育本来就不足，且推动认知发育向识别发育前进的力量也弱，因此在识别发育速度、水平上出现差距，经常以言语发育迟缓的形式明显表现出来。

一般来说，随着言语的发育，孩子在情绪上也逐渐变得稳定。从不断变化的感觉认知世界，进入由共有的意义、约定构成的识别世界，孩子的体验世界也变得更有秩序、更稳定了，周围的世界也让他更安心。

言语发育的严重迟缓，不仅会造成交流的困难，也会推迟孩子体验世界的秩序化、稳定化，孩子不得不继续生活在缺乏秩序、缺乏稳定的体验世界中。与定型发育孩子相比，智力障碍孩子也就更容易陷入不安、紧张、混乱中。

3 发育迟缓与言语发育迟缓

智力障碍孩子能够交流

发育障碍的言语迟缓具体表现是什么呢？下面来探讨。

言语由交际性（互动）和指示性（识别）构成（第8章11）。智力障碍孩子的言语发育一般也同步存在迟缓，但其互动发育迟缓程度较轻，故言语的交际性得到发育，多半能与身边已建立情感纽带的人进行情感、信息的交流。很多家人都表示，"（即便没有言语表达）孩子想说什么自己都明白；自己对孩子说的，孩子也明白。"

由于言语的指示性（识别）发育迟缓，智力障碍孩子还是难以与家人以外的其他人进行信息层面的交流，难以进行社会性互动。

所谓孤独症的言语症状

越接近孤独症，言语发育迟缓表现得越严重，加纳称之为孤独症的第二个特点，而 Rutter 甚至视其为孤独症的核心症状。识别发育迟缓会导致言语的指示性发育迟缓，而互动发育迟缓又会导致言语的交际性发育迟缓，两者共同影响，使孤独症的言语发育在整体上出现明显的迟缓。有的孤独症孩子完全没有言语，也有的孩子即便发声，也难以成为交流用言语，具体表现如下：

（1）鹦鹉学舌。

孤独症孩子典型的言语症状就是鹦鹉学舌。孩子的体验世界从听觉优势的世界开始，其后随着构音能力的发育，孩子会将通过听觉记得的言语声音表现出来，即出现鹦鹉学舌现象。这是一种发声现象，虽然听起来像言语，但并不具有交际性和指示性，只是机械的发声。

鹦鹉学舌并不是言语的病理现象，任何孩子在言语发育的过程中都会有这个阶段。定型发育孩子也会鹦鹉学舌，不过时间相当短暂，几乎还没注意到就过去了，而孤独症孩子长时间停留在这个阶段，言语一直不向前发育，所以成为非常醒目的特征性症状。

（2）代词反用。

孤独症孩子即便言语发育到一定水平，也可能出现代词反用的情形，比如，将自己称作"你（you）"，将对方称作"我（I）"。由于西欧地区使用的语言都带主语，因此代词的反用在那些地区显得非常怪异。

孩子仍处于言语发育的过程中，尚在探索事物名称，当周围人用"你"来称呼自己时，孩子很容易以为那就是自己的称呼，那也是自然的现象。要超越这个阶段，则需要完成皮亚杰所称的去中心化。定型发育孩子在代词的习得上也会经常出现混用。在日本，人们会根据幼儿的识别水平，问孩子"宝宝我几岁了"，而不是问"宝宝你几岁了"，是问话的大人反用代词。孤独症孩子去中心化发育迟缓，所以代词反用现象也长时间持续。

（3）自己特有的表达方式。

孤独症孩子还可能使用自己特有的言语或表现方式，也妨碍与他人进行交流（在加纳的案例中，有的孩子坚持称红色的彩笔为"红"，蓝色的为"蓝"）。

独特的表达方式也是言语发育过程中的试错表现。任何幼儿都可能不时出现自己独特的表达方式，但在与周围大人的言语交流中，那种现象会得到纠正，渐渐地就会变成社会共有的表达方式，而孤独症孩子由于言语交流欠缺，难以得到修正，所以其独特的表达方式就可能持续下来。

孤独症的特异性表现：交际性欠缺

孤独症孩子的鹦鹉学舌、代词反用、自己特有的表达方式这几个特点非常明显，似乎是特异现象，因此教科书一般称之为孤独症的言语症状。实际上，定型发育孩子也有这种现象，只不过是一过性的，很快就消失了；同样，智力障碍孩子也有这种现象。

孤独症言语上的特异性表现在交际层面。声音言语始于婴儿期咿呀学语的情感交流，并在其交际性的基础上发育而来。孤独症孩子互动发育迟缓，言语的交际性未得到充分发育，因此可能长期停留在鹦鹉学舌阶段。其后即便可以进行言语交流，也容易语调生硬，不带情感；即便构音正确，也可能缺乏抑扬顿挫或节奏。说话缺乏交际性，在定型发育孩子的言语发育中只是一过性现象，但对互动发育迟缓的孤独症孩子来说，则是其特有的现象。

阿斯伯格综合征孩子的言语发育又如何呢，将在本章后面部分探讨（第 10 章 15）。

4 识别发育迟缓与孤独

智力障碍：难以进入有意义的共有世界

智力障碍孩子不仅存在言语交流能力的不足，在学习各种知识、技能上也存在困难，最终在社会生活中遭遇障碍，我们也容易注意到这些方面。

识别发育迟缓的孩子还难以通过意义（概念）、约定与他人共有这个世界，面临共有世界的参与困难。周围人顺理成章地享有的世界，识别发育迟缓的人却无法进入，终其一生都在这个共有世界的大门外徘徊。

这是识别发育迟缓的人固有的体验世界。智力障碍孩子，即便互动发育未出现迟缓，也拥有我们难以想象的孤独、寂寞。这些孩子出现问题行为，除了因为不安、紧张外，还有孤独这个诱因。

安迪的体验世界

澳大利亚的儿童文学作家 Patricia Wrightson（1921—

2010），写了《我们是赛场的主人》一书，书中鲜明地呈现了发育障碍孩子安迪的体验世界。作者不仅具有作家的洞察力，还具有与发育障碍孩子实际深入接触的经验（大学念的是特教专业），下面是书中的场景。

> **例** 安迪（轻度智力障碍的男孩）与周围孩子的差距逐渐加大，进入小学时，与从小一起玩的小伙伴不同，安迪进了另一所学校。不过伙伴们并没有歧视、孤立他，总是不着痕迹地照顾他，像从前一样跟他玩耍。
>
> 有一天，大家一起玩滑板，轮流从坡上滑下来，看谁滑得快。大家玩得兴高采烈，安迪不会玩滑板，就在一旁看，也很开心，因为他看得见大家在干什么，同样置身于当时的场景，参与到伙伴们的玩耍中去了。与伙伴们共有了世界，安迪自然也表现得兴高采烈。
>
> 玩滑板结束后，大家往回走，又想到新的游戏。那是想象游戏，每个人想象自己是市里有名建筑物或公共设施的主人，会怎么做，大家轮流说出自己想象的内容。与玩滑板不同，这个游戏安迪无法参与。
>
> 安迪脸上浮现出落寞、孤寂的神情，安迪与伙伴们互动的那根线又断了。在下一个路口，安迪悄悄离开了大家，伙伴们过了一会儿才注意到。

为什么安迪不能参与到想象游戏中去呢？那是因为安迪没有充分进入由言语的意义、约定构成的世界，即观念的世界。

在现实世界中，自己不是大礼堂的主人，但在观念的世界中，自己可以当大礼堂的主人，像主人一样行事；在现实世界中的小伙伴迈克、乔等，能相互进入对方的观念世界，以各自的角色行事并乐在其中。这个想象游戏具有现实、观念的双重构造。

安迪无法理解双重构造，他不明白明明不是大礼堂主人的迈克，为什么突然又是其主人了呢；也不明白那个想象游戏究竟有什么好玩的地方。

不能自由出入多重世界

认知的世界是知觉的直观世界，是一重构造，而识别的世界则是由诸多意义、约定构成的多重世界。既有虚构的世界，也有现实的世界。在现实的世界中，有职场的世界、家庭的世界、与朋友玩耍的世界，都各有其意义、约定，都是不同的世界，我们的体验世界具有这样复杂的多重构造。

识别发育，就是从认知的一重世界，进入由观念构成的多重世界。换而言之，就是实现体验世界的多重化，在多重世界之间自由切换。

识别发育迟缓也意味着被拒在我们自由出入的多重世界之外。安迪在那个世界门外徘徊的瞬间，他感受到的困难、孤独超乎想象，与不能玩滑板，不能认字、写字、计算等技能上的困难不可同日而语。

发育迟缓的人经常表现出固执、不会灵活变通的一面，这也与他们不能自由出入多重世界有关，安迪的故事也围绕这个主题展开。

在发育分布图中，由智力障碍向孤独症方向移动，又会是怎样的情形呢？两者都存在识别发育严重迟缓。智力障碍表现出来的特点，孤独症同样具有，而且越接近孤独症，智力障碍的特点也越明显。孤独症孩子不仅识别发育的力量弱，促进识别发育的互动发育的力量也不足，因此是双重的发育迟缓，他们所体验到的孤独更倍于安迪。

5 互动发育迟缓与孤独

孤独症：看不见的孤独

孤独症孩子与他人的互动极少，多是形单影只，那也是深深的孤独，他们置身于双重的孤独中。

我们有时也会感到孤独、寂寞。但我们原本沉浸在社会性互动世界中，只有在人际互动丧失或被他人疏远时才会感到孤独，并为之烦恼，那一时的体验被称为孤独。

孤独症孩子却难以进入人际互动的世界，从出生开始，他们就处于孤立的精神状态，而且是常态，那种精神上的孤立与我们一时所感受到的孤独有着本质的不同。

对那种精神上的孤立，他们习以为常、超然视之了吗？事实绝非如此。精神上的孤立让他们活得艰难、痛苦，事事不自如，因为人类社会是共有的社会，一个人不可能独自生存。孤独症孩子经常出现的惊恐发作、失调，其背后满是不安、紧张，但还有更深一层，那就是这种看不见的孤独（精神上的孤立）。

真的是无邪的存在吗

对发育障碍的体验世界，为什么率先探讨不安、紧张、孤独呢？一个理由是，智力障碍、孤独症孩子出现行为失调时，背后一定会有不安、紧张、孤独的影子，如何提供这方面的支持，是发育障碍临床的一大课题。

还有一个理由就是，人们未必认识、理解发育障碍的不安、紧张、孤独，有必要着重提一下。

对智力障碍孩子，人们容易出现认识误区，以为他们"不会思考、感受，当然也就没有痛苦，会一直天真无邪地活着"，并滋生"反正他们啥也不知道"的肤浅想法，从而粗暴地敷衍、对待他们。以为他们是无邪的存在，就可以心安理得地对他们的艰难、痛苦视而不见了吗？

也有人对智力障碍孩子呵护备至，希望他们永远免受不安、紧张、孤独的侵扰。由于智力障碍孩子一直生活在一重构造的体验世界中，没有内在外在、人前人后的区别，他们的心理世界了无尘垢，纯真无瑕，因此希望他们永远不染尘垢，这些孩子的至亲产生这样的想法也不无道理。

诺贝尔文学奖得主赛珍珠（Pearl S Buck，1892–1973）的独生女患有重度智力障碍。赛珍珠真实记录了与女儿一起走过的人生旅程——前半段为女儿求医，后半段为女儿寻找栖身之所，日语版书名为《妈妈，请不要悲伤》(原书名：*The Child Who Never Grew*, 1950)。她写出了"为什么是自己的孩子！"的悲哀，以及怎样在悲哀中奋力前行的故事。她的悲哀引起一代又一代为人父母的共鸣，下面是书中的一段：

> 我在悲哀与恐惧中难以自拔，但女儿却永远是一副天真无邪的面孔，脸上永远波澜不惊，没有任何烦恼……尽管内心痛苦不堪，可看到女儿开开心心玩耍的样子，我还是忍不住想：这个孩子一定会像天使一样幸福快乐一生吧；她一定永远都不会知道什么是生之艰难，也不会知道自己与他人不一样；她将永远是一个快乐无忧的孩子，不会有成人的重负。(日语版《妈妈，请不要悲伤》，松冈久子译，法政大学出版局，1950)。

实际上，虽说是发育迟缓，但绝对不会永远是孩子 (never grew)，而且，同我们一样，他们也有悲伤、痛苦。这一点必须予以理解。上面的引文也包含了母亲不得不将女儿送往障碍者设施后对女儿的祝福。书中撰写的那段长长的人生旅程，字里行间无不透露出赛珍珠自己内心深深的悲哀、孤独。

阿斯伯格综合征的固有特点

阿斯伯格综合征又是怎样的呢？

如精神发育的连续性分布图（图22）所示，阿斯伯格综合征只是互动（社会性）发育存在迟缓，在识别发育上并不像智力障碍、孤独症那样存在迟缓。当然，阿斯伯格综合征在识别发育上也并不是完全不存在迟缓。我们的识别发育包括两部分：一是只要有智力、兴趣就可以独自发育的部分；二是只有通过人际交流、社会性互动才能发育的部分。智力再高，没有人际互动，识别发育也可能存在缺陷，阿斯伯格综合征孩子的识别世界就存在这样的缺陷。

由于识别发育与互动发育是相互促进的，而阿斯伯格综合征孩子识别发育良好，因此其互动发育的迟缓程度较孤独症孩子轻；另一方面，其互动发育迟缓带来的固有问题却表现得更加突出。而孤独症孩子互动发育、识别发育都严重迟缓，因此其互动发育迟缓导致的问题反而容易被掩盖。

关于阿斯伯格综合征的体验世界，将在后面专门探讨（本章 15）。

6 高度感觉性的世界

当初 Itard 参考 Condillac 所著的《感觉论》一书，开始对阿维龙的野孩提供支持，施以各种各样的感觉刺激（相当于现在的感觉统合训练）。对发育障碍感觉问题的关注，可以说始于 Itard。

感觉是所有体验的窗口。没有感觉，我们的体验世界不可能向外界敞开；不通过感觉与环境互动，无论是生物学发育还是精神发育都不可能实现。另一方面，新生儿出生的时候并不具备成人的感觉方式，其感觉功能是在精神发育过程中逐渐分化、驯化的。

感觉功能影响精神发育，精神发育也影响感觉功能，两者相互促进。也因此，发育迟缓才不时表现出复杂的感觉问题，下面从发育的角度来探讨感觉功能的发育。

不时有人提出发育障碍的感觉过敏问题，有的研究者甚至怀疑他们是否存在感觉功能的中枢性障碍。其实，问题并不是这么简单。

以听觉为例。所谓听觉过敏，就是指能听得到一般人听不见的轻微声响或距离较远的声响，以至于出现混乱。这样的听觉过敏就是听觉能力特别高的意思。只听说过中枢性障碍可能造成听觉能力下降（中枢性耳聋），难道还有中枢性障碍导致听觉能力提高的吗？或者不是听觉能力的问题，而是对声音刺激的反应过度强烈？或者就像乐感特别强的人对任何细微的跑调都能明察秋毫一样，他们也具有特别的声音感觉？

说感觉过敏，过敏究竟是指什么呢？这需要细细探讨。对各种不同的感觉现象都笼而统之地称为过敏，似乎也不恰当。

身体感觉

未分化与迟钝不同

通过婴儿期的抚育，定型发育孩子的各种身体感觉得到分化，不过，智力障碍、孤独症孩子的发育力量较弱，身体感觉的分化并不太理想。事实上，发育障碍的感觉问题，不少情形就起因于婴儿期感觉分化的迟缓。

例 1 天气寒冷，他冻得浑身起鸡皮疙瘩，还是薄衫薄裤，而在大热天，虽然满头大汗，全身却仍然捂得严严实实。

是不知道根据气温增减衣服，还是原本就没有冷热的概念？似乎更应是还未认识、理解自己的身体感觉。

例2 他特别讨厌毛衣，好像特别受不了毛线纤维那种似有若无、痒酥酥的感觉。是皮肤感觉敏感吗？同样是他，撕下手指头上的皮，连血珠子都看得见，别人看着都疼，他却一副若无其事的样子照样玩得欢。是皮肤感觉迟钝吗？

以上现象被称作知觉的非恒常性（perceptual inconstancy），有的研究者怀疑患者是某种先天性的感觉障碍。而从发育的角度来看，这起因于身体感觉的未完全分化，即本人未能精确地捕捉、理解所接收的身体感觉信息，并采取相应的行动。

感觉未分化，不是无感觉或迟钝（虽然表面上看似如此）。尽管出现不适的身体感觉，却不能明确地认识、理解那是什么，结果要么回避（毛衣痒酥酥的感觉），要么置之不理（冷、热、撕伤）。看起来既像敏感又像迟钝，或是两者兼而有之，也是这个原因。

当然，对以上情形，不要因为"本人都不介意"而放任不管，要帮助他们增减衣服，给手指头消毒包扎，这很重要。尽管感觉尚未明确分化，但身体感觉不适还是明明白白的，这种适时调节、帮助也有利于促进本人发育，就像抚育的外在调节促进婴儿的感觉分化一样。

用言语称谓、理解的意义

定型发育孩子不存在发育迟缓，身体感觉得到相应分化，但在婴儿期（感觉运动期）身体感觉还停留在认知上。进入幼儿期后，随着言语的获得，对"冷、热、疼"等，才开始通过概念形成识别。身体感觉的识别大大地促进了发育，具体表现为：

a. 个体内在的感觉体验，可以与他人进行交流，共有。

b. 自己身体里出现的感觉，可以通过言语对象化进行客观审视。

c. 感觉不仅是生理的，还具有意义。

例 幼儿走着走着两手撑地摔倒，露出一副吃惊、发蒙的表情，但听到妈妈的安慰声"不疼不疼，没事儿啊"，却"哇"的一声哭出来。妈妈赶上前，抓住孩子的小手抚慰，孩子渐渐停止哭泣。

这是街头、公园常见的情景吧？这个孩子已经能够应付摔倒（两手撑地），所以摔得不是很疼。但听到妈妈说"不疼不疼"，孩子明白自己刚才体验到的感觉是疼痛，而且也明白了疼痛不是好的体验，所以心生不安哭了出来。而得到妈妈的抚慰，与妈妈共有"疼痛"后孩子变得安心，也就停止了哭泣。身体感觉以识别的方式得到分化后，就可以进行以上处理。

孤独的应对

智力障碍、孤独症孩子识别发育迟缓越严重，就越难以像上面的幼儿那样应对疼痛。也即出现身体感觉的社会化发育迟缓。

出现不适的身体感觉时，由于无法通过言语称谓、理解，结果：①无法与他人交流、共有，不得不独自面对；②难以准确地认识、理解并予以应对；③难以理解出现的不适感觉的意义。因此，面对感觉刺激时，就容易出现混乱，在他人看来，这就是感觉过敏。

孤独症孩子的感觉混乱更严重，因为他们的识别发育、互动发育同时出现迟缓，而且还不知道向谁寻求帮助，完全得独自面对。即便有妈妈抚慰，他们的不适感觉也难以得到处理，难以变得安心。结果，有的出现通常所说的病态性应对，来看以下现象：

例 加纳在论文中写道，有的孤独症孩子"打针时不是怕打针的人，而是怕针"。有医生以打预防针做试验，想看孩子的具体表现如何，这也有助于诊断是否为孤独症。他发现，孩子进入诊室后一副坐立不安、动个不停的样子，但被护士摁住打针时，却不哭不闹，显得全身僵硬，面无表情，没有怕人怕针的样子。

在陌生的环境中孩子不安、紧张加剧，而且还遭遇打针这样的身体"侵犯"，应该是出现了解离性障碍。解离性障碍是指意识与体验分离，痛苦的体验不进入意识的心理机制（第15章7），也是创伤后应激障碍的症状表现之一，但孤独症孩子暴露于强烈的压力下也容易出现。这是孤独症孩子以一己之力保护自己的心理机制。对长期处于极度孤立状态的他们来说，应该是不可或缺的压力防御机制，而在他人看来，他们的这种解离性状态，就是无感觉或迟钝了。

进入幼儿期后，定型发育孩子对感觉体验的认识、理解也逐渐从认知层面提升到识别层面，实现了质的飞跃。对身体内出现的各种感觉，也就能够通过言语进行对象化，主动应对的能力也大为提高。与之相对，智力障碍、孤独症孩子，由于感觉分化、言语化的发育迟缓，则容易出现感觉混乱。而身体感觉中的触觉，将在后面探讨（第10章13、15）

视觉、听觉

定型发育：只看得见有意义的

像视觉、听觉等通过远端感受器产生的感觉又如何呢？下面来看视觉。对我们这些识别发育已经完成的人来说，视觉体验如下：

例 我们望向窗外，各种色相、明度、纯度的视觉刺激扑面而来，但我们并不是直接地认识、理解视觉器官所接收的那些视觉刺激元素。触目瞬间，映入我们眼帘的便是房子、树木、车子、人、天空……都是有意义的事物。我们看不见纯粹的色彩、形状组合，想看也看不见。

看向室内，立刻看见的也是桌子、杯子、水壶。我们不会先看见具有白色、灰色、蓝色的颜色组合的某个形状，然后再观察，认出是水壶。相反，我们首先看见的是水壶，然后才会仔细观察，注意到其复杂的色调或外观上的细节。

我们通过意义（概念）、约定（规范）识别世界后，看事物（视觉）的精神功能就变成这样了：以图（主体）的方式提取有意义的事物。

外界的视觉刺激宛如汹涌的洪水，但我们并不像照相机一样，将所有光学信息悉数呈现在胶卷上，我们并没有意识到所有视觉刺激元素。只有房子、树木等具有意义的视觉刺激才被我们作为图（主体）提取出来，其他缺乏意义的视觉刺激就作为背景退到后面。这样，过度的视觉刺激就得到整理，外界就变成有秩序的世界，这就是我们的视觉识别。

通过这种视觉功能，我们的视觉体验世界就变得稳定、恒常，进而通过意义的共有，就可以与他人共有、分享。听觉也同样，我们置身于声音刺激充斥的世界，但仅仅有意义（必要）的声音作为图（主体）突出（其他的声音就退到幕后，成为背景），能被我们听见。在嘈杂的环境中我们也能对话，在发动机的轰鸣声中我们也能听音乐、开车，都是一样的道理。

感觉刺激充斥的世界

按"主体、背景"感知世界的知觉方式，对我们来说不言自明，是再自然不过的现象，仿佛从一出生我们就是那么看世界、听世界的。但从发育的角度来看，在婴儿期的认知体验世界中，孩子并不是这样感知世界的。其后随着识别的发育，孩子才开始提取、区分有意义的感觉刺激，形成人类固有的这种识别的知觉方式。

随着识别的知觉方式的获得，人就丧失了通过直接接收的感觉刺激信息来认识、理解世界的能力，丧失了认知的知觉方式。触目瞬间，就是房子、树木（提取有意义的事物），即便想看纯粹的色彩、形状组合（原本的样子）也看不见。

而识别发育迟缓的智力障碍、孤独症孩子，由于尚未充分掌握识别的知觉方式，因此感觉运动期的认知的知觉方式仍然残留，即他们仍然具有通过直接接收的感觉刺激信息来认识、理解世界的知觉能力。那个世界可以说是纯粹的知觉世界，由直接接收的色彩、形状组合等信息构成，同时那也是充斥着感觉刺激的混乱世界。

感觉性得到进一步磨炼

智力障碍、孤独症孩子还不得不进一步磨炼认知的知觉方式，以弥补识别（意义）的知觉方式的不足，结果，他们的体验世界具有高度的感觉性（感觉能力），这也是发育障碍孩子的特点之一。那是一个没有经过意义（概念）化的、敏锐的、直接的感觉世界。

例1 她一动不动地坐在留声机前，从头到尾听完贝多芬的《第五交响曲》，然后又要求从头再放。很明显，她喜欢这支曲子。应该是出于本能，她对自己的众多唱片了如指掌。她不识字，可分得清每张唱片，要找哪张也找得到。我不知道她是怎么做到的。——赛珍珠著《妈妈，请不要悲伤》

例2 我认识一位小男孩……他喜欢颜色鲜艳的布片，是真的很喜欢。看见不同颜色、质地的布片，他打心眼里开心，会将布片按各种方式摆弄来摆弄去，乐此不疲。——同上

例3 一岁半时，他就分得清18支交响曲，刚开始听第一乐章，他就知道是谁作的曲，会说出"贝多芬"等。同一时期，他开始旋转玩具、瓶子、盖子，可以一直玩几个小时。他的手非常灵巧，能将它们旋转成圆圈。看见旋转，他变得非常兴奋，忘乎所以地又蹦又跳。现在，他又爱上了追逐镜子反射的光线。谁也不能改变他的那些爱好。——加纳著《情感互动的孤独性障碍》

例1、例3中的孩子具有敏锐的乐感以及由其带来的丰富的听觉世界。世界上有很多人喜欢听贝多芬的乐曲，但他们并不是仅仅喜欢那些令人愉悦的声音刺激，他们一定还会从中感受到某种意义（精神性内容）。他们会产生各种各样的感想，比如"演奏技巧纯熟"，或者"演奏技巧无懈可击，但缺少激情"等。而发育障碍孩子则可能完全（也仅仅）沉浸在纯粹的声音世界中，身子都不动一下。具有敏锐的乐感、旋律感，对声音具有鲜明的感受性，这在发育障碍孩子中并不少见，他们不只具有视觉优势。

例2中的孩子对布片的颜色、手感的细微差异非常敏

感，且喜欢那种感觉，也喜欢摆弄、组合它们，乐在其中；例3中的孩子还喜欢旋转不停的物体带来的视觉上的独特愉悦感、稳定感，也喜欢追逐通过镜子反射到墙壁、天花板上不断变幻的太阳光线。智力障碍、孤独症孩子都或多或少拥有这种享受纯粹感觉体验的能力，这对他们来说是不可多得的天分，因为拥有享受愉悦的能力对生存至关重要。

一般来说，直接、直观的感觉能力会随着识别发育而衰退，但发育障碍孩子的这种能力可能反而进一步得到发育。他们的感觉世界与定型发育的人存在很大差异，下面来看具体表现。

超群的记忆力

例　将积木、珠子、小棍一起给孩子们玩，也没有刻意要摆成什么样子，可孩子们却一次又一次摆成当初给他们时的样子。他们的记忆力真是令人惊叹啊。几天后，再给孩子们更多的积木，唐纳多和苏珊的表现更是出奇：两人又将积木摆成前几天给他们时的样子，每块积木的颜色，朝上的图案、文字，朝向，都和先前一样。如果少了一块，他们瞥一眼就知道，还会执拗地要求补齐。——加纳著《情感互动的孤独性障碍》

记忆力超群在智力障碍、孤独症孩子中并不少见，这与高度的感觉性密切相关。这是感觉刺激直接印入脑海的记忆方式（视觉刺激就像照相一样），被称为遗觉象记忆

(eidetic memory)，即形象（感觉、认知）记忆。

这并不是特殊的能力，在婴儿期（感觉运动期）的感觉记忆就是如此。孩子越小，这种记忆能力越强，一般会随着成长而衰退。玩神经衰弱纸牌游戏，小孩子就比大人厉害，也是这个道理。随着识别发育，意义（识别）记忆成为主要记忆方式，要记住随机摆放的积木或无意义的出牌，就变得困难了。

在我们看来，唐纳多和苏珊的记忆力太了不起了，但对从认知（感觉）而不是识别（意义）上来认识、理解世界的人来说，这实在是太自然不过的事了。也有成人（即便识别发育完成）仍然保留这种高度的感觉记忆能力，他们被称为遗觉象记忆者。

> 意义记忆会随着时间的流逝而变得模糊或不准确，但遗觉象记忆却能够长期、准确地保存下来，就像印入胶卷上的影像一样，而且是瞬间就记住。前面的唐纳多和苏珊就是这样的例子。在我们普通人看来，拥有这种超群记忆力的人无异于天才，因此他们被称为白痴天才或学者综合征。
>
> 识别发育迟缓的孩子一般被认为记忆力不行，确实，他们要记住在学校学习的东西非常困难。这是不擅长意义记忆，但直接记住感觉刺激信息的能力却充分具备（甚至超乎常人），这是认知（感觉）记忆弥补识别（意义）记忆的不足。学者综合征就是特别突出的例子。作为与生俱来的个体差异（天分），他们的感觉记忆能力或遗觉象记忆能力原本就高，再加上偶然的识别发育迟缓，所以感觉记忆能力不得不进一步磨炼。
>
> 遗觉象记忆能力高也会带来别的困难。因为不会随时间的

流逝而变得淡薄或发生变化，因此不愉快的感觉体验一旦被记住，就会一直保持其鲜明的临场感（如果是意义记忆，则越是不愉快的内容，越容易随时间的流逝而变得淡薄，甚至消失）。一旦遭遇些微刺激，不愉快的感觉记忆就会复苏，仿佛刚出现似的，进而引发混乱甚至惊恐发作。这被称为滞后现象（杉山登志郎），而在发育障碍表现出的感觉混乱（过敏）背后，也不乏其身影。

看似了无意义的刻板、重复行为

发育障碍孩子热衷于玩水、玩沙子，其实也是在享受感觉体验。他们让水不断地从手上流过，或者捧起沙子，让沙子从指间漏下，乐此不疲。这些看似了无意义的刻板、重复行为，却让孩子享受到丰富的感觉体验：水流在手上的变化、溅出的水花，或者从指间漏下的沙子的触感、阳光下沙子的反光，都给他们带来愉悦。发育障碍孩子还喜欢撕纸，"嘶嘶嘶"……纸张撕裂时的手感、发出的音色变化，他们都敏锐地捕捉到了。

对生活在识别（意义）世界的我们来说，那不过是了无意义的刻板、重复行为，但对生活在认知（感觉）世界的孩子来说，那实在是趣味无穷的游戏。他们沉浸在这个世界中时，也许不再不安、紧张。但他们也不能总是沉浸在那样唱独角戏的游戏中，自个儿享受愉悦，我们应该为他们提供发育支持，让他们体验到与他人共享的愉悦，从而促进其互动发育。

发育障碍所拥有的高度感觉性的世界也可能转化成艺术作品，实现社会化（共有化，如山下清的贴画、大江光的音乐等）。他们笔触细腻、色彩丰富的绘画或优美的旋律，让人感受到其艺术性，也得以一窥发育障碍的感觉性世界。当然，也有人怀疑是否因为他们障碍者的身份而予以了过高评价，甚至怀疑作品本身的艺术性。且不论这些作品是否具有艺术性，但他们的作品无疑表现了他们所置身的一重体验世界。对生活在多重体验世界的我们来说，或许他们的艺术表现看起来粗浅、单纯，但那也是无可奈何的事。

7 感觉世界的混乱性

过度的感觉刺激

高度感觉性带来丰富感觉体验世界的同时，也带来感觉的混乱性（过敏性），当然那也有不安、紧张的原因（战战兢兢地走夜路时，甚至会被轻微的声响吓着）。不安、紧张、感觉敏锐是识别发育迟缓孩子的常态。

智力障碍、孤独症孩子生活在认知（感觉）的体验世界中，这可能是他们感觉混乱性（过敏性）的最大原因。

我们周围充斥着无数的视觉、听觉刺激。从生物学的角度来看，我们的感觉感受器应该能够接收所有这些刺激（在视阈、听阈内）。

识别发育意味着我们从所有刺激当中以"图（主体）"的方式提取有意义的事物。看向窗外，我们立马看见的是房子、树木、马路等街头的景象，而不是对所有感觉刺激信息都来者不拒。即便各种听觉刺激交织，对方的话语（有意义的声音）也会以"图（主体）"的形式进入耳朵。

识别发育迟缓，通过直接接收的感觉刺激来认识、理解（认知）外界的程度越高，体验世界就越容易直接暴露于各种感觉刺激中，被纷乱的刺激所左右，从而陷入混乱，即表现为对感觉刺激的过敏。认知的体验世界在带来高度感觉性的同时，也带来感觉的混乱性（过敏性）。

从发育的角度来看，在婴儿期，孩子都是生活在直接的感觉体验世界中。新生儿一般都过度敏感，一点点刺激都可能引发啼哭。由于浅眠的时间长，视觉一开始并不敏锐，养育者也努力为之创造一个刺激少的安静环境，而且一哭马上就得到抚慰，因此新生儿受到恰当保护，并未暴露于太多的刺激中。

渐渐地，婴儿开始从认知（感觉）上认识、理解各种感觉刺激交织的外界，形成图式。进入幼儿期后，孩子开始从识别（意义）上认识、理解外界，体验世界也通过意义得到整理，变得稳定、有秩序，并最终发育成可与他人分享的共有世界。智力障碍、孤独症孩子在这个发育过程中大大落后了。

为避免暴露于过度刺激，识别发育迟缓的孩子也努力采取各种措施来保护自己，比如用两手捂耳，以避免过度的声音刺激；不直视而是从眼角斜视，不注视而是悄然一瞥，以避免过度的视觉刺激。

知觉的非恒常性

发育障碍孩子还常常表现出知觉的非恒常性。对近在眼前的巨大声响毫无感觉，对远处的轻微声响却做出过度反应，他们究竟是感觉迟钝还是感觉过敏呢？真让人无从知晓。这种情形就是知觉的非恒常性。

首先，这与身体感觉的"迟钝或过敏"相似，都是因为发育迟缓严重，感觉体验尚未得到充分的分化。

其次，我们的知觉体验原本就是非恒常性的。与恋人情意缠绵时，对周围的声音可能充耳不闻，而对恋人翘首以盼时，远处轻微的脚步声却清晰可辨。无论是定型发育还是发育障碍，知觉的非恒常性都是一样的，但发育障碍的刺激源未必与一般人相同，因此其知觉的非恒常性在一般人的眼中就可能显得怪异了。

8 感觉混乱性的应对努力

置身于过度刺激、容易陷入混乱的认知体验世界，发育障碍孩子是怎么努力适应和应对的呢？

缺乏识别的混乱

例1 约翰家搬家。看到搬家公司开始卷自己房间的地毯，约翰哭闹起来。到了新家，直到房间的家具、陈设与以前的房间一模一样，约翰才停止哭闹。他变得心满意足，满怀爱意地一件件抚摸房间里的物品。——加纳著《情感互动的孤独性障碍》

例2 "在家里，家具的摆放方式，床、儿童高脚餐椅的摆放位置，餐桌上盘子的摆放位置等，都不能有变化。有个书架上放了三本书，要是摆放顺序变了，弗雷德里克就会按原来的样子摆好。""哈沃德总是要求餐桌上每个盘子都放在固定的位置。如果有变化，他就会大哭大闹。""乔伊斯非常在意做事的顺序，比如喝茶后会要求把杯子放回固定位置，甚至把手的朝向都要跟原来一模一样，否则就会发怒。""约瑟夫说煤炭要倒在同一个地方。""盖利要求所有东西都要放在固定位置，衣柜门要关上，衣服有褶子的话要立刻弄平展，吃饭时大家的座位也不能变，一切都要按他的方式保持不变。"——同上

以上都是加纳给出的案例，从中可以看出依赖感觉的认知体验世界是怎么回事，孩子们做出了何等的努力，以让自己的体验世界哪怕只是稍微稳定一点。

例1中的约翰难以通过"自己的房间"或"客厅"的意义（概念）来认识、理解那个空间，而是凭借事物的色彩、形状等直接的视觉信息，以认知的方式认识、理解那个空间。一旦地毯卷起来，或者家具的位置变了，对他来说，那个空间就变成了自己完全不认识的陌生世界。如果能够通过"自己的房间"这个概念来认识、理解，那么即便"自己的房间"在视觉上发生了变化，也还是自己的房间。由此可知，通过意义（概念）以识别的方式认识、理解事物，让我们的体验世界变得多么稳定。

识别发育迟缓的孩子由于尚未进入言语（意义）世界，因此对他们来说，图片通常是一种有效的交流手段。图片不仅是言语的替代物，还是可靠的认知线索，因为图片在视觉上不会发生变化，总是一模一样。

保持同样模式

置身于依赖感觉的认知体验世界，要想让那个世界尽可能保持稳定（具有恒常性），就需要让通过感觉接收的信息（外界给予的感觉刺激）尽量保持同样的模式。

例2就是孩子们所做的各种尝试努力。因为置身于各种刺激层出不穷的混乱环境，他们总是试着努力确保拥有一个简单的、保持一定模式的周边环境。通过自己的努力（或者自己恢复原样，或者请求他人帮忙），让自己置身于一个哪怕稍微恒常一点的稳定的体验世界，那是他们的心灵港湾。所以他们经常执着于事物的摆放位置或做事顺序，房间的模样变了，就仿佛自己的心灵港湾失去了，世界崩溃了。

缺乏互动支持的不安

例 带马克姆出去散步，马克姆总要走同一路线，坚决不肯到别的地方去；史蒂芬的母亲说要是想变一下散步的路线，他就会像被火花溅到一样，立即开始哭闹，而现在即便还是一副不情不愿的样子，好歹能够跟着走别的路线了。——加纳著《情感互动的孤独性障碍》

这也是保持同样模式的例子，但与前面的例子稍有不同。通常，随着探索活动的进行，已知的事物与未知的事物会开始截然分开。未知的事物，在安心的时候，就成为好奇（探索）的对象；在不安的时候，就成为戒备的对象。马克姆、史蒂芬原本就非常不安、紧张，要走没有走过的路线（未知的事物），当然表现出强烈的恐惧或戒备了。

其实每个孩子都有这样的表现。面对新事物时，很多幼儿都会退缩，但在互动的支持下，比如有母亲牵着小手，幼儿会感到安心很多，会顺从地跟随母亲去走新的路线；渐渐地，幼儿会克服恐惧，新的路线也变成熟悉的路线和已知的事物。而互动发育迟缓的马克姆、史蒂芬，即便有母亲陪伴，也一时难以踏上新的路线（史蒂芬后来有了一点点进步）。

是适应的努力

保持同样模式（固守自我秩序），即加纳提出的孤独症的特点之一，是识别发育迟缓，生活在认知体验世界的孩子的共同特点。这种现象并不限于孤独症，从智力障碍到孤独症的连续性发育分布中，都或多或少存在这种情形。

在发育分布图中越接近孤独症，识别发育迟缓就越严重，互动发育迟缓也变得严重，如前面的马克姆，就越容易固守自我秩序，变得极端。因此，固守自我秩序被视为孤独症的障碍特点（症状）之一。这不是障碍带来的病理性现象，而应被视为正常的适应努力。

如果强行纠正固守自我秩序的行为（当成不良癖好或

症状），则可能造成严重后果。最好的办法是营造一个稳定、简洁的环境，让孩子易于认识、理解。简洁不是单调，简单的模式也不是中规中矩。

将事物模式化，通过模式认识、理解事物，从而让环境变得稳定，正是我们每个人的生活方式：每天的例行工作、做事的顺序、物品的摆放位置等，基本上都是模式化了的，这就是我们的日常生活。通过模式化，事物有了秩序，做每件事的时候也不用再去思考、选择，只需按既定的方式行动即可，从而节省了心力。因此固守自我秩序不是发育障碍的特异性特点，而是我们人类的共同特点。

基本上按一定的模式运转，这就是我们平安无事的日常生活常态。发育障碍孩子所追求的也不过如此。遭遇不测时，我们日常的模式崩溃了，我们不也陷入困惑、混乱之中吗？但我们生活在多重世界中，而非发育障碍孩子置身的一重世界，我们可以自由切换到其他模式，或者通过识别的力量进行应对，或者得到互动的支持而予以克服（如果事态过于严重，我们不也同样可能陷入惊恐发作之中吗）。

对阿斯伯格综合征的人来说，感觉的混乱性（过敏性）情况又如何呢？他们基本上不存在识别发育迟缓，是否就不会出现感觉的混乱性呢？事实上，他们也存在严重的感觉混乱性（过敏性）问题。前面从识别发育的角度探讨了感觉的混乱性，其实互动发育也与之密切相关（第10 章 15）。

9 高度冲动性的世界

形成、驱动我们体验世界的，除了感觉之外，还有冲动、欲望、情绪。为维持生存，我们会迸发生物学的力量——冲动，促使我们采取行动；当冲动具体表现为"寻求××"时，则成为欲望；欲望具有强迫性，满足时会产生快感（充实感），得不到满足时会带来沮丧（情绪）。

自我掌控能力来自社会的学习

智力障碍、孤独症的孩子一般不太善于掌控冲动、欲望、情绪，孤独症孩子尤其明显。看自我掌控能力的发育过程，就能明白其中缘由（第 8 章 10）。

动物都凭冲动、欲望生存，而人不仅是生物学的存在，还是社会的、共有的存在。人除了具有生物学的欲望外，还有各种人际的、社会的欲望。随着欲望的社会化，我们的情绪也不再停留在单纯的喜怒哀乐阶段，还会出现复杂的、微妙的社会的情感。

冲动、欲望的出现是生存所需，遵从冲动、欲望而采取行动无疑是生物学的适应行为，但人既然生活在共有的社会中，就需要掌控自己的冲动、欲望，甚至情绪，否则共有社会就难以维持、运行。所谓冲动、欲望的掌控，就是根据社会的约定（规范）、状况，有时努力予以抑制，有时又努力予以满足。要是没有这种掌控能力，人就难以在社会中生存下去，但它并非与生俱来，而是需要通过社会的学习后天培养。

发育迟缓，尤其是互动（社会性）发育迟缓的孤独症孩子，一般都比较难以培养自我掌控能力，也因此不善于掌控冲动、欲望、情绪，即具有冲动性，常被视为其障碍特点之一。下面从发育的角度来探讨这个问题。

自我掌控能力的获得：互动必不可少

婴儿即便产生冲动、欲望，也无法自己采取行动，予以满足（无法自我掌控），由此而生的沮丧情绪会转变成啼哭；养育者听到哭声，会判断婴儿的欲望并予以满足，这就是抚育。通过这样的互动，久而久之，婴儿会明白，通过啼哭（借助养育者的力量），欲望就能够得到满足。这就是自我掌控能力、意志的最初萌芽。

进入婴儿期（0-1岁）后期，想要什么东西，婴儿会自己伸手，或者向大人发声以引起注意或催促，大人也会相应地予以应对。通过这样的共同作业，婴儿得以满足自己的欲望，自我掌控能力进一步提高。

进入幼儿期（1-6岁）后，大小便训练开始，幼儿开始主动地学习通过自己的力量掌控自己的冲动、欲望。在大小便训练中，幼儿不仅学会了正面满足，也学会了反面抑制自己的冲动、欲望，就像驾驶（掌控）汽车一样，既需要学会踩油门又需要学会踩刹车。

在婴儿期与养育者之间形成的依恋、婴儿性欲的基础上，大小便训练得以顺利进行（第 8 章 10）。这一过程，不能简单地囿于"大小便训练"的字面意思，即似乎是父母对孩子的单方面训练，实际上，这也是养育者与孩子之间进行亲密互动、共有愉悦的过程。

例　看到孩子乖乖地坐在小便盆上便便，父母的脸上绽开了花，幼儿看看父母的笑脸，再看看自己拉出的便便，也露出骄傲的神情。有这样的情景吧？学习使用勺子、筷子，也是在一家人围坐餐桌，共享美味中进行的。正是有了亲子之间的互动、愉悦，孩子才积极、努力地学习掌控自己的冲动、欲望，尽管这并不容易。对发育迟缓孩子进行各种技能训练（广义的大小便训练）时，不论项目的内容、设计如何科学，也不要忘了互动、愉悦的重要性。

发育分布图中的自我掌控

与定型发育孩子相比，智力障碍孩子培养自我掌控能力的难度大，也不一定能充分获得。从婴儿期到幼儿期，智力障碍孩子同样会借助（利用）大人的力量培养自我掌控能力，但却难以理解规则，判断状况，因此其自我掌控能力的发育很容易受挫。

在发育分布图中，越接近孤独症，自我掌控能力的发育不足就越明显。孤独症孩子不仅存在识别发育迟缓，还存在互动发育迟缓，在成长过程中难以借助（利用）大人的力量，缺乏与大人的密切互动、愉悦共享，自我掌控能力的发育从一开始就备受挫折，难以充分生根、发芽。

孤独症孩子表现出的高度冲动性，就同时有识别发育迟缓、互动发育迟缓的背景。他们对冲动、欲望、情绪，既不能充分抑制，又不能充分予以满足，两方面都不擅长，完全被其所左右。

即便是智力障碍、孤独症，大多数孩子还是能学会在卫生间排泄等基本的生活自理技能，尽管速度可能慢一点。发育有多种迂回途径，不是只有一条"正道"。大小便训练中的迂回途径，就是将排泄行为作为一种模式，让他们被动地学习、掌握。这不是自主地掌控冲动、欲望的表现，其自我掌控能力并未得到充分发展。

在发育分布图中的阿斯伯格综合征又如何呢？阿斯伯格综合征孩子具有识别能力，互动发育迟缓也没有孤独症孩子严重，通常他们冲动性、自我掌控能力的不足不是那么明显，但有时也会露出端倪。从婴儿期开始，阿斯伯格综合征孩子即出现互动发育迟缓，与大人缺乏互动、愉悦共享，这点与孤独症孩子相差无几。因此，他们有时也可能表现出冲动性，让周围的人困惑不已，比如，"是明白事理，具有判断力的人啊，为什么会那样表现？"有时，他们自己也会说，"虽然明白，可突然就这样了"，或者"等明白过来，事情已经做下了"。

10 情绪压力的应对努力

高度不安、紧张、孤独，感觉混乱（过敏），被冲动、欲望、情绪所左右，从智力障碍到孤独症，虽然存在程度的差异，但这些孩子无不生活在上述压力交织的体验世界中。在发育分布图中，越接近孤独症，这些压力越大，却无处可诉其痛苦和委屈。在周围人眼中的问题行为、不良行为、混乱，应该是他们所做出的应对努力吧。

长期置身于严重压力之下，遭受强烈的情绪困扰，他们却难以掌控自己，自然很容易陷入混乱。当然，他们也努力尝试予以应对，下面来看他们的应对努力。

刻板、重复行为

发育障碍孩子可能反复、持续做同样的动作，这种现象被称为刻板、重复行为，也被视为其障碍特点之一。具体有翻手掌、摇晃身体、跳来跳去、转圈、手拍个不停等，多为简单的、单调的身体运动，虽然统称为刻板、重复行为，却具有不同的意义。

作为身体运动，带来愉悦

像我们陶醉于体育运动一样，发育障碍孩子也爱活动身体并乐在其中，这没有什么好奇怪的。在我们眼中，也许他们的刻板、重复行为显得单调、毫无意义，但我们一圈圈跳舞，一直跑呀跑的，与他们的行为有什么不一样呢？

不少人会说跳舞、跑步"可以减压"，或者"做的时候其他什么都忘了"，其实发育障碍孩子的刻板、重复行为也有一样的效果。反复的身体运动会带来愉悦的刺激，让自己沉醉其中，那时他们也会忘记自己置身的那个充满痛苦、混乱的体验世界。

> 我们自己的反复运动，就是"坚持不懈的体育运动"，而发育障碍孩子的身体运动，就是刻板、重复行为，这难道不是多重标准吗？要说有区别，只不过发育障碍孩子的身体运动是在自己一个人的世界中进行，没有与他人共享、共有运动的愉悦。发育迟缓也是共有的迟缓。如果我们因此将其视为由障碍所致的无意义刻板、重复行为，那是否也意味着我们拒绝共有了呢？

作为情绪处理的努力

刻板、重复行为还是情绪处理的表现，单调、重复的身体运动可以消解、驱散沮丧情绪。我们情绪紧张时，不也止不住地晃腿，像动物园笼子里的熊一样不停地走来走去吗（几乎无意识地）？发育障碍孩子也是在情绪压力大时才出现刻板、重复行为。

发育障碍孩子的情绪压力非常大，即便是做刻板、重复行为也未必能有效消解。对我们来说，要是一个方法不管用，就会尝试其他方法，选择很多。但识别发育迟缓的孩子没有别的办法，而互动发育迟缓的孩子什么事都只能靠自己，也只会用那个办法。因此，他们的身体运动才会一直持续下去，以至于被视为刻板、重复行为。

> 刻板、重复行为可以缓解情绪压力，具有镇静的作用，一个明显的例子就是摇晃身体，即轻轻地持续地晃动身体。抚慰婴儿、哄婴儿入睡时，父母不是只抱着，还会轻轻摇晃他。而发育障碍孩子是自己晃动自己的身体来缓解压力，从中也可以感受到他们的无助和孤独。如果压力缓解，他们会停下来；如果压力仍然持续，他们就可能一直摇晃下去，或者晃动幅度加大。

让他人卷入其中

如果发育水平再高一点，他们会利用经验，要求重复以前自身感觉有效、受用的应对方法，应对水平也提高了。

他们可能反复要求说"没关系"，或者要求"给拍拍"，也许是因为以前他人对自己说"没关系"或给捶背的时候，他们感觉不再那么烦躁了。这是借助他人力量来缓解自己的压力，可以说应对水平提高了。要是情绪压力还得不到缓解，他们就可能反复要求对方继续，结果对方免不了发火、不耐烦，这被称为卷入型刻板、重复行为（更准确地说，不是卷入他人，而是依靠他人）。

孩子出现这些刻板、重复行为，一定是遭遇了严重不安、紧张等情绪压力。一定要找出原因，予以消解，为他们提供支持。

自我刺激行为

刺激性升级

刻板、重复行为与自我刺激行为有交叉的地方。所有身体运动都是对身体的自我刺激，如果身体运动变成咬、打自己的身体，则刺激性大于运动性。智力障碍、孤独症孩子不时可见这样的自我刺激行为。

自我刺激行为是对强烈情绪压力的应对行为。对自己的身体施以强烈的刺激，可以一时驱散沮丧、情绪压力。我们遭遇强烈情绪压力时，也会挠头、揪头发、跺脚（不由自主、情不自禁），那也是自我刺激行为。

对发育障碍孩子来说，仅仅依靠自我刺激行为，情绪压力也不一定能够得到缓解，所以他们的自我刺激行为可能一直持续下去。为了加大刺激，甚至可能把手咬出血，用头猛烈撞击墙壁，或者拍打容易感受刺激的身体部位（如眼睛）等，发展成自伤行为。

自伤行为的应对

自伤行为很危险，必须制止，但有时越制止可能反抗越激烈，因为那也许是本人最后的应对措施。如果强行制止，反而可能适得其反。可以采用以下办法：

（1）找出情绪压力的原因。

是什么给孩子造成了强烈的情绪压力？找一找可能加大不安、紧张的因素，或者给他带来不愉快感觉刺激的事物。如果找到原因，就尽量消除；即便当时不能消除，也可以以后预防。当然，也可能是刺激的滞后表现（第10章6）。

（2）改变环境。

如果是所在环境给孩子造成情绪压力，可以把他带到熟悉、安静、刺激相对较少的地方。改变环境也可能缓解不安。

（3）从后面抱住孩子。

还可以从后面抱住孩子，以制止自伤行为。父母从后面抱住惊慌、哭闹的孩子，对他说"不要怕，没关系的"，也会让他感到安心。紧紧拥抱可以缓解不安，通过身体传递给孩子安稳、安心的感觉。发育障碍孩子感觉性高，他们以认知的方式来认识、理解体验，安心的感觉很容易通过肌肤传递。孩子有了安心的感觉，就会慢慢平静下来。如果父母抱住孩子时自己情绪不安、烦躁，安抚孩子的效果就会大打折扣。

孩子陷入情绪混乱、惊恐发作时，反复进行这样的互动（拥抱），孩子就可能逐渐学会借助周围人的力量（与他人共有情绪压力），而不是自己一个人去应对。

11 孤独症谱系障碍与智力

下面探讨在精神发育的连续分布图（图22）中位于C区域的孩子。

他们一般被称为高功能孤独症或阿斯伯格综合征，主要障碍是互动发育迟缓，识别发育基本上不存在迟缓或程度较轻。与智力障碍、孤独症孩子相比，他们智力（识别力）水平高出很多，互动发育迟缓程度也比孤独症孩子轻。因此，他们的体验世界也与智力障碍、孤独症孩子存在很大的不同。

当初正是发现了阿斯伯格综合征，孤独症的智力问题才引起人们的关注，下面再回顾一下。

加纳与阿斯伯格

在20世纪40年代，加纳发现了在人际互动上存在典型障碍的孩子，将其称为早期幼儿孤独症。他认为那是完全不同于智力障碍的另一种障碍，也许潜在智力很高。同一时期，阿斯伯格发现智力很高，但人际互动（社会性）存在典型偏离的孩子，将其称为孤独的精神病气质。

日本很早就注意到上述两位学者的研究成果，在20世纪60年代，将孤独症分为加纳型和阿斯伯格型，研究讨论的焦点是两者的本质是否为同一障碍。

Rutter 的认知障碍假说

进入 20 世纪 70 年代，Rutter 收集孤独症孩子的智力测验数据，提出认知障碍假说，认为孤独症也是一种智力障碍（认知缺陷），这种观点逐渐传播开来（第 9 章 2）。

Rutter 的认知障碍假说与以前对孤独症的认识有很大不同，其影响也波及教育领域。在 20 世纪 60 年代的日本，"孤独症的潜力高，与智力障碍不同，应该在别的框架内接受支持教育"这种观点逐渐被接受，因此设立了专门针对孤独症的支持班级（情绪障碍班级）。在 Rutter 的认知障碍假说成为主流后，日本的智力障碍支持教育与孤独症支持教育就合二为一了，智力障碍支持的经验、方法也开始运用到孤独症上。

即便在 Rutter 的认知障碍假说盛行的时期，研究者们还是注意到一些孩子虽然具有孤独症的特点，却并无识别发育迟缓现象，并将其称为高功能孤独症（high functioning autism），不过被认为是少数案例，并未成为研究的主要对象。

Wing 的"再发现"

进入 20 世纪 80 年代，Wing 再发现了阿斯伯格的研究成果，阿斯伯格综合征的称谓也随之传播开来。高功能孤独症与阿斯伯格综合征两个术语几乎表示同一意思，唯一的区别是阿斯伯格综合征不存在言语发育迟缓，而高功能孤独症或多或少存在言语发育迟缓现象，即两者只是在识别发育水平上存在差异，发育水平高一些的被称为阿斯伯格综合征。

拥有了阿斯伯格综合征的视角后，人们发现具有这种障碍的孩子不在少数，他们也随之成为发育障碍研究的主要对象。现在人们开始说发育障碍增多了，其实增加的大部分是阿斯伯格综合征，而具有识别发育迟缓的孤独症、智力障碍并没有增加。

称为孤独症谱系障碍

Wing 认为，广泛性发育障碍并不是孤独症、高功能孤独症、阿斯伯格综合征等各个"不同"障碍的统称，这些障碍其实是呈连续性分布的，因此提倡将其称为孤独症谱系障碍。即便存在智力差异和其他方面的差异，但这些障碍在本质上是一样的。Wing 的观点得到广泛认同。确实，很难按教科书上的孤独症、阿斯伯格综合征的定义进行截然区分，Wing 的假说与实际情形相符。

最新修订的 DSM-5（2013 年）就抛弃了广泛性发育障碍的称谓，改而使用孤独症谱系障碍这个诊断名称，而且其下也不再有孤独症、阿斯伯格综合征等进一步分类。

一个事物要呈连续性分布，严格说来，必须有衡量连续性分布的明确指标。彩虹是连续光谱（看起来是不同的颜色），是因为光的波长呈连续性分布，而孤独症谱系障碍的概念却没有这样明确的指标，衡量标准比较含糊。

以智商（IQ）为衡量指标

假如以智力测验的结果为衡量指标，又会怎样呢？

假设对 1 000 名互动发育迟缓的同龄儿童进行智力测验，相信得到的分值一定会有低于社会平均水平的，也有高于或与平均水平持平的，而且呈连续性分布。即便实际进行测验，相信也会得到这样的结果。

再看智力分布与互动（社会性）发育水平的相关性。一定会发现智力测验分值越低的孩子，互动发育迟缓程度也越严重，因为识别发育与互动发育是相互促进的。

与一般人口的智力分布大致呈正态分布一样，孤独症谱系障碍孩子的智力分布也一定会大致呈正态分布。那么，从统计学上来看，就会发现在孤独症谱系障碍中，阿斯伯格综合征（智力处于社会平均水平或以上）一定占大多数（具有识别发育迟缓的典型孤独症，只占孤独症谱系障碍的少数。实际上，当初孤独症被发现时，也被认为是罕见障碍）。

严格来说，孤独症谱系障碍的智力分布也并不呈典型的正态分布，低于平均智力部分（左方）的曲线会上抬，就像 Penrose 发现智力障碍的曲线会上抬一样，因为存在大脑障碍导致识别发育迟缓的病理组。

互动发育迟缓的孩子，即被诊断为孤独症谱系障碍的孩子，若以 IQ 为指标，就可以做出如图 23 的连续性分布图。从病因论来看，越接近曲线的左下端，由大脑障碍等诱因导致的病理组所占比例增大；越接近曲线的右下端，自然个体差异（由多基因遗传导致的先天性因素）的生理组（正常的偏离）所占比例增大。

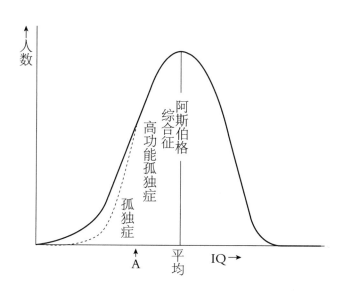

图 23　以 IQ 为指标来看孤独症谱系障碍

智力水平高又会怎样呢

在符合阿斯伯格综合征诊断标准的人中，有一部分人智力非常高，看图 23 也会发现这一点。只要智力分布呈正态分布，这种现象就不足为奇。

但智力超群本身也可能成为孤独症谱系障碍的风险因素、诱因。智力超群，从某种意义上来说，也是发育的

disorder（障碍）。

　　针对爱因斯坦、爱迪生、比尔·盖茨等天才，不时有人说他们是阿斯伯格综合征。这是为什么呢？关于高智力与互动发育障碍的相关性，后面再探讨。

　　　在不去上学成为社会关注问题的年代，人们会说"爱因斯坦也不去上学"；当注意缺陷多动障碍引起人们关注时，又有人说"爱迪生也是注意缺陷多动障碍"；现在又有人说"爱迪生是阿斯伯格综合征"。事实真的如此吗（第12章4)？

12　发育速度、水平的差异

都在发育，但差距拉大

　　现在来看每个孩子的发育情形。所有的孩子，即便存在发育速度的快慢、发育水平的高低，但都在发育。同样，孤独症谱系障碍孩子也不会一直停留在发育分布图中的某个位置。

　　且看图23，假设那是一群5岁孩子的智力分布图，当时一个孩子的位置在A点。那群孩子满20岁时，那个孩子的位置并不一定还在智力分布图中的A点。为此，对最初报告的11名孤独症孩子，27年后加纳还进行了跟踪调查（第9章2)。

　　　在报告了1943年的11个案例在27年后的状况后，加纳得出以下结论（1971）：

"以上就是 11 个案例的结局。他们在上学前的行为模式非常相似，几乎就是同一综合征。虽然随后又进行了约 30 年的跟踪调查，但案例数太少，不具有统计学意义，不过可以得出以下颇有意义的结论，即他们偏离了当初的相似性，结局出现大幅度差异，从完全的无民事行为能力到行为虽然受限，但至少在表面上社会适应不错，甚至拥有职业。"——加纳著《情感互动的孤独性障碍》

加纳最初诊察时，11 名儿童的状态几乎相同，即便按现在的诊断标准，无疑也都是典型的孤独症。不过 27 年后，他们出现大幅度差距（2 例消息不明、1 例死亡）：有的智力发育也迟缓，孤独症症状更加严重（案例 3、5、6、9、11）；有的智力得到发育，成为合格的银行出纳、复印操作人员，按现在的标准，会被诊断为阿斯伯格综合征（案例 1、2）；还有处于两者之间的（案例 7）。

孤独症谱系障碍是指个体某一时点的状态，在那个时点，考察整个孤独症谱系障碍分布图，会发现整体上呈连续性分布，从症状轻的到症状重的都有。

加纳的跟踪调查发现，在幼儿期状态几乎相同的孩子，27 年后有的症状加重，有的症状减轻，发育差距拉大，即孤独症的经时发育也呈连续性分布。

是什么造成经时发育的连续性分布呢

经时发育的连续性分布，加纳称为"偏离当初的相似性"，并进行了探讨。

跟踪调查发现，在症状加重的 5 个案例中，有 4 个案例都长期住在州立精神病医院，加纳为这一共同点感到吃惊。他表示，"进入州立精神病医院，简直就等于被判了无期徒刑"（比如案例 9 从 5 岁 10 个月开始就一直住在精神病医院里）。加纳虽然没有将症状加重完全归咎于长期住在精神病院，但他仍然怀疑偏离当初的相似性，失去当初的发育力及症状加重（完全无民事行为能力），与幼年起即长期住在精神病医院有关。

在 20 世纪 70 年代，美国掀起了撤销精神病医院的运动，起因就是州立精神病医院恶劣的住院环境和低劣的治疗水平。

在 20 世纪 70 年代的孤独症研究中，由于大脑障碍假说盛行，环境的影响几乎被全面否定，加纳的怀疑当然也无人关注。症状加重的加纳案例（包括长期入院者）甚至被直接当作孤独症是严重大脑障碍且转归不良的证据，而案例 1、2 症状改善的情形被忽视。孤独症被广泛视为没有改善希望的严重障碍，这无疑给孤独症孩子的父母带来沉重打击。

从发育的角度来看，随着发育的进行（第 9 章 3），个体之间的发育速度、发育水平差距加大，从当初的相似性到后来的偏离是自然现象。孩子都沿发育的向量成长，不过发育的力量原本就存在个体差异，所以发育速度、水平也呈连续性分布。

精神发育还与大人的互动参与密切相关（第 7 章）。孩子不是一个人独自发育，而是在与父母的互动中前行的。不存在不受环境影响的发育，除了孩子自身发育力量的差异外，环境的差异也是导致发育出现差异的原因之一。

孤独症孩子的发育速度、水平也同样呈连续性分布，如加纳的跟踪调查所示（当时的研究者都只注意到转归不良案例比例高的事实）。

> 孤独症孩子原本互动力就弱，与环境的社会性互动严重不足，那环境对他们的影响就小吗？事实正好相反。没有哪个孩子与环境的互动为零，孤独症孩子尽管互动力严重不足，但也会利用其仅有的互动力。正是由于主动与环境进行互动的力量弱，他们才更容易单方向地受到环境的影响。

由上可知：

a. 孤独症孩子也会成长，而且一定会沿发育（改善）的向量成长，孤独症绝不是一成不变的障碍。

b. 孤独症孩子的发育（改善）水平呈连续性分布。

c. 孤独症孩子在精神发育的连续性分布中的所处位置，与其发育力量和环境的影响有关。

13 依恋与孤独症谱系障碍

互动力存在个体差异

孤独症谱系障碍的互动障碍，具体是什么表现呢？下面从发育的角度来探讨。

即便是新生儿，在吃奶的时候也会用目光追随母亲的脸，会用耳朵去捕捉养育者跟自己说话的声音，显示出对人的互动愿望和渴求。

这就是弗洛伊德所称的婴儿性欲，Bowlby、Ainsworth所称的依恋。这种与生俱来的互动愿望和渴求（互动力），正是促进互动（社会性）发育的原动力。

互动力是生物学的能力，必然存在自然的个体差异，不可能每个孩子都一样。Chess S、Thomas A 等进行的气质研究发现，婴儿的感觉性、反应性、活动性等存在与生俱来的个体差异；婴儿的互动愿望（婴儿性欲、依恋）也存在个体差异。确实，有的婴儿非常黏人，有的则喜欢一个人安安静静地待着。

人的依恋是双向的

作为生物学的个体差异（正常偏差），总会按一定的比例出现互动愿望、依恋力大大低于平均水平的孩子，这让他们的互动（社会性）发育从出生伊始就容易受挫。也许正是孤独症谱系障碍多基因遗传的先天性因素造成依恋力的这种差异。即便依恋力低，也不一定就会发展成孤独症，因为互动发育是由与养育者之间的互动共同促进的。

刚刚孵化出来的小斑嘴鸭的依恋与刚出生孩子的依恋存在本质上的不同：小斑嘴鸭有运动能力，即便母鸭什么也不做，小斑嘴鸭也会自己跟上去，而人类的新生儿没有行走能力，即便有强烈的亲近愿望，也不可能自己走上前去追随母亲。必须是养育者主动接近（抱起来等），孩子的依恋才有可能形成。小斑嘴鸭对母鸭的依恋是单向的，而人的依恋是双向的，两者在机制上存在本质的不同。人的精神发育具有相互性、交流性，也许其生物学起点可以追溯到刚出生的那一刻。

刚刚孵化出来的小斑嘴鸭可以自己追随母鸭，看起来很自立，是否更有利于生存下去呢？事实并非如此。作为个体差异，小斑嘴鸭也有依恋力弱的，如果无法自己去追随母鸭，结果只能被淘汰。

人的依恋是双向的，而且先由父母主动接近孩子，即便孩子依恋力稍显不足，父母的主动接近也可以多少予以弥补，孩子也可以形成依恋，互动发育得以进行。刚出生的孩子依恋力存在个体差异，但并不会由此而决定终身，大多数孩子都会互动发育良好，也是因为有依恋的双向机制。

即便出生时依恋力不弱，但极端缺乏养育者的主动接近、互动，孩子也可能难以形成依恋，出现互动障碍，这就是反应性依恋障碍（Reactive Attachment Disorder），常出现于儿童虐待的案例（第 15 章 9）中。这也表明人的依恋是双向的。

作为诱因的触觉过敏

遗憾的是，依恋即便是双向的，有时也难以弥补。如果孩子的依恋力、互动愿望低于一定水平，那么养育者的主动接近也可能得不到回应，孩子的互动发育还是会出现迟缓；即便依恋力不是太弱，如果出现别的诱因，孩子也可能难以形成依恋。

比如，作为与生俱来的个体差异、气质差异，有的孩子触觉特别敏感，厌恶拥抱，甚至不能被拥抱。

> 小斑嘴鸭的依恋始于追随母鸭的脚步，而人的依恋始于拥抱。对灵长类动物来说，肌肤的接触在依恋的形成过程中发挥着重要作用。
>
> Harlow H F（1905–1981）做的动物行为学试验就证明了这一点（1959）。小猴刚出生即被从母猴身边抱开，放进一个笼子里，里面有金属质地的母猴，浑身是刺，但有奶，还有一个用柔软暖和的布料做成的母猴，但没有奶。结果发现，小猴对布料母猴形成依恋，尽管布料母猴没有奶。人也同样，不可能只满足于哺乳，而不渴望以拥抱为代表的爱抚和身体接触。

触觉是非常纤细的感觉，触觉过敏就可能妨碍依恋的形成。如果婴儿触觉过敏但依恋力（互动愿望）强，对爱抚行为（拥抱）的渴望就会战胜触觉过敏带来的不舒服感，最终形成依恋。触觉过敏的大多数孩子都是这样过来的吧。

如果孩子依恋力弱又正好触觉过敏，则触觉过敏带来的痛苦可能大过对爱抚行为的渴望，从而使依恋的形成受阻。仅仅是触觉过敏也许不至于发展成孤独症，但又碰上依恋力弱，则可能成为孤独症的诱因。

孤独症谱系障碍的人中，不少人在婴儿期即厌恶拥抱，即便被拥抱，也身体僵硬，表现出一副勉为其难的样子；在其后的成长期以及成年后，也有不少人触觉仍然极度敏感。这也显示了触觉过敏与孤独症的相关性。后面在探讨阿斯伯格综合征的感觉问题时会再次谈及这个问题（第10章15）。

14 对人的兴趣、对物的兴趣

人与物的分化

出生后1个月，婴儿开始长时间地注视眼前出现的事物。此时还不会抬头，不能调节眼睛的焦距，当然也不能自由地选择注视的对象，因此，最常注视的对象就是总出现在眼前，照料自己的人（养育者）了。

出生后3个月，婴儿会抬头了，也能调节眼睛的焦距，就可以自由地、主动地观察周围的世界，探索活动变得活跃。当初仿佛所有映入眼帘的东西都会引起他们的注意，现在他们则明显表现出对人的兴趣，那是新生儿期已经萌发的对人的兴趣的进一步发展。他们的视线会积极地追随人的身影、活动，会凝视人脸，对着人笑，在婴儿的认知世界里，物（事物）与人已经明确分化了。

自新生儿期开始，对反复出现在自己面前的养育者，孩子已经非常熟悉。当孩子看向养育者时，养育者会立即予以回应，物与人的分化，就始于新生儿期的注视与回应。察觉到婴儿在看自己，大人也会与之对视，露出笑脸，上前逗弄，往往还会抱起孩子，不知不觉之间就会采取友好的亲近行为。这不仅帮助婴儿明确认知到人与物的差异，还会促进他对人进行进一步的探索并与之友好互动。互动发育也由此进行（第 8 章 5）。

为什么对人的兴趣大于物

依恋力先天不足、缺乏互动愿望的婴儿，则可能对物的兴趣大于人。

事物静止不动，可以慢慢注视，而人则一直在动，难以看清楚。婴儿注视人时，对方发现后也会予以回应，采取亲近行为。如果婴儿的互动愿望强，则会表现出更加强烈的兴趣和亲近愿望。但对互动愿望弱的婴儿来说，由于对方一直在动，难以仔细观察，如果对方再贸然凑上前来，他们就会感到不安、紧张。

因此互动愿望弱的婴儿容易回避人，避免注视人。在他人看来，这或许就是对人缺乏兴趣的表现。婴儿如果持续回避人，互动发育就可能真正变得迟缓，继而发展成孤独症谱系障碍。

与人相比，事物一般不会发生变化，也不会主动凑上前来，引发不安、紧张，因此可以随意进行探索（注视），结果注意、兴趣就可能完全转移到事物上去了。随着人与物的分化，在体验世界中，定型发育孩子兴趣的重心逐渐转移到人上，最终是"物＜人"，但依恋力不足、互动愿望弱的孩子的兴趣则可能与之相反，最终变得"人＜物"。加纳所指出的第四个特点——高度的操作技能，也是指这方面（第9章2）。

黑川新二等指出，对物的兴趣大于人这一特点，也是及早发现孤独症谱系障碍高风险人群的风向标之一，并建议对他们提供具体的支持。（黑川等，2008）。

共同的探索活动

定型发育孩子对人表现出更大兴趣后，对物的兴趣也没有减弱，会继续积极地探索外界的事物。他们对物的探索方式也发生了巨大的变化，具体是怎样的呢？

从新生儿期到婴儿期初期，孩子会利用自己的感觉能力独自进行探索，会抬头后则开始与亲近的人（大人）进行共同探索了。以前独自看、独自听的婴儿，现在开始与他人一起看，一起听了（第8章8）。

婴儿探索事物时，会对外界的所有事物、刺激投以好奇的目光。当孩子的目光碰巧落在有意义的事物上时，周围人（尤其是养育者）会立即察觉，告知"是花花呢"或者"是狗狗呢"，自己也一起看；如果婴儿注视的是了无意义的事物，大人要么没注意到，要么即便注意到了，也不会告知"是墙上的污迹"或"是天花板与墙壁的分界线"，并一起看。

婴儿已经对人、人的行为产生强烈兴趣，对人的反应当然也会即时接收。对定型发育孩子来说，对物的探索与对人的探索就这样紧密联系起来。

通过与大人的共同探索，婴儿的认知世界开始出现主次之分：对自己注意的对象，大人有的反应，有的不会反应；有的会注意，有的不会注意。即开始以认知的方式认识、理解事物有无意义的区别。与大人的共同探索活动会进而发展成共有注意、用手指物、言语，孩子的互动力、识别力也同时迈上新的台阶。

而先天依恋力（互动力）不足的孩子，由于缺少共同的探索活动，则不得不以独自的探索活动踏上发育的旅程。

15 阿斯伯格综合征的体验世界

独自的探索活动

阿斯伯格综合征孩子具备促进探索活动的力量（潜在智力）。他们通过探索活动，认知、识别得到发育，但其探索活动不是与他人共同进行的，而是几乎独自展开。他们仅仅追随自己的兴趣，按自己的步调进行（发育分布见图 22）。

阿斯伯格综合征孩子不太善于通过与他人的直接交流进行学习，不过只要感兴趣，他们也会观察他人的行为，间接地学习。在这一点上，他们与孤独症孩子有很大不同。

他们的间接学习能力在言语发育上就充分表现出来，

下面具体来看。

独自的言语习得

孤独症孩子的言语发育严重迟缓，但阿斯伯格综合征孩子的言语发育能够进行，当然也与定型发育孩子存在差异。

我们只要有一定的智力并做出一定的努力（即便不与外国人交流），依靠语法书、字典、教材，也能独自学会外语。语言学习与言语发育虽然不是一回事，但阿斯伯格综合征孩子也与自学外语相似，几乎是靠自己独立习得言语的。他们不是在与他人亲密的互动中学会言语，而是靠单向地观察他人的言语活动，在大脑里记住。如果要学习什么事物如何表现，即言语的指示性，当然可以通过观察获得，阿斯伯格综合征孩子具有这样的智力。

言语的交际性则始于咿呀学语时期的情感调律，只能通过双方的情感互动获得。如果言语习得缺乏密切互动，则容易偏向言语的指示性，比如最初出现的言语可能不是"妈妈"，而是在看见汽车驶过时说出"丰田卡罗拉"。

同样，即便发音准确，也可能缺乏语调（抑扬顿挫），显得僵硬、呆板，这也是其言语特点之一，是通过脑袋学习言语的结果。这样的言语缺乏情感（交际性）支持。当然，不要因此而产生误解，以为阿斯伯格综合征孩子缺乏情绪、情感，他们只是缺乏与他人分享情感的能力和技巧，在声音言语上就表现成这样了。

通过自学获得的言语，有以下不足：①缺乏交际性（情感性）；②词义、语法正确，但容易按字面意思理解；③难以根据场合并参考与对方的关系灵活运用、理解日常言语中的言外之意，容易在言语发育的第五阶段——言外之意阶段受挫（第8章11）。

与定型发育孩子一样，随着言语的习得，阿斯伯格综合征孩子也进入有意义的世界，即以识别的方式认识、理解外界，比如打开窗子，看到的是房子、树木，开始生活在识别的体验世界中。正像言语发育上存在不足一样，其识别世界也存在不足，下面从发育的角度来探讨这个问题。

高度的感觉性

仍然感觉过敏

阿斯伯格综合征孩子已经进入识别世界，而不是像智力障碍、孤独症孩子一样仍然置身于充斥着感觉刺激、高度混乱的认知世界。因此，他们为应对情绪、感觉混乱的努力，诸如固守自我秩序、刻板重复行为、自我刺激行为也相应减少，或者作为一过性行为，其后不再出现。

但阿斯伯格综合征孩子的识别世界不是通过与他人（养育者）的共同探索活动获得的完全的共有世界，因而存在固有的困难。从婴儿期开始，感觉的共有，情绪的共有，注意、兴趣的共有等共有体验的积累就不足，他们更多的是单枪匹马地闯入了识别世界，因此其感觉体验波动较大，容易出现感觉过敏的现象。

首先是身体感觉。一般来说，刚出生的孩子身体感觉都尚未分化，个体差异也很大，但通过抚育，孩子的身体感觉会逐渐分化，向平均化（定型化）发育。与生俱来的感觉个体差异即便作为个性残存下来，也不再会表现得那么极端。

> 即便是触觉过敏，厌恶拥抱的孩子，母亲一边出声安慰一边轻轻抱起来时，他也会感受到心情的愉悦。渐渐地，心情的愉悦就会胜过触觉过敏带来的不适感，孩子喜欢上被抱的感觉，孩子感觉过敏的棱角就会被磨平，触觉得到驯化。

> 如果孩子触觉过敏，同时依恋力又弱，则可能触觉过敏带来的痛苦会大于拥抱带来的愉悦，结果一直回避身体接触。这样，触觉过敏就得不到驯化，原样保留下来。

对阿斯伯格综合征孩子来说，身体感觉向共有的方向分化、驯化的发育容易出现迟缓。比如作为与生俱来的个体差异——身体的感觉过敏，就可能原样保留下来。其他身体感觉也同样。在阿斯伯格综合征的人中，不少人正是深受身体感觉过敏、失调，身体感觉未得到充分驯化的困扰。

缺乏感觉的共有感

一般来说，随着言语的习得，通过"冷、热"等意义

（概念），自己的身体感觉成为识别的对象（客体），身体感觉也就更具稳定性。阿斯伯格综合征的人当然也能通过言语实现自己身体感觉的对象化。

不过，不少阿斯伯格综合征的人自诉，他们并不确定自己所感受到的"冷、热"与其他人的感受是否相同。

身体感觉原本就是主观感受，当然难以知道与他人是否相同，况且还有格外怕冷、怕热的人，即便是同样的气温，他们的感受也可能与别人不一样。身体感觉一定存在个体差异。尽管如此，对大多数人来说，对"冷、热"的感受还是一致的（至少看起来如此），可阿斯伯格综合征的人却总容易怀疑自己所感受到的"冷、热"，是否真的与其他人一样，即缺乏身体感觉的共有感。这与他们不是通过与他人的共同探索活动，而是依靠自己独自摸索来认识、理解身体感觉有关。

以感觉性为基础的识别世界

感觉认知残存

定型发育孩子从婴幼儿期开始即通过与周围人的密切互动，切身认识、体会到社会广泛共有的意义（概念），从而形成识别世界，那是以社会的共有性为基础的意义世界。

而阿斯伯格综合征孩子由于从婴幼儿期开始就缺乏与周围人密切的互动，因此其识别世界不是建立在社会的共有性基础之上。他们靠自己的力量（自学）形成意义（概念）和识别世界，那是建立在感觉认知基础之上的意义世界。随着识别的发育，定型发育孩子的感觉认知能力（感觉运动期）会衰退，但阿斯伯格综合征孩子即便在识别发育完成后，感觉认知仍然残存。更准确地说，那仍然是其识别世界的基础，下面是当事者的自诉。

> **例**　与大多数人不同，我的思维是从具体形象到一般化、概念化的，比如对我来说，"狗"这个概念，就与我所遇见的各种狗密切地联系在一起……歌词也是视觉化的，听到"跳（jump）"，我在小学时模仿跨栏的情景就浮现在眼前。副词引出的形象常常出错，比如"快（quickly）"如果与动词连在一起，我还能想象得出，如果只有这个词，我就会想到一种饮料。如果看到"他跑得很快"这样的句子，我在小学一年级时从书上看到的"迪克快跑的样子"就活生生地浮现在眼前；如果是"他慢慢走"，"迪克慢慢走的形象"就浮现了。小的时候，我的言语中常常遗漏"is, the, it"等单词，因为对我来说，这些单词实在没有任何意义（形象）。——Temple Grandin, *Thinking in Pictures*, 1995

可以看出，以上案例的识别是直接建立在感觉认知（尤其是视觉）基础之上的。与定型发育的人置身于由社会的、共有的意义（概念）构成的稳定的识别世界不同，孤独症的人置身于感觉认知的世界，而阿斯伯格综合征的人则置身于意义识别与感觉认知交织的世界。

通过画面进行思维的人

Grandin 说自己是通过画面进行思维（thinking in pictures）的，乍看之下似乎是了不起的特异能力，但实际情况不容乐观。在婴儿期，孩子都是通过视觉形象等感觉形象（图式）认识、理解（思考）事物的（认知）；进入幼儿期后，孩子在言语习得的过程中通过与大人进行言语交流，渐渐地学会了像大人一样"用言语进行思维（概念思维，识别）"。

在定型发育中，随着言语思维能力的获得，婴儿期通过画面进行思考，即形象思维（认知）能力会逐渐衰退（并非完全消失）；同一时期，主要记忆方式也由形象（感觉、认知）记忆变成意义（识别）记忆了。而 Grandin 的形象思维（认知）能力保存了下来，并未衰退。

Grandin 能够使用言语（声音言语）作为交流的工具，但他的言语不是通过深度的人际互动获得的，因此言语并未成为他的思维工具，他的思维仍然依据形象进行。就像很多人学习外语，能够使用外语进行交流，但思维仍然通过母语进行一样，这样想就明白了。

以形象为"母语"，通过画面进行思维的人，并不限于 Grandin 这样的孤独症谱系障碍人群，听障者中也不乏其人。从发育的角度来看，通过画面进行思维的能力，原本每个人都具备。而阿斯伯格综合征孩子即便不完全像 Grandin 那样表现明显，但都或多或少停留在视觉的言语世界中，其言语不是以社会的、共有的意义为媒介，而是直接与生理的、感觉的形象联系在一起，与形象、感觉的关系非常密切。

不少阿斯伯格综合征孩子会沉浸在所谓的孤独症幻想世界——形象的幻想世界中，就是因为言语与感觉、形象的距离非常近。相较于外在现实世界的生存不易，内在的形象世界更能给他们带来快乐吧。Wing 所提出的孤独症谱系障碍三联征之一——想象障碍，从这一点上来说，也许并不准确。

由于其言语方式、固守自我秩序等特点，阿斯伯格综合征孩子容易给人较真、不会灵活变通、呆板等不太随和的印象，表面上看来也许如此，但不要忘了他们内心也有细腻的形象世界、感觉世界。孤独症谱系障碍孩子画的画，如火车等，以其刚劲有力的线条、逼真的形象广为人知，其实有的孩子也能以细腻的笔触、圆润的线条画动物（兔子），从中也可以一窥他们柔软、细腻的内心世界。

丰富的感觉世界

阿斯伯格综合征孩子由于其识别（意义）世界与认知（感觉）世界交织，因此也与智力障碍、孤独症孩子一样，具有高度的感觉性。有的人具有遗觉像记忆能力，有的甚至具有学者综合征一样的超群记忆力。因为意义与形象的距离近（交织），文字、数字等概念符号对他们来说也可能跟色彩没有区别（通感）。

阿斯伯格综合征孩子在享有独自的丰富感觉世界的同时，也可能遭遇强烈的感觉过敏、混乱，以及由此带来的困难，在这一点上，他们与智力障碍、孤独症孩子相同。

图（主体）与背景的分化困难

对外界，定型发育的人只会感知到有意义的事物，而其他的事物，除非特别注意，否则会自然退为背景，即定型发育的人生活在意义（识别）世界中。

阿斯伯格综合征的人一旦进入识别世界，所感知的也会是有意义的事物。但与定型发育相比，他们的识别世界更容易动摇、混乱，除了因为具有高度的感觉性外，还有以下原因。

所有刺激扑面而来

例 好像与大多数人不同，我更容易注意到局部而不是整体。就说公交车站吧，这是大家司空见惯的地方，谁也不会过多留意，可我总会注意到一些细节，比如站牌柱子上的锈迹或者栅栏的网眼，经常会看见一些难看的东西而不得不调转目光。

也因此，别人习以为常的地方，我却可能死活待不下去。在办公室，别人没觉得有什么令人难受的地方，可空调的声音，办公桌上的文件、文具，照明的亮度、色彩，窗外的风景，吃食的气味，温度，湿度等，不断变化的刺激一个接一个扑面而来，我最后都没法去上班了。——青木省三主编《成人期的广泛性发育障碍》，中山书店，2001

随着识别的发育，知觉会将有意义的刺激（对象）像图一样提取出来，而不是将映入眼帘的一切刺激都原封不动地接收。

看向窗外，如果对车流感兴趣，马路和在马路上奔驰而过的车辆就会突出为图（主体）提取出来，而马路对面的房子、树木等则淡化为背景；如果对建筑物感兴趣，房子就会成为图，而马路、车辆则淡化为背景。也即有意义的刺激（对象）会随兴趣、需要被选择性地提取出来。

认知的知觉会被动地接收所有外界事物的刺激，但识别的知觉则会主动地接收只感兴趣的事物的刺激，并将其提取出来。

不自觉地看向难看的图案

通常，公交车站等司空见惯的事物会淡化为背景，即便认知的知觉感知到了，也会不以为意直接走过；即便注意到公交车站，也只会注意站牌、长椅等主要的要素（图）。通过这些要素，作为整体的公交车站在识别的知觉世界中浮现出来，而站牌柱子上的锈迹、栅栏上的网眼等非有意义要素，除非特别注意，一般都会自动淡化为背景。这是大多数人的识别的知觉方式。

前面案例中的人则注意到锈迹、网眼，场景中各种构成要素没有主次之分，所有要素不分大小一律看得见，就是认知的知觉。而难看图案的感觉刺激强，所以格外醒目，首先映入眼帘。

在办公室，通常工作上的交谈、电脑屏幕上的画面等与工作有关的事物会作为图被感知到，而与工作无关的事物，如办公桌上的各种物品，空调的声音，照明的亮度、色彩，窗外的风景等各种各样的刺激就会淡化为背景，不会被强烈意识到。这是大多数人的识别的知觉方式。前面案例中的人，由于图与背景未充分分化，认知的知觉感知到的所有刺激，全都不分大小，接二连三地进入意识层面。刺激太多，情绪变得混乱，以至于无法专心工作。置身于这样的体验世界中，当然会变得精疲力竭。

没法记笔记，听不清老师讲课

不少阿斯伯格综合征的人都可能图与背景不分，且随个人感受方式的不同而不同。

一名中学生自诉上课时没法记笔记，黑板上的板书、污迹、反射光线、擦过的板书，所有刺激一起映入他的眼帘。向老师求助，老师让他只记要点，可要点是什么呢？他不知道。

也有中学生表示，教室里稍微有一点动静，耳朵里就是那个声音，老师的讲课完全听不见。对定型发育的人来说，在聚会上，即便声音嘈杂，自己感兴趣的对话一般也能听清。在心理学上，这被称为聚会人格效应，而上面的中学生没有出现这种效应。

很多孩子不擅长同时做甲、乙两件事。其实那并不算是同时做，做甲时，甲的相关信息变成图，乙的相关信息淡化为背景；做乙时，情形正好相反。简而言之，就是图和背景不断转换，交替做两件事。阿斯伯格综合征孩子却难以自由转换图和背景，甲和乙要按字面意思同时进行，当然就无法胜任了。

为什么图与背景分不清

首先，阿斯伯格综合征孩子具有高度的感觉性，意义（识别）与感觉（认知）的距离也近，虽然能通过意义以识别的方式认识、理解世界，但体验到的并不完全是意义的世界。在意义的世界里，感觉的刺激也不时生生侵入，比如公交车站里站牌柱子上不易察觉的图案（无意义）就首先映入眼帘（进入意识）。

还有一个原因，就是从婴儿期开始，他们对外界的探索活动就是"一个人的行动"，自己看，自己听，没有与大人共同进行。

与大人进行共同的探索活动，就会发现外界的各种事物有主次之分：大人会反应的和不会反应的，大人会注意的和不会注意的。与大人共有这些主次差异后，就会主动地区分有意义的事物（应接收的刺激）、没有意义的事物（应忽略的刺激），从而在不知不觉之中学会提取图与背景。遇见有兴趣、必要的事物，几乎就会自动（无意识）地将其作为图提取出来，其他则自动淡化为背景，大多数人都具备这种自动提取图和淡化背景的能力（第8章8）。

阿斯伯格综合征孩子却是通过独自的探索活动来认识、理解外界的，自动提取图和淡化背景的能力发育得并不充分。对外界的房子、树木、汽车，虽然能根据意义提取出来，以识别的方式认识、理解，但尚不能根据刺激的重要性在图与背景之间自由切换，结果所有刺激都同等地进入意识层面，使他们暴露于过多的知觉信息之中。要提取图，就不得不有意识地选择、提取必要的知觉信息，重重操作自然会使他们的负担加重，心理压力增大。

不要让他们独自忍耐

孤独症谱系障碍的人在日常生活中遭遇的烦恼，主要就是来自图与背景不分，而互动（社会性）障碍，"不能感知氛围、不能察觉他人的情绪、老是转不过弯来"等并不是他们的主要困难，将那些视为问题的往往是周围人。

孤独症谱系障碍的本质是互动（社会性）发育迟缓，而作为生理现象的感觉、知觉看似与互动发育无关，却也同样受到严重影响。这也充分显示，包括感觉、知觉在内的各种精神能力的发育，无不与互动密切相关。

要意识到孤独症谱系障碍孩子可能存在知觉上的问题——认知的知觉方式。对于社会性发育迟缓或人际互动问题，可能周围人比本人先察觉到，但对于知觉上的问题，则可能恰恰相反。

知觉上的问题从外面看不见，而且本人自记事以来一直都是那样，因此很少有人意识到自己的知觉方式与他人不同，也极少有人为此寻求帮助（从青春期到成年期，随着互动力的提高，通过与他人的交流，不少人才开始意识到自己似乎与他人不一样）。周围人应该尽早察觉他们不同的知觉方式，随时伸出援手，不要让他们独自忍耐。

支持：在个别试错中进行

同智力障碍、孤独症孩子一样，阿斯伯格综合征孩子也容易出现感觉混乱。应对方法也基本相同，就是尽量营造稳定、简洁的环境，避免过多知觉刺激，以减轻他们的混乱、痛苦。但在一般的社会生活中，要做到这点并不容易，比如学校总是充斥着各种刺激，且每天的在校时间都比较长（无可逃避），因此很容易出现适应不良。

阿斯伯格综合征孩子的知觉方式也很难简单地说是感觉过敏，实际上每个人的感觉都不一样，也没有万能的应对方法（比如太郎将书桌上方围起来后，刺激减少了，可以专注地听讲，但次郎却不行，围起来会感到压抑），因此需要个别的试错。阿斯伯格综合征孩子一般也会自己找出方法，努力应对，可以借助孩子本人的智慧，周围人也贡献力量，共同为孩子营造一个减轻刺激、痛苦的环境。

最理想的方式莫过于提早预防高度感觉性的出现，这就需要在发育早期尽早发现存在互动发育迟缓，最好是从婴儿期就开始有意识地进行共同探索活动，提供发育支持和干预。

具体的支持方法，下面将从发育的角度予以探讨。

第 11 章

互动发育迟缓的支持

在发育早期，孤独症、阿斯伯格综合征的孩子就表现出互动力（弗洛伊德所称的婴儿性欲、Bowlby 所称的依恋力）不足的特点，与生俱来的互动力不足也正是其本质。从病因论来看，互动力不足也许是孤独症谱系障碍发生的必要病因。

互动力不足，各种精神能力就难以向定型（社会平均水平）的方向发展，因为从发育早期开始，就是通过与大人的密切互动、交流，共有体验，大多数精神能力才得以发展的。

互动力不足不仅容易造成社会性（互动）发育迟缓，还容易引发言语发育迟缓，出现固守自我秩序、感觉的混乱性等各种继发性表现，这些就是所谓孤独症谱系障碍的症状。

对孤独症谱系障碍的根本支持，就是促进互动发育或弥补其不足。这些孩子的互动发育也在进行，尽管速度可能相对较慢。尽量消除妨碍互动发育的因素，为互动发育保驾护航就是支持。

阿斯伯格综合征表现为纯粹的互动发育迟缓，下面就以之为例探讨如何进行支持。尽管孤独症同时具有识别发育迟缓，但两者支持的基本思路是一致的。

针对孤独症谱系障碍孩子，有基于各种理论的专门疗法及训练，但本书不涉及那些，因为孩子是在日常生活中成长的。本书将从日常生活的角度，探讨周围人应该如何与这些孩子互动。同样，专门的疗法、训练要起作用，也离不开坚实的日常生活基础。

1 婴儿期的支持

立即开始

早的从婴儿期（0-1岁）中期开始就可能显示出互动力不足的迹象，具体来说，就是养育者感到与孩子之间的纽带感不足。

例 不看对方；即便面向对方，也似乎未看见。抱起来时身体显得僵硬；叫他名字也似乎未听见，没有反应；对着他笑也不会回以微笑；逗弄他也不会露出高兴的神情。

如果在婴儿期就感到与孩子之间的纽带感不足，一定不要再等等看，也不要执着于确切的诊断结果，而是要立即开始支持。此时并不需要进行特殊的疗法或训练，只需要尽可能让孩子有更多的人际互动体验，养育者比通常的育儿付出更多的耐心和细心。即便孩子只是偶尔有这样的表现，并不是真的互动力不足，提供这样的支持也是有利无害的。

这些婴儿只是互动力不足，并不是厌恶与养育者建立情感纽带，相反，他们也渴求纽带感。由于主动进行互动的能力不足，如果对方贸然接近，他们感受到的可能不是亲近、友好，而是不安、紧张，继而回避。

他人的目光、打招呼的声音、逗弄、身体的接近，这些原本会促进纽带感的人为刺激，对互动力不足的孩子来说，则可能成为难以承受的刺激（太强烈）。如果孩子的感觉性、感受性也敏锐，所感受到的刺激就会愈加强烈。孩子原本互动的主动性就低，如果对父母的接近行为再表现出回避，父母自然会感到与孩子之间的纽带感不足。

从不露声色的回应开始

对婴儿的互动力不足，大人可以利用依恋的双向机制，有意识地予以弥补、促进，这就是支持。大人提供的支持也不能太强烈，需要审时度势，把握好度，否则对孩子来说就可能是太强的刺激，反而会引发不安、紧张。

互动力不足的孩子并不是完全没有互动愿望，尽管可能大大低于平均水平，但也同样显示出对大人的兴趣、亲近感，只不过发出的信号非常微弱。及时抓住孩子发出的互动信号，不露声色地予以回应，是促进互动发育、提供支持的关键。如果孩子触觉过敏，也要试错，看怎样抱、怎样爱抚才不会对孩子造成过度的刺激。

在通常的育儿活动中，要抓住孩子发出的互动信号并及时予以回应也许并不太难，但互动力不足孩子显示的兴趣、发出的互动信号原本就弱，要及时抓住并予以回应则绝非易事。

比如，养育者爱抚孩子、照料孩子，本是充满爱意的行为，但对互动力不足的孩子来说，却可能是太强的刺激，他们可能选择回避。加之孤独症谱系障碍可能是多基因遗传，那么父母也保不准天生不善于与人互动（包括育儿），那就更需要由社会提供育儿支持了。

对 20 世纪 60 年代进行的孤独症谱系障碍家族研究，如果不是简单地全面接受其研究结果——完全归因于家族（家族责任论），或者予以全面否定，那么就可能发现父母、孩子也在一定概率上同时存在天生互动力不足。

为亲子间互动提供社会支持

婴儿期的社会支持，就是帮助婴儿与养育者之间建立互动。父母为什么会感到纽带感淡薄？又该怎么做呢？支持者可在实际观察亲子互动的基础上，为父母提出具体建议，或者亲自示范，从而为亲子间互动提供第三方意见。互动要结合婴儿的兴趣，给他带来愉悦，尽量不要过度接近或给他造成不愉快的体验。

除了互动的技巧外，养育者还需要有育儿的信心和心理上的余裕，支持者要尽量为养育者创造这样的条件。育儿需要耐心、耐力，要坚持下去，就需要有心理上的余裕；与孩子的纽带感淡薄，父母可能丧失育儿的信心，甚至会自责，就更需要心理上的余裕。

互动力不足的孩子，有的表现温顺，养育起来似乎一点不费事；有的似乎怎么管也管不好，还是一个劲地哭闹。在婴儿期，互动力不足孩子的表现不一而足，因为感觉性、活动性等存在天生的差异（个体差异），太郎可能是这样表现，次郎又是那样。

养育起来不费事的孩子，可能在不知不觉之间与父母的互动愈加贫乏，而养育起来费事的孩子则可能让父母手忙脚乱，没有心力去关注亲子间的互动、交流。一定要避免陷入这样的恶性循环，支持者应始终留意这一点。至于养育者一方，比如太郎的母亲、次郎的父亲，也有个性的不同，家庭状况、环境也各有差异，因此提供社会支持时也要考虑到案例的具体情况。

2 幼儿期的支持

在幼儿园的问题

阿斯伯格综合征孩子具有充分的智力、探索力，会按自己的方式去认识、理解周围的世界。进入幼儿期（1—6岁）后，言语也得到发育，开始进入识别世界，不过，其识别世界不是通过与周围人的共同探索活动获得的，因此容易出现问题。

在家里按自己的步调行事无可厚非。可一旦进入幼儿园等三人以上社会性互动群体，其识别世界的不足就容易显现出来，大致包括以下三个问题：

（1）三人以上社会性互动发育迟缓的问题本身。

难以融入幼儿园班集体；不能与大家一起玩，即便看起来是在与大家一起玩，实际上也没有真正参与进去。从互动发育的角度来看，就是仍然没有走出一对一的二人互动世界，难以进入三人以上社会性互动世界（第8章11）。

（2）感觉知觉的问题。

在集体生活中，不仅感觉刺激加大，而且还不能按自己的方式应对，因此感觉知觉的混乱性进一步增大。

（3）所谓固守自我秩序的问题。

阿斯伯格综合征孩子的三人以上社会性互动发育迟缓、感觉知觉混乱性的问题与孤独症孩子相同，即便存在程度上的差异，也基本上呈连续性分布，而固守自我秩序的问题，表面上看来与孤独症孩子的表现一样，但经常存在质的差异。阿斯伯格综合征孩子固守自我秩序，是源于缺乏共同探索活动，什么事都靠自己判断、认识。

按自己的判断行动

例　太郎上幼儿园后，没有出现什么特别的问题，一切还算顺利。6月份，孩子们要换上夏季园服，但太郎怎么也不肯脱下一直以来穿的园服，换上夏装。

表面上看来，这与加纳的案例1、2（第10章8）似乎相同，都是固守自我秩序，拒绝变化，但太郎具有相应的识别力，发育水平高于加纳的案例，所以并不是为了保持同样模式，以确保外界的恒常性。太郎的问题出在认识、理解事物的方式上。

太郎尽管互动发育迟缓，但具有高度的智力，任何事情都是靠自己思考、判断（不知道如何求助），即通过智力来弥补互动力的不足。入园式时穿的是那件园服，后来天天上幼儿园也是穿那件园服，因此太郎判断，"上幼儿园就得穿那件园服。"如果换成别的衣服，就是错的，即便别人告诉他"从今天开始换成夏装"，太郎也会坚持自己的（正确）判断。

大多数幼儿会依赖、接受大人（尤其是养育者）的判断，从而获得社会的判断和行为方式。母亲说"穿这件衣服"，孩子就会顺从地穿上，到幼儿园发现其他孩子也穿着夏装，更会觉得理所当然。

但互动发育迟缓的孩子，不论母亲说什么，其他孩子怎么做，都会（仅仅）根据自己的判断采取行动。从好的方面来说是具备独立思考能力，可作为幼儿，不论智力有多高，其判断、认识还是有限度的。他们的坚持己见，在周围人看来，也就可能是毫无意义的固守自我秩序、顽固，被视为发育障碍的表现之一了。

从共有孩子的判断开始

阿斯伯格综合征孩子是根据自己的判断、认识采取行动的，所以首先要共有他的判断、认识。

例 "一直穿着这件衣服，所以认为这个就是上幼儿园必须穿的衣服，不穿不行，对吧？不过，幼儿园的园服不止一种，天气渐渐热了，穿这件凉爽的园服去上幼儿园吧。"

给孩子说明理由，孩子一旦接受，就可能改变行为。孩子难以接受他人意见，也是因为他总是独自进行探索活动，很少通过与他人的互动去接受、共有他人的判断、行为。因此，要通过共有孩子的判断、认识，进而说明理由，让孩子获得并积累社会的判断、行为方式。这样做的真正目的不是要说服孩子，让孩子按大人的意思行动，而是要让孩子获得与他人交流，共有判断、认识的体验。

不会利用社会性参照

对三四岁的幼儿来说，幼儿园是什么样的地方，为什么要上幼儿园，他们并不一定理解，但母亲说"去幼儿园"，幼儿园老师又在门口迎接说"早上好，来啦"，他们就会乖乖地去上幼儿园。就像母亲说"穿这件衣服"，他们就穿这件衣服一样，孩子会接受大人的意见，顺理成章地获得社会的行为，因为孩子已与大人建立纽带感。

刚上幼儿园时，周围的一切都是陌生的，大多数幼儿会看周围孩子怎么行动，继而自己也跟着做，或者"偷窥"老师（大人）的神色，确认自己的行为是否得当，这就是社会性参照（social referencing）行为。通过社会性参照行为的不断积累，孩子自然而然获得那个社会共有的

（常识性的）行为方式，而不需要逐一去教。

但阿斯伯格综合征的幼儿，因为与大人之间的纽带感淡薄，所以难以理所当然地接受大人的意见。除非自己认识、理解（想通）了，否则就可能拒绝上幼儿园，或者不跟大家一起行动。在他人看来，这就是固守自我秩序的表现。实际上，由于缺乏互动的支持，他们更容易对新事物充满不安、戒备，而且，他们有自己的判断、行为方式。即便自己想通了去上幼儿园，也可能在意想不到的地方出现波折，如拒绝换上夏天的园服。

在幼儿园遭遇新的状况时，阿斯伯格综合征孩子也不会依靠社会性参照，而是根据自己的理解、判断行事，此种行事方法堪称"自立"，但如此的"自立"行为，在他人看来，也很可能是不合时宜的自由散漫。对本人来说，那却是正确的行为，所以坚决不妥协、让步，而在他人看来，这更是固守自我秩序、固执己见的表现了。

　　遭遇新状况时，高智力的孩子可能很快就自己做出判断，根本不需要看周围人是怎么做的或是看老师的眼色行事。在小的时候，对二人互动、三人以上社会性互动的要求低，这也许不成为问题，而且还可能获得"聪明、具有原创性"的称赞，但也可能因此而没有学会利用社会性参照。到了一定年龄，不得不感知周围的氛围，听懂言外之意时，就可能在人际互动中受挫，这也是高智力的人可能被怀疑为阿斯伯格综合征的原因之一。

　　并不是所有高智力的孩子都不会利用社会性参照，有的也具有充分的互动力，会同时利用社会性参照。而有的孩子可能难以仅仅依靠自己的判断（智力）行事，即便互动力稍弱，也会在一定程度上试着学会利用社会性参照。但具有高智力又同时天生互动力不足的孩子，其高智力本身则有可能成为孤独症谱系障碍的诱因。

难以进入三人以上社会性互动的世界

一般来说，大多数孩子三岁后就开始有三人互动世界的意识，逐渐拥有家人以外的三人以上社会性互动的共有体验（第 8 章 13）。

从前，同一社区的孩子会成群结队地在住家附近的草地、空地上玩耍。那是孩子们最初的三人以上社会性互动共有体验的场所，远离大人的视线，大孩子、小孩子等不同年龄的孩子一起玩。如今，孩子们却是按年龄区分，在大人的保护、管理下度过每一天，那就是幼儿园、小学、中学等教学机构，最初的三人以上社会性互动体验的场所变了。

在现在的日本，孩子从幼儿期初期开始，直到青春期，几乎都是在单一的同龄群体中获得三人以上社会性互动体验并逐渐成长起来的，其父母一代也是。与同龄孩子一起成长，几乎被视为理所当然，但从前的育儿可不是这样，也许现在的育儿方式才是特殊的。精神发育深受社会、文化的影响，而在同龄群体中成长，孩子的精神发育，尤其是二人互动、三人以上社会性互动的发育会受什么影响呢，后面再继续探讨（第 16 章 11）。

阿斯伯格综合征的幼儿还没有从二人互动世界中走出

来，现在却要求他们在由幼儿群体构成的三人以上社会性互动世界中成长，显然非常吃力。从这个角度来看，他们也许远比同龄孩子显得幼稚，其社会性互动发育水平仍处于由婴儿期至幼儿期初期的水平，仍然需要与父母进行婴儿性欲互动，而且他们的依恋力原本就弱。

首先建立二人互动的亲近感

对阿斯伯格综合征孩子来说，在融入幼儿群体之前，首先需要与幼儿园老师建立二人互动的亲近感，可以参照婴儿期的亲子互动方式。

a. 交流以一对一（二人互动）为主。

b. 及时发现、回应孩子表现出的兴趣、需求。

c. 通过互动、游戏共有愉悦。

阿斯伯格综合征孩子只是互动力与互动的技巧、经验不足，并不是厌恶与他人互动。通过与老师的二人互动，孩子感受到与他人互动的愉悦，渐渐地也会以他自己的方式撒娇，表现出亲近感。

在人际互动上，阿斯伯格综合征孩子的发育水平仍然低于实际年龄。通过与老师的二人互动，他们会逐渐融入幼儿群体的共有体验之中，而与老师建立的亲近感和老师的守护，就是孩子融入幼儿群体的支持力量。

根据状况的不同，老师可以与孩子具体商量（就像对待大人一样），比如"看一看太郎和次郎是怎么做的。你呢，你想怎么做"（社会性参照的支持），或者"这个是这样做的，因为是这样。要不你也这样做一下看一看，行吗"（社会的判断支持），从而让孩子的判断、行为一点点地向共有的方向发展。

这就是专家所称的社会技能训练（Social Skills Training，SST）的关键所在。一定不要机械地、照本宣科地进行训练，而是要进行交流，共有理解、判断，通过反复积累，逐渐实现体验的共有。

3 儿童期的支持

单纯的一重互动世界：仅有自己的视角

进入儿童期（6-12 岁）后，阿斯伯格综合征孩子在智力上已经达到具体操作期的水平（逻辑思维、判断水平达标），但前操作期的自我中心还残留，因此生活在不平衡的体验世界中。

所谓自我中心，就是只能从自己的视角出发来认识、理解事物，而不能转换到他人的视角，从他人的视角来审视事物。可以转换到他人视角，就意味着自己内心里有他人的存在，可以使自己对象化（客观地审视自己）。阿斯伯格综合征孩子在去中心化方面发育严重迟缓。

与智力表现相比，他们在人际意识、自我意识方面显得非常幼稚。随着互动发育，大多数孩子会拥有他人的视角，生活在多重互动世界中，但阿斯伯格综合征孩子仍然停留在单纯的一重互动世界里。就像识别发育迟缓会造成多重识别世界的发育迟缓一样，互动发育迟缓也会造成多重互动世界的发育迟缓（第10章5）。

例1 太郎上课认真听讲，也会按老师的要求去行动。有一天，需要换教室，老师说"大家收拾书桌上的东西吧"，可太郎不动弹，老师问"太郎，为什么不收拾东西呢？"太郎还是一副迷瞪瞪的样子，最后老师只好说"太郎也收拾吧"，太郎才开始行动。

例2 次郎对恐龙知之甚详，也非常痴迷，班上的同学都对次郎钦佩不已，可次郎却不论对方喜欢不喜欢，逮着机会就谈论自己的恐龙，结果大家都避而远之。次郎似乎丝毫未察觉，依然自顾自地大谈恐龙。

在学校生活中，太郎走出了自己判断、自己行动的世界，学会了听老师的话，按老师的指示行动。这次换教室，从太郎的视角来看，老师说的"大家"是指周围的次郎、花子等。太郎还不会转换视角，没有认识到从老师的视角来看，自己也是"大家"中的一员；或者说太郎还没有完全去中心化，还没有明白自己就是"大家"中的一员；看见周围的孩子开始收拾东西，太郎没有意识到自己也该收拾，也没有学会社会性参照。

而次郎已经学会与他人共有自己的兴趣，但还不会转换视角，不明白自己热衷的事物对方可能感觉味同嚼蜡，也不会观察、解读对方的表情、态度，这是因为从婴儿期开始就一直缺乏双向互动，与人交流还是单向的。

去中心化稍迟

在幼儿期，定型发育的孩子也是以自我为中心（以为自己喜欢的东西对方也会喜欢等），表现出了无心机、天真无邪的一面。上幼儿园时，自我中心不会造成大的问题。定型发育孩子的去中心化一般始于 4-5 岁，而阿斯伯格综合征孩子的去中心化迟缓，进入儿童期后自我中心仍然残留，在学校生活中就可能遭遇诸多挫折。如例 2 中的次郎，他的互动发育已经达到一定水平，渴求人际交流，希望与他人共有兴趣，但他的互动行为却遭到他人厌恶、回避，这可能妨碍他互动的进一步发育。

与孤独症相比，阿斯伯格综合征孩子的互动发育迟缓程度较轻，到小学高年级时，基本上也开始拥有他人的视角，开始去中心化。

即便已经去中心化，阿斯伯格综合征孩子的人际意识也多具理性色彩，少有感性支撑，因为他们从婴幼儿期开始就缺乏亲密的互动。他们的人际互动显得僵硬，也难以理解微妙的言外之意；他们也开始学会社会性参照，可以像周围的孩子一样行动，但也存在修炼不足、表现笨拙的一面，有时候模仿可能完全不对路。

Baron-Cohen 等采用的误识测验目的就是检验去中心化的

程度。当初 Baron-Cohen 等认为心理理论是与生俱来的能力，孤独症正是由于缺乏心理理论，才出现互动障碍。

其实，没必要用那么新奇、复杂的概念就可知道是互动发育迟缓造成去中心化迟于同龄孩子。认为"自己知道球在箱子里，那么萨利也同样知道"而回答"球在箱子里"，定型发育的幼儿也有这样的阶段，尽管他们已经具备与年龄相应的二人互动和三人以上社会性互动的能力。由此可知，不具备通过误识测验（自我中心）的能力并不是造成互动障碍的原因。

容易产生强烈的疏离感

进入儿童期以后，阿斯伯格综合征孩子的二人互动能力、三人以上社会性互动能力也开始发育，但也容易因此而受挫。与同龄孩子相比，他们的人际互动水平仍然太低，显得幼稚，在单一的同龄群体中，他们就容易因为独特的表现而被孤立、疏远。

有的孩子拼命寻求互动，极力融入群体之中，而在他人看来，这样的行为可能显得非常不合时宜、怪异；也有的孩子害怕进行互动而完全放弃，不再主动进行互动（Wing 将孤独症分为三类：其中的积极怪异型就是前者，被动型就是后者，而互动力尚未发育到这个水平，尚未意识到人际互动的，可以说是第三类孤立型了）。

正要迈入三人以上社会性互动世界的门槛，却被疏远和孤立，就很容易产生疏离感甚至被害感。令人痛心的是，疏远、孤立发展为欺负的案例也不少（第 16 章 9）。阿斯伯格综合征孩子原本环境适应力就弱，好不容易开始发育的互动力（社会性）如果就此受挫，对其后人生阶段的影响可想而知。那么在他们的学校生活中，包括老师在内的大人该怎样与之互动，提供怎样的支持呢？

关键是爱与规范

简单来说，人与人之间的纽带感、共有性建立在以下基础之上：一是爱，包括亲近感、信赖感；二是规范，即人与人之间的规则、约定。

三人以上社会性互动建立在爱与规范之上，两者缺一不可，培养三人以上社会性互动力，就需要让爱与规范在心里扎下根。幼儿期的大小便训练，就是亲子共享愉悦与获得规范同时进行的过程，共享愉悦与获得规范也是为在校孩子提供支持的关键。

爱的入口：有趣的孩子

说学校提供支持的关键是爱，不是说喊"教育就是爱"这样高大上的口号，而是说老师要努力与孩子建立亲近感，即师生双方感觉比较亲近、随和。

有了亲近感，就会发现阿斯伯格综合征孩子正直、率真、纯洁的一面，他们没有受到多重互动世界表里不一的世俗污染，仍然显得天真无邪。

孩子被视为怪异的言行，如果了解他的想法、判断，就会有恍然大悟的感觉；尽管容易陷入混乱，但孩子具有独特的、丰富的感觉世界甚至幻想世界；了解孩子生之不易，就会看见他跌跌撞撞但依旧不屈不挠的奋斗身影（尽管有时也可能被其奋斗所波及）。

阿斯伯格综合征孩子可能引发冲突，带来麻烦，为班级管理增加难度，但他们也有好的一面，是有趣的孩子。只要与之建立亲近感，孩子自然会感受到，从而愿意与老师互动。

> 阿斯伯格综合征孩子能够敏锐地感受到对方的亲近感。他们的识别世界严重依赖感觉性，意义（概念）与感觉的距离非常近，所以他们很容易从感觉层面接收对方的情感信号。
>
> 这似乎与 Hobson 的研究结果相矛盾。Hobson 发现孤独症孩子不能解读面部表情，但 Hobson 调查的是孩子从概念层面上解读愤怒、悲伤等情绪的识别力。孤独症、阿斯伯格综合征孩子不善于从概念层面解读表情，但对眼前活生生的人散发出的气息、情绪，却能够凭直觉敏感地感知。

通过亲近感建立情感纽带，回应孩子刚开始萌生的人际互动愿望；从孩子感兴趣的事物入手，在学校生活中争取与孩子共有各种体验。这也是更好地了解孩子的机会，一定要安排这样的时间和空间。

与孩子的互动不要单向进行，还可以带点游戏（playfulness）的趣味。互动力发育良好的孩子会在与同伴的玩耍中学会互动并成长，但阿斯伯格综合征孩子还不善于与同龄孩子互动，需要大人予以支持。如果缺乏与他人的亲近、交流，是难以获得三人以上社会性互动能力的，这就需要老师，尤其是班主任提供爱的支持。

规范的入口：具体的交流、互动

学校有各种规范。没有规范、规则，班集体就无法管理；孩子遵守规则，自我掌控能力也得到提高。对阿斯伯格综合征孩子，老师格外需要提供规范的支持。

阿斯伯格综合征孩子为什么容易在规范面前受挫呢？原因如下：

a. 没有学会听从大人意见。

b. 不是模仿他人，而是依靠自己的理解、判断行事，即以自己的规范为规范（在他人看来，这也是固守自我秩序）。

c. 由于互动发育迟缓，自我掌控能力不足（高度冲动性）。

如果孩子在规则遵守上受挫，老师可以在亲近感的基础上，进行个别、具体的指导（不要抽象地说该怎样，因为孩子仍处于具体操作期）。通过亲近的互动，孩子可能直接接受老师的意见，或者想通后接受。在自我掌控上也可以师生一起交流，试错。孩子还不会通过言语与他人共有情绪，容易出现冲动行为和违反规则，老师也可以通过言语交流来共有情绪、冲动。随着情绪、冲动的共有，孩子就会试着努力遵守规则，自我掌控能力提高，继而迈出三人以上社会性互动成长的一大步。

保持安静是什么意思

例 课间休息时，几位女生在走廊上聊天，三郎上前干涉，大家争执起来，三郎急了，直接出手。女生们很气愤，"我们在聊天，根本没惹三郎啊！"在场的其他同学也说"三郎好怪啊"，三郎陷入孤立，愈加冲动。老师把三郎带到办公室，等他平静下来后再询问事情的经过。三郎说，晨会时讲了"走廊上要保持安静"，墙上也贴有"安静"的标语，因此让她们不要闹，结果就争执起来，这是他干涉的理由。

确实有"走廊上要保持安静"的规则。不能大声喧哗，大家站着聊聊天总可以吧？几个人聊到兴奋处，声音大起来，算不算喧哗？两者怎么区分？规则也有模糊不清的时候。在我们置身的环境中，有表面上的规则，也有心照不宣的规则，就像言语并不一定就是其字面意思，社会规范也并不一定就是社会规范。阿斯伯格综合征孩子容易在规则上受挫，除了前述三个原因外，还因为日常规则具有模糊性，容易随状况、场合而变化，并不一定就是严格按字面意思执行。这对阿斯伯格综合征孩子来说，无疑是一个很大的瓶颈。

要应对模糊的规则，就不能完全囿于规则的条文意思，还要参考周围人的态度（社会性参照），推测规则的严肃程度或容许范围。如果不具备这种能力，就可能出现三郎那样的情况。当然，严格遵守规则也有值得赞许的一面，不要忘了这一点。

4 青春期的支持

个人差异增大

进入青春期后，发育分布的连续性区域扩大，阿斯伯格综合征的个人差异也加大，难以一概而论。与生俱来的个体差异、生活环境差异，以及从婴儿期以来得到的支持，都会以各种形式表现出来。还有一直以来的遭遇、幸与不幸等，都会对个体产生影响。

此时在智力发育上已进入形式操作期，有的人抽象思维能力强，在数学等学科上表现优异，也有的人完全跟不上班上的学习进度，甚至出现学习障碍（第12章1、2）。

与儿童期相比，阿斯伯格综合征孩子的互动能力也得到提高，尽管存在程度的差异，也都开始主动地结交朋友，与之互动。有的人因为热衷的兴趣爱好而结交到志同道合的朋友，也有的人因为在人际互动中显得幼稚、笨拙而受挫，还有的人被周围人疏远、孤立，情形不一而足。在青春期，阿斯伯格综合征孩子仍处于二人互动阶段，一对一的人际互动没有问题，但大多数人都容易在三人以上社会性互动中受挫。

异性的问题

进入青春期后还会出现异性的问题。在互动发育上，大多数阿斯伯格综合征孩子还未达到青春期（弗洛伊德所说的生殖期）水平，因此少有开始恋爱的。他们接近异性的方式显得幼稚，结果反而容易造成问题。

例 上高一的太郎在上课时老爱看向花子，课间休息时也老是在花子身边转悠，即便花子明确表示厌恶，太郎依旧我行我素。

只看行为表现，这不能不说是骚扰、纠缠，但从实质上来看，这不过像小学男孩喜欢班上可爱的小女孩，抑或仰慕邻居家漂亮的大姐姐一样，总想待在她身旁，并没有性的动机，这是开始对异性产生兴趣了。定型发育孩子在儿童期（潜伏期）会以这样的形式表现出来，但太郎在上高中的年龄才达到这个阶段（潜伏期）。身为高中生，却没有掌握与异性互动的基本礼仪，行为"太不高中生"了，因此他对异性表现出来的兴趣就可能被视为问题行为。

在青春期，阿斯伯格综合征孩子互动力得到发育，仿佛为弥补以前的迟缓欠下的功课似的，他们也开始积极寻求人际互动，结果可能反而遭遇困难。由于已具备自我审视的能力，他们会为此忧心忡忡，烦恼不已：为什么自己会这样？自己是否与其他人不一样……

在青春期，阿斯伯格综合征孩子可能开始意识到自己的人际互动困难，并为之烦恼，当然，这绝不是坏事。

可能成为诱因

如果出现以下情况，人际互动上的烦恼就可能发展为精神失调：

a. 一直以来与他人的互动就少得可怜，精神上孤立，即便面对人际互动压力也无处求助。

b. 以前（小学时等）体验到的疏远感、被害感仍然残留，在现在的人际互动烦恼的刺激下，重新复苏。

d. 应对感觉、知觉上的困难已手忙脚乱。

e. 现在所处环境严峻，不友好。

遭遇以上情形，就可能不去上学，长期待在家里，出现抑郁或其他精神失调、疾病。如果从发育早期开始就一直提供支持，则有可能防患于未然。

需要咨询者

进入青春期的孩子开始有意识地与社会、他人进行互动，每个人都可能出现烦恼，抱怨"为什么自己会这样"，难以接受自己，甚至否定自己，这一般被当作自我认同的烦恼。阿斯伯格综合征孩子也同样会遭遇青春期通常的烦恼，要是能顺利克服，当然是最好不过的事了。

在青春期，定型发育的孩子常会将烦恼密藏于心而独自消化，不轻易向他人倾诉来寻求支持、理解，这也正是青春期的特点。经过青春期的洗礼，大多数人变得成熟，顺利进入成人期。不过，阿斯伯格综合征孩子需要咨询者，需要有人共有他们的烦恼，因为他们很可能难以独自消化。

重新面对障碍诊断

既然问"为什么自己会这样"，就不得不重新面对障碍诊断的问题。

对本人来说，诊断就是为自己的体验确定名称（不是给自己命名），如前面所探讨的诊断的意义（第 3 章 6）。通过诊断，就可以知道自己的体验并不是自己独有的，其他的人也可能是这样，而且人们已经了解其性质，有应对的经验、方法，自己可以利用那些经验、知识，摸索出自己的生存方式。了解诊断的意义后，本人与周围人共有诊断，就有可能顺利克服青春期的烦恼，并开始思考今后的人生方向。

这不是让人闻而生畏的障碍告知，因为告知一词总给人由上级对下级的权威主义的感觉。由专家告知，而患者、家人不得不接受障碍事实的这种情形太冷血，而且，障碍名称也不等于自我身份。

精神医学的诊断并未利用现代医学的诊断方法，至多可以说是医生的判断，或者更准确地说，只是暂定的诊断名称。一定要告诉患者至多不过是暂定的诊断名称。在过去数十年间，孤独症的假说、诊断标准不就是变了又变吗？今后又会如何呢？专家对此必须有审慎谦虚之心。如果患者因此而接受自己的体验，获得相应的知识、应对方法，让自己生存得哪怕稍微容易一点，那么暂定的诊断才有一定的意义。

5 孤独症谱系障碍的增加

为什么会急剧增加

自 20 世纪 90 年代以来，发育障碍，尤其是孤独症谱系障碍急剧增加，仿佛出现热潮一般。如果孤独症谱系障碍主要是由多基因遗传导致的自然的个体差异，那么其发生率不可能在某一时点突然急剧上升。

也有观点认为，这是因为在 20 世纪 80 年代英美学术界对阿斯伯格综合征的重新发现，原来以孤独症为主的诊断范围扩大到了阿斯伯格综合征。如果图 23（第 10 章）所示孤独症谱系障碍的分布正确，那么占半数以上的阿斯伯格综合征当然会使孤独症谱系障碍人数剧增（理论上增加一倍）：不是孤独症的人数增多，而是阿斯伯格综合征被算进去，所以孤独症谱系障碍总体上增加了。

> 尽管没有明确的统计数据，但加纳最初报告的典型的重度孤独症似乎呈减少趋势。随着家庭生育孩子数量的减少，孩子都被照料得比较细致，而且孤独症的早期发现、支持，可能都使孤独症避免向重度化的方向发展。总之，孤独症谱系障碍似乎整体上趋于轻度化。

在日本，自 20 世纪 60 年代开始，阿斯伯格综合征就广为人知，也进入诊断分类，所以难以说是诊断范围的扩大导致了孤独症谱系障碍人数的增加。阿斯伯格综合征人群应该自古以来都存在，也许只是从前的人没有如今这样生存艰难（有的并未就诊，有苦独自吞；即便确诊、接受支持，也大都生存不易）。

也许可以说，自20世纪90年代以来，不是孤独症谱系障碍的人增多了，而是他们的生存变得更加艰难。与诊断范围扩大相呼应，他们开始更多地出现在临床的视野中。发育迟缓的人原本比较脆弱，难以适应环境，而随着社会的急剧变化，他们从生活环境中感受到的压力也急剧增大。下面来看一看这些变化。

> 障碍发生率究竟是否上升了，尚无具体数据予以支持。有观点认为，随着现代社会的晚婚化，高龄生育（不仅是母亲，还有父亲的高龄化）成为诱因，即生物学诱因导致障碍孩子的出生增加；也有人认为，随着现代医疗的进步，早产儿、低体重出生儿得到救护，他们的"不成熟出生"成为诱因，以致障碍孩子的人数增加。若以上分析正确，那与以前相比，它们究竟使障碍发生率上升了多少呢，具体情形不得而知。再者，在现代社会，其他"诱因"说不定也减少了，这些因素都有待研究和探讨。

第三产业占70％以上

产业是每个人的生活基础，也决定了整个社会的结构，下面来看日本各产业就业人口的变化（图24）。

直至20世纪50年代，大多数日本人仍然在第一产业（农林水产业）就业，即日本不久之前还是农业国。进入60年代以后，第一产业、第二产业（工业、制造业）就

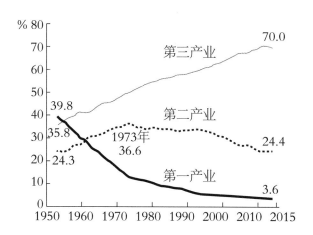

图24 日本各产业就业人口的推移

注：以上为1953-2014年的数据。由于有就业产业不明的人，各产业所占比例相加并不一定等于100%。——劳动力调查

业人口比例发生逆转，第一产业就业人口急剧减少，即经济进入高速增长期后，日本由农业国变成工业国，日本社会也由此摆脱贫困。

到1973年，一直持续增长的工业就业人口达到峰值，其后开始缓慢减少。与之相比，第三产业（商业、服务业）的就业人口在1975年所占比例超过50%，并持续上升，到2015年达到70%。商业、服务业，即消费产业成为支柱产业，这样的社会被称为高度消费社会。产业就业人口的变化对整个社会造成了什么影响呢？

对日本的儿童精神医学界来说，20世纪70年代也是一个明显的过渡期、转变期：二战后一直呈下降趋势的小、中学生长期缺勤率在1975年后又重新上升，其后一直持续该趋势；

以前罕见的青春期摄食障碍也在 70 年代中期开始增加，到 80 年代成了司空见惯的现象。另一方面，60 年代之前每年高达 300-400 起的未成年杀人案件，到了 70 年代急剧减少，1975 年低于 100 起后，未成年犯罪迅速轻度化。

直面自然、物的工作

第一产业是种水稻、捕鱼等直接面对自然的劳动，第二产业是造机器、建房子等面对物的劳动，而第三产业则是面对购买商品、服务的人的劳动。

与面对黑板学习知识的识别活动不同，面对自然的劳动更多的是通过实际体验，用身体去"学习"，认知、感觉能力更重要。只要能够与自然"对话"，即便不善于与他人互动也没有关系。阿斯伯格综合征的人具备丰富的感觉性，他们面对山林、土地或大海默默工作，也会因为勤劳、能干而得到社会的认可。

面对物的工作正是阿斯伯格综合征的人所擅长的，即便不善应酬，生性偏强，只要技术好，也会作为"成功的匠人"而得到高度评价，他们的性格也被视为匠人气质，谁也不会认为那是问题。他们还可以作为工程师、技师发挥长处，那些职位看重的是技术能力，而不是人际互动能力。没有常识反而会独创，他人视若无睹的事物却全力投入，最终结出丰硕的果实，这样的例子不在少数。造就 20 世纪 60 年代日本经济高速增长的人当中，应该就不乏阿斯伯格综合征的人的身影。

在第一、第二产业为社会支柱产业的时代，阿斯伯格综合征的人得以发挥自己的个性（天分、才能），表现出高度的技术性、勤勉性。那时社会并不特别看重三人以上社会性互动能力：会感知氛围，并不能种出水稻或是造出车来。

当然，肯定也有阿斯伯格综合征的人会为人际互动的失败、感觉知觉的混乱、难以掌控冲动等而烦恼，但在社会上有自己的容身之地，自己的存在也得到认可，那么这样的压力可能尚在可承受的范围之内，不至于导致过度的失调。生而为人，谁都有自己的烦恼、艰难，谁都生存不易。在那个时代，也许阿斯伯格综合征的人所感受到的生存不易还在他们可掌控的范围之内，无论是周围人还是本人，都没有觉得应该将其个性视为障碍。

与人打交道的工作

第三产业是针对他人（他人的欲望）引发消费的劳动，这需要敏感地察觉他人需要什么（不需要什么），巧妙地激发其需求、欲望，提供令其身心愉悦、舒畅的服务，并尽量避免造成不愉快的感觉。这样的工作需要极高的人际互动能力。

这就是与人打交道的工作，看重的是三人以上社会性互动能力，而不是生产性，这是孤独症谱系障碍的人最不擅长的地方了。

如图 24 所示，日本自从进入以第三产业为中心的高度消费社会以来，适合阿斯伯格综合征的人的就业领域急剧缩小，而且随着 60%-70% 的劳动人口都在第三产业就业，第三产业的劳动价值观也渗透到第一、第二产业。结果，无论在哪个产业，"会干活就可以"已经行不通了。

在当今的日本，包括职场在内的几乎所有领域都要求三人以上社会性互动能力。在第一、第二产业为支柱产业的时代，勤勉是劳动的伦理，也是社会的伦理，而现在，三人以上社会性互动能力成了伦理（规范），成为评价一个人的标准。

每个人都在这样的评价中生存，这对阿斯伯格综合征的人无疑是巨大的压力。在求职时，即便在笔试中合格，他们也经常在面试中被刷下来，因为面试的评价标准是三人以上社会性互动能力；不能顺利就业，不仅意味着生计无着，还意味着在社会上失去了容身之地，没有一个地方可以让自己在那里劳动，得到周围人的认可，进而认可自己。

> 这里所说的社会性其公共性的意味低，更多的是指感知他人情绪，与他人友好相处、合作的能力：对周围的人、直接打交道的人，要照顾其情绪；要具有人际互动常识，不给人添麻烦，不让人感觉不快；要与同伴融洽相处等。从这个意义上来说，这里所说的社会性（即便人际互动能力高）也仅限于极其狭小的人际互动世界，而带有公共性意味的社会性则超越友人、熟人、同事等具体他人的狭隘范围，扩大到抽象、广义的他人范畴。

素质成为"障碍表现"

随着社会性的价值观、伦理在世上通行，阿斯伯格综合征的人即便有才能，也可能被周围人孤立，生存不易，这也是 20 世纪 80 年代以来很多人被诊断为阿斯伯格综合征、发育障碍的缘故。

而以前推崇的生产性、勤勉性等素质现在则成了障碍表现。从这一时期开始，成人发育障碍也引起人们的关注，到了 20 世纪 90 年代，成人发育障碍案例更是激增。

> 在勤勉为社会伦理的时代，尤其是日本经济高速增长期接近结束的 20 世纪 60 年代末至 70 年代初，有的人过度追求勤勉，结果出现精神失调，以至于抑郁案例激增（第 17 章 1）。这时精神医学界的任务就是告诉患者，"抑郁是大脑的疾病，绝不是想偷懒休息"，力争将患者从勤勉压力下解放出来。
>
> 当社会性成为伦理时，阿斯伯格综合征的人很容易因此而出现精神失调。这时精神医学界的任务就是告诉他们，"孤独症谱系障碍是大脑的疾病，绝不是任性、散漫或与周围人合不来"，力争将他们从社会性压力下解放出来。

孩子的世界：从勤勉性转向社会性

随着产业结构（就业人口结构）的变化，成人世界的价值观、伦理由勤勉性变为社会性，孩子的世界也受到影响，因为孩子是以大人为镜子踏上社会化旅程的。

直至 20 世纪 70 年代初，日本社会都崇尚勤勉，孩子们也都知道应该勤奋学习，都共有这样的价值观。尽管不可能每个孩子都勤奋学习，但都对刻苦学习的孩子格外钦佩。如果一个孩子学习努力，成绩好，即便其他方面与其他孩子不太一样，一般也不会是什么大问题。阿斯伯格综合征孩子如果智力高，学习优秀，就会得到其他孩子的认可，这也成为他们强有力的支撑。

在那个时代，社会性互动能力尚未被广泛推崇，孩子之间的互动远比现在粗暴，吵架、打架、疏远是家常便饭，即便被周围人冷落，也不会如现在一样显得那么明显。那时的大人也共有这样的认识，"孩子嘛，当然不懂事了，也只有孩子才能做出那样的事来"，将其视为孩子气。

从 20 世纪 70 年代中期开始，崇尚三人以上社会性互动能力的风气出现，不去上学（长期缺勤）的孩子增加。到 90 年代，中小学生之间崇尚勤勉的风气更是消失殆尽（在成人社会也消失）。社会性成为新的风尚、追求。怎样不被同伴疏远，怎样将朋友关系顺利维持下去，怎样才不会沦为孤零零的一个人，成为孩子们日夜操心的事。与此同时，阿斯伯格综合征孩子也开始被班上的同学疏远、孤立（第 16 章 11）。

社会性是否强人所难呢

让仍处于社会化旅程，即三人以上社会性互动发育尚未完成的孩子以社会性为准则进行人际互动，实在是有点强人所难。现在的孩子很容易在与其他孩子的互动中感受到心理压力，欺负就是这种压力的群体病理化表现（第16章11、12、13）。社会性准则之所以引发欺负，就是因为这种社会性非常狭隘，不具有公共性。

与成人的世界同步，孩子的世界也推崇社会性互动能力，结果以阿斯伯格综合征为主的孤独症谱系障碍孩子越来越容易在班上被疏远，孤立。该如何减轻孩子因崇尚社会性互动能力而出现的心理压力呢？这是一个时代课题。

及早发现具有互动障碍风险的孩子，尽量在发育早期就持续地予以支持，是再好不过的事了。不过，当孩子尚在人生旅程中跌跌撞撞地努力前行时，就强烈要求他们具有社会性互动能力，这未免太残酷了。

有的观点甚至强调应进行社会性互动能力的支持、训练。要强行纠正与生俱来的互动力不足，效果究竟有多大呢？实际上可行吗？如果非要如此，那这个社会性互动能力真的是值得追求的东西吗？我们整个社会是否太过敏感，是否对人际互动的要求太高，以至于将我们"自缚"于生存不易的互动世界呢？相信由此而滋生的精神失调绝对不在少数。让我们的心胸变得更加宽广，让我们的社会变得更加宽容，受益的不会仅仅是阿斯伯格综合征孩子，还一定有我们自己。

第 12 章

部分发育迟缓的支持

有的孩子虽然整体上不存在明显的发育迟缓，但在某些方面却存在迟缓，即学习障碍或注意缺陷多动障碍（ADHD）。

当然，什么是整体发育迟缓，什么是部分发育迟缓，并不能截然区分，因为整体与部分密切相关。智力障碍、孤独症谱系障碍、学习障碍、注意缺陷多动障碍相互交叉、重叠的情形并不少见，至少从症状（行为）上难以截然区分（第9章1）。有此认识后，下面再来探讨学习障碍和注意缺陷多动障碍。

1 学习障碍是什么

用语的混乱

人们早就发现，有的人可能仅仅出现某种特定精神能力的发育迟缓，在精神医学上，这种现象被称为特定的发育障碍（specific developmental disorder），而学习障碍（learning disorder）的概念就源自这个术语。

值得注意的是，学习障碍一词对应的英文名称有两个，一个是 learning disorder，另一个是 learning disability。两者的缩写都是 LD，又都被译为学习障碍，极容易混为一谈。其实，learning disorder 与特定的发育障碍意思基本相同，是医学上的概念，而 learning disability 是涵盖范围更广的教育上的概念，下面追溯一下两者的研究源流。

从脑病理学的角度来看

进入近代以后，公共教育开始了，可人们发现一定会有无论如何也跟不上班上学习进度的孩子，于是智力障碍（精神发育迟滞）的概念诞生了。其后，人们又发现一些孩子不存在智力发育迟缓，但可能言语发育严重迟缓，或者不会认字、写字、计算。

神经内科医生 Orton S T（1879-1948）对此进行了研究，并于 1937 年发表了《儿童的认字、写字、说话的问题》（*Reading，Writing，and Speech Problems in Children*）。他指出，孩子尽管不存在任何身体、精神、情绪的问题，却可能在特定精神能力上出现发育迟缓，并将其具体分为以下六类：

a. 发育性失读症：认字的习得迟缓。

b. 发育性失写症：写字的习得迟缓。

c. 发育性理解障碍：言语理解的发育迟缓。

d. 发育性运动性失语症：言语表达的发育迟缓。

e. 发育性失行症：动作极端笨拙。

f. 儿童期的原发性口吃。

除儿童期的原发性口吃外，其他五类几乎就是后来出现的特定发育障碍概念所包含的各种障碍。

19 世纪的脑病理学研究发现，如果大脑的特定部位局部损伤，其负责的相应的精神能力也会丧失（第 2 章 4）。而失读症、失写症、理解性失语症（感觉性失语症、韦尼克失语症）、表达性失语症（运动性失语症、布罗卡失语症）、失行症这些 Orton 提出的几类情形都在大脑中找到了相应的负责区域。于是人们推测，以上特定精神能力的发育迟缓，可能源自相关大脑部位与生俱来的障碍（比如理解性失语症、表达性失语症是否就分别与韦尼克区、布罗卡区有关呢）。

实际上事情并没有那么简单。检查孩子的大脑，并未发现像大人一样存在脑局部病位，也许已获得能力的丧失与能力的发育迟缓并不是同一回事。Orton 就认为孩子特定精神能力的发育迟缓可能源于大脑发育迟缓，以至于掌控听觉、视觉、运动等的左右脑功能分化不良。

这就是特定的发育障碍的医学研究源流。

从脑损伤研究到细微脑损伤概念

对特定的发育障碍研究，还有另一个源流值得一提，那就是 Strauss A 等于 1943 年发表的《脑损伤孩子的精神病理及教育》(*Psychopathology and Education of the Brain In-jured Child*, 1943)。

在第二次世界大战中, 很多士兵受到了脑外伤, 脑病理学者 Goldstein K 等对此进行了研究。而 Strauss 根据 Goldstein 等的研究成果, 也发现脑损伤的孩子具有情绪不稳、过度敏感、冲动、多动、注意力不集中等表现 (Strauss 综合征)。他提出那些孩子需要特殊的教育环境 (比如教室布置简洁, 以避免过多刺激) 和方法, 并付诸实践。这是对非智力障碍儿童进行特殊支持教育的开始。

以上针对具有脑外伤、脑炎后遗症等脑损伤儿童的研究发现了其特定的行为表现, 并提出需要提供特殊的支持教育。但后来的研究则从结果推断原因, 认为具有以上行为表现的孩子一定是存在脑损伤, 比如 Pasamanick B 等于 1959 年提出了细微脑损伤 (minimal brain damage, MBD) 概念。意思是说, 即便大脑检查没有发现损伤证据, 也可能存在不可见的细微脑损伤, 以至于出现障碍。后来觉得损伤 (damage) 一词可能太负面, 又用功能障碍 (dys-function) 来表示, 其实说的是一回事。于是人们普遍认为 Orton 发现的那些学习上的问题, 都是由细微脑损伤造成的。在 20 世纪 60 年代, 细微脑损伤的研究盛行一时。

教育界: learning disability 概念登场

在教育界, 美国的教育心理学者 Kirk S A (1904-

1996）于 1963 年首次提出学习障碍（learning disability）概念。有的孩子并没有智力发育迟缓，也不是没有学习兴趣，成长环境、教育环境也没有什么问题，可就是明显难以学会认字、写字或计算等，Kirk 提倡将所有这些学习困难统称为学习障碍。将其统称为一个教育用语，目的是探索可付诸实践的教育政策、措施，而且也将教育上的学习困难从涵盖情绪不稳、过度敏感、多动、冲动、学习困难等的细微脑损伤概念中分离出来。1975 年，美国制定了《所有障碍儿童教育法》（*The Education for All Handicapped Children Act*），将学习障碍的孩子也纳入教育支持的对象。

但 20 世纪 70 年代以后，细微脑损伤的研究式微，因为没有找到如 Goldstein 所发现的医学证据，而且 80 年代以后也进入操作性诊断分类的时代，放弃了以前的病因、病理分类。从 Strauss 时代以来一直受到关注的孩子的多动、冲动，则被称为注意缺陷多动障碍（ADHD），取代了以前的细微脑损伤说法，被纳入发育障碍的分类里。

随着细微脑损伤研究的式微，学习障碍（learning disability）的概念开始备受关注。作为特定的学习发育迟缓，其范畴变得明确。另一方面，其范畴也出现扩大化的倾向，不仅包括言语发育、认字、写字、计算等困难，甚至身体运动不协调、三人以上社会性互动能力不足等也被视为学习障碍，出现"非言语性学习障碍"的概念（不过是协调性运动障碍、孤独症谱系障碍的另一种说法，现在已不再使用，但从运动能力、三人以上社会性互动能力的获得也需要学习这一点来看，其认识是没有错的）。

Learning disorder 概念始于 DSM

在精神医学上，Orton 认为认字、写字、言语理解、言语表达等困难都是大脑的发育迟缓所致，并为此领域的研究打下了基础。后来，人们将发育性言语障碍（言语理解、表达）、认字障碍、写字障碍、计算障碍等统称为特定的发育障碍。直到今天，神经心理学（研究中枢神经系统作用机制的心理学）、认知心理学（研究信息处理过程的心理学）都还在致力于明了特定的发育障碍的发生机制。

在 20 世纪 90 年代，DSM-4 将发育性认字障碍、写字障碍等学业上的发育性障碍归入学习障碍（learning disorder）的诊断分类，而将发育性言语障碍归为言语障碍，特定的发育障碍名称则从诊断分类中消失，这是学习障碍（learning disorder）首次作为医学概念出现。日本的学习障碍一词也就同时对应 learning disability 和 learning disorder 这两个英文术语了。

学习障碍的学术研究源流就是如此。在医学上，学习障碍（learning disorder）是指不包括发育性言语障碍的特定的发育障碍，而在教育上，学习障碍（learning disability）是指尽管不存在智力、学习兴趣、环境等问题而出现的所有学习困难。learning disability 当然包含 learning disorder，但还包括其他许多情形。下面探讨一般的学习困难。

2 对学习困难的认识与支持

尽管不存在智力发育迟缓，却怎么都存在学习困难，或者无论怎么努力学习就是没有起色，每个班上都有这样的孩子吧？无论是在小学还是中学，如果在基础阶段就受挫，其后就可能越来越跟不上班上的学习进度。学习困难是令父母、老师头疼的大事。那学习困难究竟是怎么一回事呢？进行什么样的支持会有效？下面来具体探讨。

智商（IQ）位于临界区域的孩子

智力测验如果得分 70 以上，则不被视为智力障碍，但若低于平均得分 100，则被称为临界智力。这些孩子做其他事情可能没问题，但学习不会太擅长。智力测验取的是多个项目测验的平均分，即便智商在 75 以上，某一学习方面比如算术学习也可能存在能力不足，虽然还不足以诊断为特定的发育障碍中的发育性计算障碍（算术障碍），但就是怎么也跟不上学习进度，也许其他科目可能多加努力勉勉强强还过得去。在教育界的学习障碍（learning disability）概念中，可能就是临界智力的情形占多数。对这样的孩子，可以参照轻度智力障碍孩子的支持方法，放慢教学进度，一点点地进行指导。

阿斯伯格综合征的孩子

阿斯伯格综合征孩子不存在智力发育迟缓，但也可能存在与其智力水平不相称的学习困难，原因则因人而异。上学后，父母和老师会告诫孩子要"好好学习"，而且看到周围的孩子也在学习，一般的孩子就会跟着努力，但阿斯伯格综合征孩子则可能出现以下情形：

a. 除非自己认识到学习的重要性，否则可能对学习毫无兴趣。

b. 即便对学习有兴趣，也不会向他人学习，而是自己思考，认字、写字、算式的解法等都按自己的方式办，结果学习效率低，学习内容的难度增大后，就难以跟上班上的学习进度。

c. 有的学习科目只要有兴趣和相应的智力就能学懂，有的则需要人际互动的体验和积累，否则就可能难以学明白。阿斯伯格综合征孩子就可能在需要互动体验的科目上严重受挫。

d. 由于知觉的混乱性，阿斯伯格综合征孩子难以适应教室的环境，难以专心听讲、记笔记。

在对阿斯伯格综合征孩子提供学习支持时，也需要同时使用前面对孤独症谱系障碍孩子的支持方法。

注意缺陷多动障碍的孩子

注意缺陷多动障碍的孩子由于注意力难以持续集中，容易存在与智力不相称的学习困难。会读汉字并不意味着就会写汉字，知道计算方法也不等于就能算得对，因为写字、计算都需要反复练习，否则就可能出现似会不会的情形。学习有时难称乐事，要静下心来学习需要掌控自己的冲动，而注意缺陷多动障碍孩子这方面并不擅长。关于注意缺陷多动障碍孩子的支持，后面再探讨。

有受虐体验的孩子

日本有的学校学区内有儿童养育设施，由于虐待等原因，一些孩子在这些设施里学习和生活。那些教过有受虐体验孩子的老师都感到，这些孩子中有不少存在显著的学习困难（尽管不存在智力问题，而且在设施中生活，至少当前也不存在环境问题）。当然这些孩子中也有的可能存在临界智力、阿斯伯格综合征或注意缺陷多动障碍，支持方法也与前述相同。

还有一个不容忽视的原因，那就是这些孩子从大人那里体验到的都是难过、不幸，现在又有大人对他说"来，学习吧"，而以前的痛苦经历让他们的直接反应就是逃避，因此需要培养他们对大人的信任。关于受虐孩子的支持，后面再详细探讨（第 15 章）。

缺乏学习兴趣的孩子

从定义上看，因没有学习意愿或兴趣而出现的学习困难不是学习障碍（learning disability）。但是否有学习兴趣，难以进行客观的衡量和判断，而且，是没有学习兴趣导致学习困难，还是学习困难导致丧失学习兴趣，两者也并非泾渭分明。大致来说，孩子的学习成绩与学习兴趣可以分为以下三种情形：

a. 有的孩子只要努力就可能取得优秀成绩，具有浓厚的学习兴趣。

b. 有的孩子无论怎么努力成绩也上不去，缺乏学习兴趣。

c. 大多数孩子学习成绩、学习兴趣中等。

中小学生的学习成绩、兴趣也呈连续性分布。在日本经济高速增长的年代，学习成绩中等的孩子也表现出很高的学习兴趣，主动努力学习。不过到 20 世纪 70 年代后期，日本进入高度消费社会以后，大多数学习成绩中等的孩子学习兴趣下降，不再努力学习（也是不去上学的学生增加的时期）。这不是孩子本人的问题，而是整个社会深恶勤勉，孩子自然也不再崇尚勤奋，中小学生的学习兴趣也随之大幅度下降（图 25）。

在学习兴趣普遍较高的年代，学习成绩中等的孩子即便学习有些吃力，只要多加努力成绩也会相应提高，而在学习兴趣普遍下降的年代，只要觉得学习有点吃力，孩子

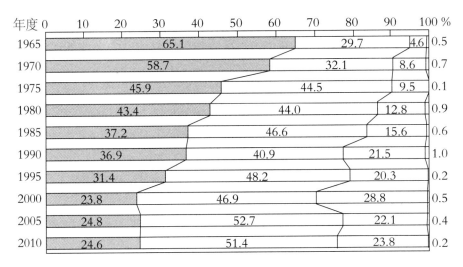

图 25　学习兴趣的推移

注：数据从左到右分别为：希望更努力、现在的努力程度正好、不想学习、无回答

摘自藤泽市教育文化中心编《第 10 次学习兴趣调查报告》(该中心每五年对该市公立学校初三学生进行一次详细的学习兴趣调查)

就可能轻易放弃，结果就会越来越跟不上学习进度。这也是与智力水平不相称的学习困难。这样的中小学生正在急剧增多，这也是日本近年来学习障碍备受关注的原因之一。

学习障碍的孩子

不属于前述五种情形，而是存在基本的学习困难，这才是医学上所称的学习障碍（learning disorder，特定的发育障碍）。该障碍的发生机制尚不明了，应该是负责认字、写字、计算等的神经心理学、认知心理学机制出现了什么问题。有的会随着成长而减轻，有的一直持续，转归情形多样。

在诊断上，学习障碍（learning disorder）应不含前述的五种情形。实际上，学习困难与学习障碍很难截然区分，相互交叉、重叠的情形并不少见，因此在实际支持中，有必要兼顾所有学习困难、障碍的情形。

对于医学概念的学习障碍，有根据认知心理学开发的学习支持项目，比如认字障碍可以利用有声读物或图像，写字障碍可以用打字机，计算障碍可以用计算器等辅助手段，都可有效帮助学习。但实在没有必要强行进行补短。只要是人，谁都有擅长和不擅长的地方，也许，碰巧认字、写字或计算正是自己不擅长的地方，这么想是否就更容易接受了呢？

3 注意缺陷多动障碍是什么

难以自我掌控的孩子

部分发育迟缓的另一情形是 DSM 诊断分类中的注意缺陷多动障碍（Attention-Deficit Hyperactivity Disorder, ADHD），而 ICD-10 称为多动性障碍（Hyperkinetic Disorder），其详细诊断标准如前所述（第 3 章 Column）。也即那些难以自我掌控、坐立不安的孩子，具有以下三个特点：

（1）注意力集中困难。

注意力难以持续集中。即便正专注于某件事，如果有其他刺激出现，注意力也会轻易转移（注意力容易分散），因此容易出现失误或遗忘物品。

（2）多动性。

总是坐立不安，待不住，身体总是在动（女孩会话说个没完）。

（3）冲动性。

不善于掌控自己的冲动、欲望，很容易被冲动、欲望所左右。做事不是思前想后而是直接采取行动，不能等待。

尽管在注意力集中困难、多动性、冲动性上存在个人差异，但都是自我掌控能力不足所致。

从婴儿期到幼儿期初期，每个孩子都存在注意力容易转移、多动、冲动的情形，可以说是发育阶段上的适应表现（对新刺激及时反应、注意以积极探索；对冲动、欲望及时反应以维持生存）。

随着成长，就需要保持注意力或抑制冲动，自我掌控能力也得到相应提高，而自我掌控能力发育的严重迟缓就是注意缺陷多动障碍。

下面来回顾一下注意缺陷多动障碍的研究源流，实际上与学习障碍的研究颇有交集。

注意缺陷多动障碍的研究源流

自古以来人们就注意到不乏"坐立不安"的孩子；或

者更准确地说，大家都认为"孩子的本性就是坐立不安，待不住"，并没有将其视为问题。对坐立不安另眼相看，应该是公共教育开始后的事，因为孩子们都需要安静地坐在教室里听讲。

当初注意缺陷多动障碍被视为孩子本人或父母教育的问题，后来发现脑外伤、脑炎也可出现多动的后遗症。1902年，英国的儿科医生Still G F（1868—1941）首次报告了这一发现，而1914年，欧洲爆发昏睡性脑炎，很多孩子出现多动的后遗症，由此多动与大脑障碍的相关性在流行病学上得到确认。

第二次世界大战后，Strauss等研究了受过脑损伤孩子的多动性、冲动性等行为表现，并最终形成细微脑损伤（MBD）概念。

尽管一些孩子没有发现脑损伤的证据，但其行为表现与Strauss研究的脑损伤孩子一样，于是人们认为那些孩子也许存在难以发现的细微脑损伤。后来一个时期，甚至认字、写字困难，情绪不稳或者不良行为等几乎孩子的所有不适应行为，都被视为由细微脑损伤所致。

进入20世纪80年代以后，精神医学转向仅根据症状进行诊断分类，抛弃了细微脑损伤的病因论假说。而细微脑损伤概念涵盖的认字、写字、计算等学习困难被移到另外的分类（学习障碍），注意集中困难、多动性、冲动性三个症状则作为一组，被称为注意缺陷多动障碍，延续至今。

利他林有效

注意缺陷多动障碍的诊断分类从以上研究源流中诞生。在 DSM－3（1980）中被称为注意缺陷障碍，在 DSM－4（1994）、DSM－5（2013）中被称为注意缺陷多动障碍，而 ICD－10（1996）则称为多动性障碍。尽管诊断名称、诊断标准稍有差异，但基本行为表现仍然是注意力集中困难、多动性、冲动性。

承继脑损伤后遗症的研究源流，不少研究者仍认为可能是中枢神经系统某种物质性的功能不全导致注意缺陷多动障碍，而利他林对注意缺陷多动障碍的特异有效性（有效率约 70％）就是有力的证据。

> 利他林有效的药理仍未充分明了，尚处于假说阶段：有假说认为注意缺陷多动障碍是兴奋水平较低（如犯困的时候，兴奋水平低，就会注意力集中困难，难以掌控冲动），而利他林有兴奋作用，因此提高兴奋水平后孩子能待得住。还有假说认为注意缺陷多动障碍是多巴胺分泌不足，导致负责执行功能的神经回路传导不畅，而利他林可以促进多巴胺分泌，因此多巴胺水平上升后孩子的自我掌控能力得到提高。

4 坐立不安的孩子

并不是只有注意缺陷多动障碍的孩子才会坐立不安、注意涣散、不善于掌控冲动，那么还有哪些孩子也有这样的表现呢？

智力障碍、孤独症谱系障碍的孩子

注意力集中、掌控冲动的能力是通过发育获得的，发育迟缓，如智力障碍、孤独症谱系障碍的孩子不少就是这样的情形。

尤其是互动发育迟缓的孤独症谱系障碍，不仅难以培养掌控冲动的能力，而且不会配合他人的行动，容易按自己的步调行事，因此很容易符合注意缺陷多动障碍的诊断标准。

在操作性诊断中，如果孩子同时符合注意缺陷多动障碍、孤独症谱系障碍的诊断标准，则一般优先诊断为孤独症谱系障碍，而不是注意缺陷多动障碍。但在实际诊断中，被同时诊断为以上两种障碍的孩子也不少，毕竟很多案例都比较微妙，难以明确划分界限，而且各种发育障碍原本就是相互联系的，呈连续性分布。

养育环境欠缺的孩子

在养育环境极端欠缺的情形下成长起来的孩子，符合注意缺陷多动障碍诊断标准的也不在少数。由于缺乏与养育者之间的充分交流、互动，掌控冲动的能力未能得到培养，而且愤怒、不信任也让冲动性进一步提高，因此他们的自我掌控更加困难。后面再继续探讨。

高智力的孩子

有些高智力孩子，其行为表现似乎与注意缺陷多动障碍相差无几。因为智力高，他们容易先自己判断，采取行动，"先发制人"，而不是模仿他人，其行动力、活动力也非常人可比。

> **例** 有人说托马斯·爱迪生（Thomas Edison，1847－1931）是注意缺陷多动障碍（也有人说是阿斯伯格综合征）。爱迪生应该是天生智力超群，好奇心（探索心）旺盛，活动力、行动力强。他小时候对什么事都感到好奇，注意转移快，探索活跃，而且闻一知十，上课大多数时候都在走神而不是认真听讲。他聪慧、思维敏捷，想到什么就想立即验证，按自己的想法、判断采取行动，而不受社会约定、常识规则所束缚；只要是自己感兴趣的事情就沉浸其中，无暇他顾。"三岁定八十"，也许成年后的爱迪生也如此"个性"。
>
> 从以上行为表现中，如果挑出注意转移快、多动性、冲动性，爱迪生则可能被诊断为注意缺陷多动障碍；如果挑出不受社会约定、常识规则所束缚等三人以上社会性互动方面的表现，则可能被诊断为阿斯伯格综合征。这也可以说是只按加分法进行操作性诊断的陷阱。但爱迪生做实验时专心致志，注意力集中程度远超常人，而且自己创立公司，管理研究团队，也显示出充分的人际互动能力。如果操作性诊断采用减分法，想来就不会这样轻率地"定下"某种诊断了。

脑疾病后遗症的孩子

有的孩子注意力持续集中、自我掌控能力都达到相应年龄的发育水平，但罹患严重脑疾病后那些能力大幅度下降，这就是后遗症的表现，这种现象也是注意缺陷多动障碍研究的起点。而且不少案例还伴有智力后退。无论是对孩子还是父母来说，已经获得的能力再度丧失，都是极大的心理打击，都需要社会支持。

注意缺陷多动障碍的孩子

除前述四种类型外，如果孩子仍表现出注意力集中困难、多动性、冲动性，则是纯粹意义上的注意缺陷多动障碍。当然，有的案例可能难以明确诊断，也有的可能同时表现出多种障碍症状。在幼儿园、学校等三人以上社会性互动场所，这些孩子就可能出现适应困难，需要提供支持。

5 对注意缺陷多动障碍的支持

使用药物需征得本人同意

现在，针对注意缺陷多动障碍，药物疗法是首选。不过，70%的有效率并不意味着 10 人服药，7 人"痊愈"，有效率里面还包括"稍微有效"的情形。而且药物效果个人差异很大，即便见效，也并不意味着问题完全解决，药理假说的作用机制也并不能完全解释障碍的发生机制。尝试有必要，但一定要谨慎，也需征得本人同意。

例 太郎从小就活泼好动，没有智力发育迟缓。上的幼儿园氛围宽松，推崇让孩子自由成长，因此太郎的幼儿园生活很顺利，没有出现什么问题。但上小学后，太郎明显难以安静地坐在座位上听讲，上课总是弄出声响，注意力涣散，也常常遗忘物品。上二年级后，情形仍未改善，学校建议就诊。

对此，通常不会这样告诉太郎，"你是注意缺陷多动障碍，吃了这个药就会好的。"对原本就常常遭批评的孩子来说，也许说"是障碍的原因，不是本人努力不够"可以让他松口气，但同时也可能使他产生无助感和被动感，比如"是障碍，自己毫无办法，只能依靠药物了"。

大多数孩子在门诊室也会坐立不安，但也可短时间坐在椅子上对话。太郎就是这样，跟他确认"上课时不能安安静静地坐着听讲"后，又与他进行了以下交流。

例 "自己也知道坐不住，对吗？""嗯。""哎呀，现在坐得挺好的呀。""嗯。""真乖，多努力呀。对了，我们来试一下，看自己能安安静静坐多久，好吗？""嗯。""好的，现在用手表来计时。不用勉强自己，挑战一下，看自己能安安静静坐多久。"

带点游戏的感觉，"10 秒、20 秒、30 秒……1 分钟了，还没有动。1 分 30 秒，没动……"一边看表一边鼓励他，"太厉害了，2 分 15 秒，一点也没动。"跟他聊了一会儿动漫、小伙伴的事情后，又问"再试一下？""嗯！"

坐着不动的时间明显比第一次长，"太郎完全有能力自己坐着不动。要是坚持下去，就可以做各种事情，学习、生活也会变得更轻松。我们一起努力，充分发挥这种能力，好吗？"太郎点头同意。并告诉他还需要老师、家人的支持，可否与他们谈一谈，太郎也同意了。最后告诉太郎，"要安静地听讲，太郎刚才做出的那种努力最有效。不过，还有药物可以加强效果。要不我们也吃点药，强化效果？"

太郎同意使用药物后，告诉他，"从少量开始，如果不是立即见效，也不要觉得没有效果。服药后如果觉得不舒服或有什么担心的事情，可以立即来咨询，不要自己一个人忍受。太郎的努力出成效后，就可减少药物用量或停止用药。"

支持的要点

时刻要铭记，提供支持的目的是帮助孩子培养自我掌控能力，这同样适用于智力障碍、阿斯伯格综合征、养育环境欠缺的孩子。而药物只起辅助作用，原则上只适用于注意缺陷多动障碍孩子。

如何培养孩子的自我掌控能力，可参考前面大小便训练及意志发育部分的内容（第8章10）。在支持上，应坚持以下三点：

（1）一步一步来，不断积累成功体验。

没有父母会要求孩子一下子就学会自己大小便。都会先让孩子学着坐小马桶，坐上去就会给表扬，一步一步训练。孩子正是在一次次体验成功的基础上，才慢慢学会掌控自己的欲望、需求。

如果孩子难以安安静静地在教室里待45分钟，则可以按他坐得住的时间，比如以 10 分钟为目标。孩子 10 分钟坐下来了，就共同分享成功的喜悦，休息一下。通过完成一个个阶段性的"小目标"，孩子自我掌控的能力就会一点点提高。

（2）面对困难的课题、状况时，予以协助。

大小便训练时，父母总会陪伴在孩子身边。会先让孩子坐到小马桶上，还在一旁发出"嘘，嘘"的声音协助孩子。借助大人的力量，孩子会努力学习掌控自己。

注意力难以集中的孩子，老师可以多留心一下。看见孩子坐不住了，轻声提醒一下，协助孩子学习掌控自己。随着孩子自我掌控能力的提高，协助也可以相应减少。

（3）不要让本人失去主动性。

自我掌控需要主动性，而忍受、忍耐是被动的努力，并不能培养主动性。自我掌控包括抑制和满足两方面，后者尤其重要。与其设定"不做某事"的要求，不如设定"做到某事"的目标，孩子会乐于努力，也更有效果。

不要只关注纠正多动、注意力集中困难等行为表现，还应该让孩子坚持做自己喜欢的、感兴趣的事情，从中体验到成就感，这也是重要的支持。有了兴趣的支撑，孩子就更能主动地培养自我掌控能力。

协助孩子体验成就感时，也不要忽略让孩子感受到自己做出的努力，自己成功了，是自己的主动性发挥作用了。

对具有发育迟缓、障碍的孩子，班上的其他孩子一般都会伸出援手，予以照顾。这种助人为乐的精神值得表扬，不过要让孩子在提供帮助的同时也注意培养对方的主动性（否则容易一味地受人照顾，只是被动体验），这就未免有点强人所难了，大人要留意这一点。

以上三点并不是什么特别的东西，可以普遍适用于教育。配合孩子的努力，适时予以协助，就是特别的支持。

Part 3 养育方的困难

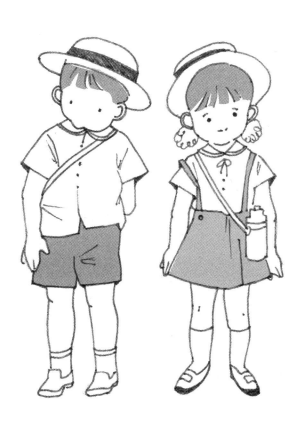

发育障碍是成长方（孩子）困难的表现，下面来探讨由养育方（父母）的养育困难引发的成长失调。

育儿绝不是什么轻而易举的事，而本书主要从临床方面聚焦育儿的困难、难以顺利育儿的地方，这点还请留心。

育儿同时也是充满愉悦的过程，孩子会给我们带来很多欢乐，正因为有愉悦有艰辛，有欢笑有泪水，育儿才变成我们人生宝贵的记忆。

孩子自身拥有成长的力量。孩子的成长离不开与以养育者为中心的大人持续不断的互动，但大人并不是有意识、有目的地与孩子互动，而是孩子在不知不觉中激发出大人的互动（多伴随愉悦）。从这个意义上来说，孩子的成长力量也是激发大人互动的力量。

也许有一天，父母会突然发现，自家孩子怎么一下子长这么大了？在惊奇中感慨万千吧。

有的人也可能成为发育迟缓、成长力量弱的孩子的父母。即便发育迟缓，孩子也表现出不屈的生命力、成长力，与这样的孩子携手前行，共同努力、成长的旅程，更会是人生不可多得的财富。

第 13 章
育儿的问题

在育儿上，亲子之间并不一定就会一直融洽相处，因为是人就可能产生对立、矛盾。也许正是因为经历了亲子之间的对立、矛盾，孩子才成长为大人，父母才更加完美。望子成龙、望女成凤并不一定会实现，但完美的父母也不存在，亲子之间算是扯平了，对吧？

不可能每个人都成为理想的自己，拥有理想的人生，但人并不会因此而否定自己，否定自己的人生。人生就是这样。同样，即便育儿不完美、亲子关系不完美，也无须哀叹、否定自己的育儿努力。

有此意识，下面再来探讨育儿的困难，可以从两方面来看：一是普遍的育儿困难，二是现今时代、社会加诸的育儿困难。

1 孩子为什么由父母养育

强烈的纽带感

无论是古代还是现代，也不论是东方还是西方，育儿一般都由亲生父母进行，这是为什么呢？

哺乳动物都是由父母养育幼崽，人也是哺乳动物，所以养育孩子有生物学的原因。不过更大的原因是人是高度社会的、共有的存在，孩子不仅需要生物学的成长，还需要社会的成长。要在复杂的社会中生存下去，孩子就必须具备相应的识别力、互动力，而这只有通过与大人进行长期、密切的交流、互动才能获得。与其他哺乳动物相比，人类的育儿更需要付出长期的努力，这是人类育儿的固有特点，也是育儿并不轻松的最大原因。

要坚持长期的育儿努力，就需要对孩子具有强烈的互动意识（纽带感）。一般来说，能对孩子自然产生纽带感的，就是生下孩子的父母了。纽带感让生物学父母变成社会的养育者，在情感上则以爱的形式表现出来。

互动意识、纽带感来自三种要素：①身体的、肉体的纽带感，"自己身上掉下的肉、自己的血脉"这种自然的感觉成为其生物学基础。②我们生活在有意义的世界中，亲子这种社会的概念也催生了纽带感。我们生活的这个社会，有各种有形无形的网络促进亲子之间的纽带感意识，因为这个社会要维持下去，就必须养育传承这个社会的孩子。③孩子对父母表现出的亲近感，即弗洛伊德所称的婴儿性欲，或 Bowlby 所称的依恋，也催生了强烈的互动意识、纽带感。

也是社会的共同任务

只要对孩子抱有强烈的互动意识（纽带感），即便不是生物学上的父母，也可能成为养育者。实际上，人类社会也以各种各样的形式养育孩子，而不一定是亲生父母亲自养育。而且，由其他人部分代替父母养育孩子的现象也很普遍（保育、教育）。

这就是人类养育孩子的又一特点，即具有社会的性格。人类养育孩子，不仅是父母的私事，也是为了维持、传承这个社会，因此也是整个社会共同的事业，也即养育孩子是父母与社会的共同任务。在现代社会，育儿变得艰难，是否也跟父母与社会的合作不畅有关呢？

2 日本的育儿历史

下面简单回顾一下日本的育儿历史，其延长线就是现代社会的育儿。那从前的育儿存在什么困难呢？

江户时代：育儿是社会的共同任务

在江户时代（1603－1868），育儿最初遭遇的困难就是孩子生命的无常。那时社会的生产力尚低，生活环境严峻，医疗也不发达，婴幼儿的死亡率极高。正如"孩子七岁以前不算人"的说法，幼小孩子的生命非人力所能护佑，人们只能祈祷孩子健康成长。为此，日本各地还传承着各种各样护佑孩子顺利成长的风俗。

那时的孩子即便出生，也不一定能够顺利长大成人，所以家庭都生很多孩子。当时 80% 的劳动人口都从事第一产业，要维持生活，全家人都得参与劳动，多生孩子也是为了将来家里有更多劳动力。另一方面，孩子生得太多，也可能养不起，于是溺婴、遗弃孩子的情形并不少见。这与其说是育儿的困难，不如说是生活的困难。尽管没有战乱，社会总体上处于和平状态，但人们仍然时刻生活在疾病、饥馑的阴影下。

当时的遗弃孩子与其说是放弃育儿，不如说是走投无路的父母将孩子托付给社会，是一种潜规则。在德川幕府第五代将军纲吉的统治时期（1680–1709），官府反复打出禁止遗弃孩子的告示牌，可见当时遗弃孩子是多么寻常的现象（俳句名家芭蕉在《野游纪行》(1686) 中也提到遗弃的孩子）。官府还要求发现弃儿的人负责将其养大，或者由村长或几人共同负责养育，也许这才是官府发文的真意。官府还给养育弃儿的人提供养育费。

当时，收养贫困人家或失去父母的孩子也很普遍。大人的生命也很无常，失去父母的孩子很多，为人父母者并不一定能亲手把孩子养大。育儿也因此具有社会共同任务的色彩，由邻居、亲戚等地缘、亲缘关系或身份、职业等社会关系充当安全网络，接下养育弃儿或孤儿的任务，育儿的困难也得以由社会分担。当然，也有弃儿因无人收养而死亡，还有人仅仅为领取养育费而对收养的孩子疏于照料，安全网络也不能完全发挥作用。

日本有"弃子好养"的说法。为了让孩子健康成长，当时的人可能故意将自己的孩子丢弃，等着有人来捡，然后让孩子认其为干父母，自己再将孩子领回家养起来。这不仅仅是迷信，其实还含有多一对"父母"，让孩子多一份疼爱，即多建立一份纽带，多准备一点安全网络的意思。日本还有请他人给自己的孩子取名，认其为命名父母的风俗。

明治时代后：家庭化与教育化

明治维新（1867）以后，日本踏上近代化的旅程，江户时代以来的传统育儿方式也发生了很大变化。

当时日本社会最大的变化是士（武士）农工商身份制度的消失。此前，日本人的身份职业是父子相传，孩子从出生的那一刻起未来的命运就决定了，而按身份职业组成的社会关系网络也会为孩子的成长保驾护航。明治维新以后，随着身份制度的消失，其相应的安全网络也消失，孩子往什么方向培养也成为各个父母自己的事。父母可以自由养育孩子，但有了自由，育儿反而变得更加困难了。

进入明治时代（1868–1912）以后，家庭育儿书大量出版。其时孩子的生命依然无常，而且育儿成了各个父母的事，父母需要育儿指导，也需要学习基于西方近代医学的新的育儿方法。

当然，育儿不可能完全孤立于社会。1872年，日本开始实行公共教育，上学成为攀爬社会阶梯的重要手段。由知识阶层家庭开始，育儿开始与学校教育结合起来。

1898 年制定的日本民法确立了家庭制度，即家长（通常是父亲）有抚养家人的义务，孩子由父母在家庭中养育也由此成为社会常识。为了传承家业，社会上仍然有不少过继的情形，但以前那种收养孩子的情形消失了。

那么明治时代以后还有没有遗弃孩子的情形呢？据日本政府的统计，在明治前半期为每年 5 000 件，到明治末期骤减为 1 000 件，而到大正年间（1912－1926）则大大低于 1 000 件。如果是难以养育孩子的父母人数减少，那是再好不过的事，但也可能是在近代化的过程中，以遗弃孩子的形式将孩子托付给社会的潜规则失灵。与此同时，社会上开始出现父母子女一起自杀的情形。根据新闻报道的数据，日本全家一起自杀的现象始于明治时代末期，大正年间开始增多，进入昭和时代（1926－1989）更是激增（小峰，1937）。尽管只有新闻报道的数据，这是否也说明日本在近代化过程中，走投无路的父母不是将孩子遗弃，而是选择与孩子一起终止生命呢？不能否认有这种可能性。

日本现在的基本育儿方式，可以说始于明治时代，具体表现为以下三点：

a. 育儿理当由父母负责。

b. 育儿独立于社会。

c. 育儿与学校教育相结合。

进入现代社会以后，以上特点愈加明显。当然自有其原因，也不无优点，但那也可能使现在的育儿变得更加艰难（包括精神医学上的问题）。

3　当今日本的育儿

婴儿死亡率急剧下降

为对时代变化有个整体印象，先来看几组统计数据。

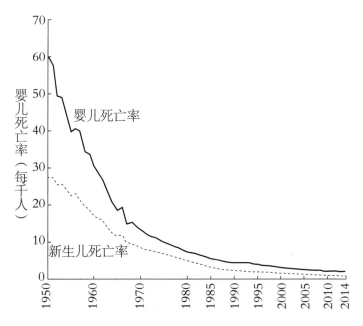

图 26　新生儿、婴儿死亡率的推移

注：摘自日本厚生劳动省编《2014 年日本的人口动态》

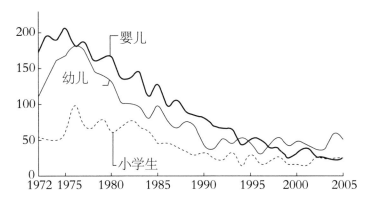

图27 婴儿、幼儿、小学生被杀人数的推移

注：摘自管贺江留郎编《未成年人犯罪数据库》

图 26 是日本新生儿、婴儿死亡率的推移，图 27 为婴幼儿、儿童被杀人数的推移（因人数少，故以具体数字表示）。从长期来看，无论是疾病死亡（自然死亡）、犯罪受害死亡，还是因生活困难、育儿困难而被杀（非自然死亡）的总体人数都急剧减少了。可以说，在现代社会，孩子的生命受到了最有力的保护。

未成年杀人犯急剧减少

再来看因不良行为、犯罪造成他人死亡的未成年杀人犯的人数，具体如图 28 所示。

现在日本的未成年杀人犯急剧减少，达到历史最低水平（成人杀人犯也一直在缓慢减少）；其他严重的未成年犯罪也急剧减少，少年不良行为也明显减少。由此可见，现在的日本孩子成长于前所未有的太平社会，已没有严重

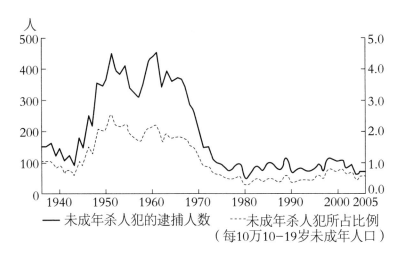

图28　未成年杀人犯人数的推移

注：摘自管贺江留郎编《未成年人犯罪数据库》

的暴力倾向、攻击性。这既源于日本经过经济的高速增长，社会变得稳定、富裕，更源于日本的育儿更加细心、耐心，且充满爱心。

　　从以上数据可以看出，当今日本的育儿总体上是安全的，大多数孩子都可以健康、平安地长大。而对本已急剧减少的未成年犯罪、儿童受虐致死案件进行大肆报道，激发民众的危机意识，不能不说是方向错误。甚至可以说，正是这种过度敏感、过多的危机意识在社会上的泛滥，让现在的育儿变得更加艰难。

二战后：母子互动增加与教育热

　　经过20世纪60年代经济的高速增长，日本人在生活、经济上开始变得宽裕，大多数日本父母首先将时间、金钱投资到孩子身上。而且育儿是父母的私事早已成为社会常识，那一代父母也都饱尝过战争的痛苦，因此无不将未来押在孩子身上。

日本民法修正后家长制被废除，不再是父亲单独负有教育子女的责任。再加上二战后经济的复兴、高速增长，父亲投身于社会劳动，教育子女的责任几乎全部落到母亲身上。母子间强烈的纽带感以及经济水平的提高，都使育儿变得细致，充满爱心。

二战后日本也实行了教育改革，规定初中为义务教育，因此 15 岁以下的孩子全部成为被抚养者（孩子），法定未成年期延长。

随着工业成为支柱产业，对就业人口的文化水平要求也相应提高，日本新设立了很多高中（二战前只有学习成绩特别优秀的人才能上高中，高中学校也很少）。献身于经济高速增长的都市就业者（工薪阶层），既没有可留给孩子的资产、可让孩子继承的家业，也没有可传给孩子的职业技术，能留给孩子的就只有学历了，于是几乎所有家庭都将育儿与教育密切联系起来。

育儿需要更周全，孩子需要更高的教育水平，养育孩子的心理、经济成本自然增大，多生多养不再可行，少生优养成为育儿的社会常识。结果，到经济高速增长结束时的 20 世纪 70 年代初，日本的出生率开始下降，日本社会进入少子化时代。

70 年代后：儿童精神医学界的转折期

二战后，日本的父母在育儿上投入了更多金钱和精力，孩子养得更细致，受到更好的保护，其效果如图 26、27、28 所示。从社会总体上看，育儿水平得到提高，但这也并非完全是好事，甚至可能让育儿变得困难。整体育儿水平的提高，意味着育儿的平均水平、合格水平（社会要求的水平）也相应提高。

> 在日本经济高速增长的 20 世纪 60 年代，随着产业结构的变化，人们的生活方式也发生变化，其时不断有学者指出，日本社会出现了"家庭功能下降、亲子关系淡薄"的趋势。为什么会出现与实际育儿情况相悖的认识呢？一是因为人们强烈意识到家庭、亲子互动在育儿中的重要作用；二是因为社会要求的育儿合格水平提高了。

在日本经济高速增长期结束的 20 世纪 70 年代，大多数日本人开始形成中产阶级意识（自己拥有大家都有的生活水平），日本变成所谓的"一亿中产阶级社会"。而 80 年代后，第三产业（消费产业）成为支柱产业，日本进入高度消费社会。

对日本儿童精神医学界来说，20 世纪 70 年代是一大转折期，因为社会与育儿方式都发生了很大变化，下面来看具体发生的变化。

邻里共同体的消失

直到 20 世纪 60 年代，邻里之间的交往还是普通老百姓日常生活的一部分：邻里之间都互相认识，知道各自的家庭成员、职业等。育儿也是在邻里之间的相互交流中进行的，不同年龄的孩子在住家附近一起玩耍（游戏、吵架打架），积累三人以上社会性互动体验。尽管育儿是父母的私事这种意识提高，但经济还不发达，邻里之间仍需要相互帮助，否则日常生活就可能难以进行下去，所以由邻里构成的邻里共同体仍在发挥作用。也许可以说，邻里共同体这种安全网络的存在，也促进了日本经济的高速增长。

进入 70 年代后，经济的高速增长期结束，每家每户的生活变得富裕（一亿中产阶级社会），邻里之间的相互帮助就显得不那么重要了。而且随着经济的发达，社会变得富裕，个人意识即"自己是自由的个人"也有所增强。在消费社会到来后，个人欲望、需求更是成为经济发展的动力，个人意识（私意识）更得到提高（膨胀）。对不少人来说，邻里之间的交往变成烦难事，甚至觉得邻里共同体是对私生活的侵犯。结果，邻里共同体的安全网络首先在都市崩溃（有的人家甚至不在家门口挂出姓氏铭牌），加上少子化的盛行，由居住区域孩子构成的不同年龄玩伴群体也逐渐消失。

育儿成为父母的私事

育儿是父母的私事，即独立于共有社会之外的倾向愈加明显，育儿不再是社会公共的、共同的事业，完全变成父母的主张体现。育儿的自由度提高，父母在孩子身上倾注更多心血，亲子关系变得愈加密切，但育儿的责任也全部落到父母身上。如果父母出现什么状况，育儿就可能变得力不从心，育儿质量也随之大幅度下滑（第15章）。

下面来看几个例子，也许育儿的私化可窥一斑。

（1）在公共场所，不再有大人批评、指责别人孩子的不当言行，因为教导孩子成为父母的特权，他人不便介入。另一方面，不少大人反映，在附近公园、幼儿园里，孩子玩耍、嬉戏发出的声音太吵闹了，大人不再有从前的感性、宽容，如"闻儿嬉笑声，我身也欲动"（《梁尘秘抄》）。孩子是"社会的"（我们的）这种公共感觉已经淡薄。

（2）出现严重的未成年犯罪时，社会对本人、父母的谴责、批判日趋严厉。从前未成年人出现不良行为或犯罪时，人们会说"社会出毛病了，社会也有责任"，而现在不再有这样的反思。针对孩子背离社会的行为，社会（我们）认为自己是纯粹的被害者，也因此提倡对未成年犯罪严加惩罚。

（3）一些孩子的名字使用生僻字，难以认读。育儿从给孩子起名开始，其自由性（恣意性）无限高涨。本来名字是个人在社会中的身份标志，是与社会互动的"号码"，具有社会的性格，但不少父母根据自己的想法，将孩子的名字变得极其个人化。

（4）二战后日本设立了寄养家庭制度，以接收、养育失去养育者的孩子。1963年申请登记成为寄养家庭的有19 275户，这是历史上的最高数字，到1975年减为10 230户，1985年为8 659户，也即日本经济高速增长期结束后，登记为寄养家庭的户数逐年减少。现在，尽管厚生劳动省大力提倡、宣传，到2010年登记为寄养家庭的也只有7 699户，不到1963年的一半。

另一方面，在"无论如何都想有自己的孩子"这种愿望的驱使下，生殖医疗发展迅速，"如果养孩子，就养自己的孩子"这种育儿的私化意识也日益增强。

在学校的压力增大

再来看育儿与学校教育的关系又如何。

日本在经济高速增长的年代，育儿与学校教育无缝对接，同步前行。在工业化时代，在学校学到的知识、技能、纪律、素质等毕业后就可以直接用于生产劳动现场。因此，对父母和孩子来说，上学并努力学习的重要性不言自明，总体来说，孩子们的学习兴趣浓厚（图 25）。当时，邻里共同体仍然存在，小学、初中也植根于学区，成为父母托付孩子教育的场所，受到父母的重视。

进入 20 世纪 80 年代后，育儿与学校的互动变得困难。随着第三产业（消费产业）成为支柱产业，在学校学到的知识、技能、纪律等未必能直接用于生产劳动现场；高中入学率超过 90%（1974 年），高中毕业证的含金量也下降。因此，学习的价值、意义开始出现波动：人们不再崇尚勤勉，孩子们的学习兴趣下降（但原本学习成绩优秀的孩子除外），孩子在学校生活中感受到的压力增大。

大多数孩子的学习兴趣下降，不再崇尚勤奋学习，加之在学校生活的压力增大，这些都无疑成为班级难以管理、校园欺负现象出现的背景。

个人化要求与学校教育的社会化

随着育儿的个人化、私化的进行，父母也开始要求学校提供与自己的育儿期待相符的教育，即要求学校提供个人化教育，以符合每个孩子的个性，满足每位父母对教育的期待（在 20 世纪 80-90 年代，日本社会由此而出现学校批判的风潮）。

学校教育的最大目的是社会化，让孩子学会社会共有的知识、技能、规范，获得三人以上社会性互动的共有体验，使孩子成长为社会的存在（社会人）。这使得学校教育与父母的要求之间出现矛盾。而且，随着邻里共同体的消失，学校与家庭的纽带感也日趋淡薄，育儿与学校教育的同步变得困难。

在现代社会，学校几乎是孩子们在日常生活中获得三人以上社会性互动体验的唯一场所。尽管育儿与学校教育存在这样的矛盾和困难，两者还是不得不继续相携前行。

总体来说，现在日本的育儿水平已大大提高，如统计数据所示，好的方面居多。当然也不是万事顺遂，也存在潜在的问题，有时甚至出现严重的困难、失调，下面就来探讨这方面的问题。

具体来说，青少年家庭内暴力、长期待在家里、摄食障碍可以说是育儿水平提高、对孩子过度溺爱的副产物，而育儿失调孩子的问题则是少数社会弱势人群因无法达到一般育儿水平、无法做到关爱孩子而引发的问题。

第 14 章
因育儿过度而出现的成长困难

先来看因育儿水平普遍提高而引发的孩子的成长困难。

随着育儿由父母负责以及独立于共有社会之外的育儿意识的增强，相对封闭的家人互动世界形成，亲子关系日益密切，形成了亲密的亲子关系（比如父子似朋友）。

亲子关系是双向的，而人的内心很复杂，亲密的亲子关系稍有差池就可能演变成过度密切、相互束缚的亲子关系。育儿，有时需要放手，或者能够放手。随着育儿自由度的提高，父母个人的想法，对孩子的期待、愿望都更容易融于育儿活动中，结果，育儿水平是提高了，但也可能引发新的问题。

亲子之间要划分教导与控制的界线比较难，但越倾向于控制，就越可能让亲子关系变成束缚，孩子就越会感觉压抑。如果亲子之间没有体贴、体谅，孩子就可能起而反抗，企图离开冰冷的家去外面"闯荡"，而父母过度的溺爱、保护则可能使孩子无力反抗。

过度溺爱、保护滋生的问题就可能以心理失调和临床案例的形式表现出来。在日本育儿发生明显变化的 20 世纪 70 年代末 80 年代初，因过度溺爱、保护而引发的成长困难甚至演变为社会问题，下面探讨其典型的心理失调现象。

1 从家庭内暴力到长期待在家里

过度密切的亲子关系：难以逃脱的陷阱

在日本，孩子向父母挥舞暴力被称为家庭内暴力（本书中关于家庭内暴力的观点，皆为作者从日本国情、心理学角度出发的认识，与中国崇尚、践行"百善孝为先"的国情不符，仅供读者参考。——译注）。在 20 世纪 80 年代，这一度成为引人注目的社会问题。家庭内暴力出现于孩子青春期。60 年代以前，家庭内暴力多源于亲子间价值观的对立或对父母权威的反抗，但 80 年代则带有想从过度密切的亲子关系中挣脱出来的色彩，背后潜藏着孩子试图摆脱对父母的依赖，获得心理上的独立，成长为大人的发育课题。

也许有的孩子通过家庭内暴力从过度密切的亲子关系中挣脱出来，实现了心理上的独立、自立，但更多的情形远非如此。过度密切的亲子关系，其中不仅有父母对孩子的溺爱，还有孩子对父母的过度依赖，因此，原本为挣脱亲子关系束缚的家庭内暴力，不知不觉间可能演变为孩子依靠暴力束缚父母，有的甚至对父母颐指气使、肆意支配，使亲子关系变成双方名副其实的桎梏。

父母可能一方面苦于孩子的暴力，另一方面又难以挣脱亲子间过度密切的关系而反抗或逃离。由于亲子互动的双向性，家庭内暴力一旦开始，就很可能演变成双方都难以逃脱的陷阱。这种过度密切的亲子关系，无论是对父母还是孩子来说都绝非好事。

说到暴力，一般都会想到激烈的攻击，但在家庭内挥舞暴力的孩子本质上并不具有攻击性、暴力倾向，他们的暴力只是针对父母。在日本经济高速增长期后出生的孩子都得到了很好的养育和保护，因此他们表现出的家庭内暴力可以说是他们那一代人的特异性暴力。

转向非暴力化：长期待在家里

80 年代以严重的家庭内暴力表现出来的心理失调，后来暴力性减弱，代之而起的是另一种形式：将自己关在房间里，避免与家人打照面。也许可以说为挣脱过度密切的亲子关系的家庭内暴力"进化"成了非暴力的回避。在日本，家庭内暴力（domestic violence）也转而指伴侣间或父母对孩子的暴力。

将自己关在房间里，避免与家人打照面容易让心理失调长期化。仅仅回避与家人的接触并不能实现心理上的独立，反而可能难以走出完全依赖父母的生活（就像子宫内的胎儿完全依赖母亲生存一样，关在自己房间里的孩子一日三餐都靠父母端到房门前）。

将自己关在房间里，避免与家人打照面的现象后来被称为"长期待在家里"。当初仅仅是将自己关在房间里，避免与家人打照面，但进入 90 年代后，长期待在家里与不去上学同时出现，成为大众关注的社会问题。长期待在家里也进而具有了回避三人以上社会性互动的色彩，这就是"回避社会的长期待在家里"。

2 摄食障碍

从性别拒绝到对家庭矛盾的反应

在日本，以前摄食障碍是非常罕见的疾病，从 20 世纪 70 年代后期开始才偶有出现，进入 80 年代后，则成为司空见惯的疾病。摄食障碍为什么会激增呢？这得从诱因的变化说起。

从前的典型性摄食障碍出现于上层家庭高智商、富有才华的青春期女性身上。她们出生、成长于上层家庭，拥有近代的自我意识（个人主义意识），却可能不得不面对根深蒂固的传统男权文化，结果在两者的冲突下，她们彻底拒绝饮食，这就是从前的典型性摄食障碍。

仅仅因为是女儿身，就不能发挥自己的才华，实现自我，不免心生愤怒和沮丧，加之看见母亲甘于屈从男权的家庭模式而心生悲哀，这些都成为摄食障碍的诱因。拒绝饮食，阻碍自己的身体向成熟女性方向发育（女性的性别拒绝、消极母性形象、成熟拒绝），是她们应对自我与传统之间矛盾的手段，这就是典型性摄食障碍的心理发生机制。当然，具备以上各种条件的女性并不多，所以发病案例也罕见。

在日本 20 世纪 80 年代出现的摄食障碍，则出现于家人关系过度密切的家庭，是对家人之间微妙的矛盾、冲突的心理反应，还是女性居多，但也有男性，这点与从前的典型性摄食障碍不同。家人同桌共餐，家人之间微妙的紧张关系在餐桌上表现出来，青春期的孩子敏锐地感觉到了，就可能出现摄食障碍，而围绕着吃还是不吃的矛盾也使餐桌上的气氛愈加紧张，摄食障碍也就更容易陷入恶性循环。

克服无助感的努力

除了家人之间的矛盾、冲突外，还有本人的无助感，两者交织在一起，"助长"了摄食障碍。因何而生无助感，各人情形不一。从前的典型性摄食障碍是女性的性别拒绝，而现在的拒绝饮食则倾向于追求纤细的腰身、苗条的身材等女性形体方面，试图掌控自己的身体。通过节食实现自己的身体管理，以此克服无助感，这就是现在拒绝饮食的心理机制。

如果节食塑身成功，也不会出现在医生的面前了吧？实际上，事情并没有那么简单。无助感并不是来自体形，即便达到目标体形，（这样就好的）成就感、充实感也不会持续多长时间，反而会终日惴惴不安，"会不会回到以前的体形？"于是只有继续节食，继续克服无助感。

结果可能因极度节食而陷入半饥饿状态，进而出现继发性的身心失调（抑郁、烦躁、焦躁、身体形象认知扭曲、身体感觉混乱等），或者因节食过度而出现反弹，陷入毫无节制的暴饮暴食或暴饮暴食后的反复催吐，生活、人生变得一团糟；也感觉不到饮食原本给人带来的安心、充实、愉悦；无助感愈加强烈，家人互动也进一步恶化。

3 育儿的私化与学校教育

因家人之间距离缩短而滋生的问题

家人之间距离的缩短，一方面让家人之间的感情变得更加亲密、更充满爱；另一方面也使家人之间容易出现矛盾、冲突。家人之间的关系越密切，就越容易出现纠葛、不一致，而随着育儿独立性的增强，与共有社会的联系变弱，人们更容易陷入密室似的家人互动世界，家人之间也更容易出现矛盾、冲突。

一般来说，生活的富裕程度越高，个人欲望就越膨胀，每个人都可能变得更加个人化，而膨胀的个人欲望也让人际互动更容易出现摩擦。父母对子女的期望（要求）、子女对父母的期望（要求）难免会产生微妙的龃龉、摩擦，而且由于亲子关系密切，那些龃龉、摩擦也更容易发酵、变质。当然，家人之间完全不产生矛盾、冲突也是不可能的，而且孩子在成长过程中出现与父母的对立也是正常现象，孩子也正是在这样的矛盾、对立中实现成长的。

家人之间的关系变得密切、敏感也使亲子之间的矛盾、对立、冲突难以表面化。没有正面冲突的发生和解决，孩子也会失去从中获得成长的机会，"因近生远"的矛盾逐渐暴露。

在表面平静的日常生活中，家人之间的嫌隙可能渐渐增大，终于有一天以孩子心理失调的形式表现出来，其典型表现就是家庭内暴力、长期待在家里、摄食障碍等。

根源在于社会化困难

家人关系的过度密切尚不足以成为孩子心理失调的绝对诱因，实际上，还有育儿独立于共有社会、育儿与学校教育的矛盾这两个因素在共同起作用。

育儿的个人化、私化使家人之间的关系变得更加密切，同时也拉大了育儿与共有社会之间的距离，结果孩子难以培养三人以上社会性互动能力，也难以应对三人以上社会性场合出现的矛盾、冲突。由于邻里共同体的消失，孩子培养三人以上社会性互动能力的场所几乎非学校莫属，而这需要育儿与学校教育保持一致，但这里也常出现困难。

家庭内暴力演变为长期待在家里，其心理动机与其说是想逃离过度密切的亲子关系，倒不如说是害怕、回避进入三人以上社会性互动的体验世界，正如"回避社会的长期待在家里"这个称谓所示。可以说现在孩子心理失调的背后，无不隐藏着社会化困难的一面。

摄食障碍也一样，在无助感背后，大多有在学校等三人以上社会性互动场合难以应付自如的成分，而长期待在家里与摄食障碍同时出现的情形并不少见。这些心理失调的背后一般都存在不善于应付三人以上社会性互动场合、敏感、不安等因素。

现在的孩子都或多或少存在社会化困难。从育儿的个人化、私化以及与学校教育之间的互动困难来看，孩子出现这样的倾向也不是偶然。如果社会化困难程度加大，就可能演变为另一种意义上的"社会性（互动）障碍"（不同于孤独症谱系障碍的互动障碍）。

现在日本崇尚的所谓社会性，更多的是强调与他人融洽相处、合作的能力，而缺乏公共性（public 意识）。原因如下：

（1）第三产业（服务业）成为支柱产业后，其崇尚的价值观——人际互动能力（社会性）也渗透到社会的各个角落。

（2）育儿独立于共有社会，孩子已难以在成长过程中培养共有的、社会的意识。

（3）在个人主义意识、个人欲望不断高涨的背景下，为避免与他人发生正面冲突，产生不必要的摩擦、心理伤害，人们愈加推崇这样的人际互动能力（社会性）。

4 社会化困难的应对与支持

因育儿水平提高而出现的副作用——心理失调虽然存在程度上的不同，但背景相同，故本书只探讨具有代表性的家庭内暴力、长期待在家里、摄食障碍。

下面提出一般的支持方法、认识，对其他心理失调同样适用。

（1）已打下亲子互动的基础。

现在特有的精细育儿、亲子关系亲密虽然产生了一定的副作用（育儿疏忽、放弃肯定更不好），但可以肯定的是已经打下亲子互动的基础，因育儿水平提高而出现的成长困难是可以解决的，家人、周围人都应相信这一点。这不是育儿失败，没有必要自责。

（2）孩子在努力。

心理失调不失为孩子的一种努力，那是孩子试图打破僵局、努力获得独立的表现之一，要认识到这一点。

（3）不要终日为症状所困。

因疾病、障碍而出现的主观感觉或客观状态，医学上称为症状。无论是家庭内暴力还是摄食障碍的拒绝饮食、暴饮暴食、反复催吐都是自然发生的症状，不过这些症状容易给人以有意为之的表象，所以家人之间也容易因此而心生嫌隙。

不论是家庭内暴力还是饮食行为异常都威胁着本人或家人的身体健康、安全，"症状"悬于头顶的感觉自然很容易让人心生不安、产生压力。结果不知不觉之间，整个家庭每天关注的就是症状的轻重、持续时间，日常生活也被孩子的症状所左右。

其实，不论孩子的心理失调有多严重，也不可能一天24 小时，一年 365 天都为症状所困，只不过本人或周围人难以意识到这一点。生活中还有很多其他的事情，其中也可能蕴含改善的契机。别终日关注症状，为症状所左右，要让思维稍稍从症状中抽离，让自己稍有心理的余裕，这也有助于孩子症状的恢复、改善。

（4）避免长期化。

长期待在家里（仅限于）不会直接影响孩子的身体健康和安全，也许在这一点上不会那么让人着急，不过，"不着急"也可能让其拖延下去而长期化，甚至拖到成年。要避免长期待在家里，就需要进行相应的努力、支持，具体可遵从以下三个步骤，任何一步受挫都可能适得其反：

a. 让孩子安安心心在家里待一段时间，毕竟孩子长期待在家里自有其理由（不要强行将孩子撵出家门或不断催促孩子走出家门）。

b. 尽量让孩子主动地干点什么，积累相应的体验

（无论多小的事都可以）。

c. 在社会上寻找某种形式的容身之处，可以是茶餐厅、日间护理中心，也可以与其他同样长期待在家里的孩子一起互动。与家人以外的其他人交流、互动，对孩子的成长大有裨益。

（5）让专业人士发挥作用。

前述努力仅依靠家人难以完成，因为家人容易卷入其中而成为"当局者"，这就需要医疗机构、咨询机构提供支持。当然，即便是专业人士，也不可能"一针见效"。

但专业人士可以为封闭的家人互动世界带来"新风"，帮助扩大视野，使之与社会建立联系，从而助力本人、家人的努力；出现危机时，也可以进行客观判断，提出应对措施（比如家庭访问、入院治疗等）。

此外，孩子需要应对自己的无助感、绝望感，每个孩子的情况也不同，没有应对的"万能药"，但大多与青春期的成长课题相关（第16章2）。虽说孩子自己努力解决问题最好不过了，但有时专业人士提供的小小支持也许会让孩子走得更容易一些，因此最好不要拒绝专业人士的陪伴。

（6）容许试错。

人终究要走向社会，每个人都必须培养自己的人际互动能力，这个过程难免磕磕碰碰。可以让孩子在保护下进行人际互动的试错，积累经验。一定要在家庭之外寻找宽松的三人以上社会性互动场所，比如日间护理中心等。

第 15 章
因育儿不足而出现的成长困难

育儿达不到社会的一般水平，孩子也会出现成长困难。二战后，日本的育儿水平大幅度提高，但也有家庭的育儿水平低于平均水平，暂且称之为育儿不足吧。育儿不足最明显的表现就是儿童虐待（child abuse），即育儿失调，它正成为社会问题而备受关注。鉴于问题的严重性，下面进行详细探讨，首先必须明确以下三个问题：

a. 为什么会出现育儿不足的情况？

b. 育儿不足会产生什么样的问题？

c. 该怎样应对因育儿不足而出现的问题？

下面按这个顺序进行探讨。

1 为什么会出现育儿不足

育儿是项艰辛的工作

育儿不仅耗费精力，还需要持之以恒。育儿要坚持下去，就必须对孩子有纽带感（互动意识）；没有纽带感，育儿就难以成功。出于某些原因，父母可能对孩子难以产生纽带感，那么育儿就会变得困难。当然，仅仅有纽带感还不够。

婴儿感受到不适时，会不分时间地点立即号啕大哭，养育者就不得不猜测是什么原因引起不适，并尝试各种方法来帮助孩子消除不适。不论是在酣然睡眠中还是忙得团团转，都得立即上前侍候，喂奶、换尿布、抱起来，可能都不管用，孩子究竟怎么了？不免感到手足无措。这样的情形不在少数。孩子运动能力没有如期发育会担心，运动能力发育了又得须臾不离，"动、静"皆操心，这就是养育者的常态。

进入幼儿期后开始大小便训练，有的孩子进展顺利，有的孩子进进退退，就更需要耐心和恒心。孩子自我意识萌生，有了"我"的主体概念后，也不再那么听话了。可以说，孩子成长的每一步都是对养育者的考验。

最需要心理上的余裕

依靠纽带感带来的爱，即弗洛伊德所称的婴儿性欲、Bowlby 所谓的依恋，育儿得以一日日坚持下来，但要让育儿顺利进行下去，还需要心理上的余裕。

在育儿严重不足或失调的案例中，有一个共同点就是心理余裕的丧失或剥夺。如果育儿出现困难或不足，最首要的支持就是帮助养育者哪怕拥有一丁点心理上的余裕。

育儿之路不可能总是平平坦坦，父母也不可能总是游刃有余，举重若轻。面对哭闹不止的孩子，父母难免会变得烦躁，"我才更想哭呢"，或者想撂挑子走人。父母也是人，出现这样的想法、冲动再正常不过，但这样的想法、冲动也只是一时的，不会真撂下挑子，因为大多数父母都具备足够强大的心理去应付育儿这项艰巨的任务。育儿虽辛苦，但收获的喜悦更弥足珍贵。

如果欠缺心理上的余裕，就可能难有耐心去侍候孩子，哄孩子。婴儿的啼哭就像警报声一样，尖锐刺耳（在地铁上听到婴儿哭闹，不知不觉皱眉的乘客不在少数）。受不了孩子的哭声，（心理没有余裕时）就可能忍不住大声呵斥，或用力摇晃孩子，有时甚至动手（效果只会适得其反，孩子哭得更厉害），这样的情形一再出现，不知不觉之间，就可能演变为身体虐待；有的受不了孩子的哭声，干脆选择逃离，耳不闻心不烦，结果不知不觉之间，则演变为儿童忽视。总之，育儿变成没有愉悦的"苦刑"。正如儿童虐待大多数初发于婴儿期所示，婴儿期可以说是育儿难度最大的时期。

为什么心理上的余裕没有了

让育儿丧失心理上的余裕，即导致育儿不足的风险因素可大致分为以下几类：

a. 经济困难。

b. 家庭不和。

c. 父母的疾病。

d. 孩子的障碍。

e. 不擅长育儿。

从统计数据来看，让育儿丧失余裕，引发育儿失调的最大因素是经济困难。池田由子等调查了儿童虐待的家庭，发现 57.9% 是经济问题所致（池田，1987）。

其次是家庭不和，占 49.8%。该调查采用多项选择的形式，所以两者交叉的情形不少。其后进行的调查结果也差不多，育儿不足的主要因素都是经济问题、家庭不和。

贫困导致社会的孤立

随着经济的高速增长，日本的育儿水平大幅度提高，但贫困家庭的育儿水平却远远低于平均水平。贫困不仅让家庭在物质、精神上失去余裕，其影响还波及育儿，因为育儿尤其需要精力、耐心、细心。

育儿的不足、失调常常被归咎于父母的爱心不足、责任心不足，但除了批判父母，好像并没有其他办法。显而易见的是，简单地批判父母对解决问题完全于事无补。

二战前后，日本社会普遍贫困，以现在的育儿水平来衡量，那时的育儿不足司空见惯，却并没有被当成儿童虐待而受到社会关注。除少数家庭外，大多数父母忙于养家糊口，哪有时间、心情来仔细照顾孩子（儿童忽视）？打骂孩子几乎是家常便饭（身体虐待）。

社会普遍贫困意味着大家都共有生活困难，尽管程度不一。贫困并不会立即带来社会的、心理上的孤立，而且育儿也得到邻里共同体的支持，那时这个相互扶助的安全网络还在发挥作用。而现在邻里扶助的安全网络消失，贫困不仅让生活变得困难，还带来家庭的孤立、育儿的孤立。在当今的社会，贫困带来的互动贫乏，即社会的孤立，给本人造成的伤害甚至甚于物质贫乏。

现在日本实行低保制度，在物质上给予贫困家庭最低限度的经济支持，却未关照其互动的贫乏，社会上对低保家庭的"别样视线"无疑更加深了其孤立程度。

家庭不和与父母的疾病

家庭不和也是很大的育儿风险因素，容易让人失去心理的余裕。再也没有比家人之间的争执、感情恶化更耗费一个人的心力了，而且家庭不和也会让育儿失去家人的支持。如果家庭不和长期持续，育儿就容易陷入不稳定状态。

经济困难与家庭不和密切相关，正所谓贫困夫妻百事哀。家庭不和的解决办法之一是离婚，但离婚后成为单亲家庭，带孩子的一方不得不一边带孩子一边养家糊口，困难倍增。因经济困难、家庭不和而离婚的人士，也可能陷入再婚、离婚的恶性循环，结果生活环境一再变化，育儿环境也屡屡变更。

支持家庭生活的物质基础是经济稳定，精神基础则是家人之间精神上的纽带感。无论是物质基础还是精神基础受到威胁，育儿都会陷入危机，如池田的调查显示，儿童虐待的最大因素依次是经济问题、家庭不和。

父母的疾病也是育儿的风险因素，尽管其影响程度相对较低。身体疾病会影响心理的余裕，而精神疾病本身就会让人丧失余裕，不仅育儿会受到影响，父母自身也难以游刃有余地谋生或与他人互动；疾病的疗养与育儿也难以兼顾，疾病的长期化更会带来贫困。

孩子的障碍与不擅长育儿

孩子自身也可能是潜在的育儿风险因素，即养育有障碍的孩子本身并不是件轻松的事，结果父母失去心理的余裕，最终使育儿陷入恶性循环。

最后，人各有所长。芸芸众生之中，一定有人不善于照顾孩子，难以顺利育儿，这毫不奇怪；也有人学习东西比较慢，在育儿技巧的掌握上也不例外。如果周围有人帮一把，他们也可能学会照顾孩子，但从现在的家庭环境、育儿环境来看，大多数育儿都不得不靠家庭单枪匹马地进行。

儿童虐待的"世袭"

还有一个特例是儿童虐待的"世袭"，即小时候遭遇育儿失调的人，长大后自己为人父母，也可能出现育儿失调。他们出现育儿失调的概率是一般人的 1.2—1.3 倍，这是因为自己小时候遭遇了育儿失调，不知不觉之间就错误地学了去。

动物行为学的研究已经证明这一点。在前面 Harlow 做的依恋实验（第 10 章 13）中，小猴很早就与母猴分开，独自长大，其后自己的孩子也完全不会带，几乎出现与虐待相差无几的育儿行为。这项研究也发现，育儿并不是之前大家所认为的与生俱来的本能行为，而是在个体被哺育的过程中学会的社会行为。当然，人更具韧性，即便小时候遭遇育儿失调，仍有 70%－80% 的人能够顺利育儿。

　　儿童虐待的"世袭"还不止于此。在经济困难家庭出生、成长的孩子，不得不面临不利的竞争条件。在当今社会，孩子实现经济自立的成本（取得学历、资格证书的费用）增大，结果成年后也可能难以摆脱贫困，再次面临育儿的经济困难，这就是贫困的"世袭"。

　　经济困难、家庭不和、父母的疾病、孩子的障碍、不擅长育儿这五个因素不一定就会造成育儿不足，但反观严重育儿困难、失调的案例，都必定会发现以上五个因素的"身影"，而且很多情况并不是一个因素，而是数个因素同时存在。同时存在的因素越多，育儿的压力就越大，就越难拥有育儿的心理余裕，育儿水平当然就更容易大幅度下滑。

　　在育儿上，互动意识（纽带感）不可或缺（第 13 章 1）。即便孩子出生了，有的父母对孩子也可能没有产生互动意识，比如原本不希望要的孩子，或者配偶之间关系恶化，都可能使父母难生舐犊之情；有时父母与孩子的互动也可能同时交织着挚爱与疏远的"两重天"。

互动意识不足当然会成为育儿不足或失调的风险因素，但有时孩子的亲近、依恋也可能激发父母的互动意识，从而使之顺利育儿。

2 儿童虐待概念的出现

育儿不足的程度存在很大差异，而对威胁到孩子的生命安全、身心发育的极端育儿失调，我们这个社会称之为儿童虐待。

育儿绝不是轻而易举的事。自人类诞生以来，相信一直都存在育儿不顺，甚至育儿严重失调、失败的情形，不过将其称为虐待，并视为对孩子的故意伤害，则是近来的事。先回顾一下相关历史。

美国发现虐待

被殴打儿童综合征

二战后，美国医学界提出了儿童虐待的概念。

二战后不久，随着 X 光检查等诊断技术的进步，美国的医生发现，有些儿童患者的外伤明显是家人暴力所致。儿科医生 Kempe C H（1922-1984）将其称为被殴打儿童综合征（battered child syndrome，1962），这成为儿童虐待临床及研究的开始：儿童可能成为犯罪案件的被害者，而父母（家人）却是施害者。

民众刚开始难以置信，但了解是事实后几乎立即群情汹汹。

20 世纪 50 年代末至 60 年代，日本经常播放美国家庭剧，剧中自由的家庭氛围，家家都有汽车、家电等丰富的物质、精神生活，招来不少日本人的羡慕和憧憬。美国的家庭剧无不展现了以爱、理解、责任为核心的完美家庭风貌，这也是美国人的理想家庭形象：美国人刚在二战中获胜，对自己的信念、价值观深感满足和自豪，且正在享受经济繁荣带来的勃勃生机。

但 Kempe 等的发现仿佛当头一棒，让美国民众震惊不已，大家心目中的理想家庭形象，甚至自我形象都受到挑战，因此立即掀起了一股谴责、打击儿童虐待的风潮。人们没有深挖发生儿童虐待的原因，更不会想到自己某一天也可能出现育儿失调，而只是一味地谴责对儿童的犯罪。1974 年，美国通过了《儿童虐待防止、打击法案》（*Child Abuse Prevention and Treatment Act*），目的是严厉打击已经发生的育儿失调，至于如何预防则鲜少提及。

形成儿童虐待的概念

继 Kempe 发现被殴打儿童综合征后，人们又发现还存在不给孩子喂奶、吃饭，不照料孩子的养育忽视行为，以及以孩子为性对象的性加害，于是以上三类情形被统称为儿童虐待（child abuse）。由此，儿童虐待的概念正式形成。

Abuse 是由单词 use 加上表示否定意义的前缀 ab 构成，原意为"给孩子不恰当、错误的应对"，翻译成日语时就成了"儿童虐待"。其后，辱骂孩子、贬损孩子自尊等行为被称为心理虐待。现在儿童虐待一般包括身体虐待、忽视、心理虐待、性虐待四类。

美国儿童虐待的应对结果

在应对儿童虐待问题上，一般认为美国走在世界前列。是美国率先发现儿童虐待问题，制定了相应的法律，建设了应对体系，国家、州、民间团体也都参与进来，积极应对。其后相关法律经过数次修正，构筑了防止儿童虐待的完整网络。

但很难评定这些努力究竟取得了多大成效。从世界范围来看，美国儿童虐待发生率依然居高不下（据 2002 年的调查，美国当年确认的儿童虐待案件数为 89.6 万件，受虐而死的孩子为 1 400 人。美国人口为 3 亿多，其比例之高令人悚然）。也许美国儿童虐待问题的背后横亘着根深蒂固的贫困问题和贫富差距问题，以打击为主的对策未必能防患于未然。

1993 年联合国教科文组织所做的调查显示：美国年收入低于 1.5 万美元的家庭，儿童虐待的发生率相当高，达到每 1 000 名儿童中就有 11 人；而在年收入 3 万美元以上的家庭其发生率则大幅度下降，每 1 000 名儿童中仅有 0.7 人。贫困与儿童虐待的相关性一览无余（星野信也，《从联合国教科文组织的调查中看儿童虐待与贫困》）。从贫富差距的指标——相对贫困率来看，美国在世界上位居第二，仅次于墨西哥。

从流行病学统计来看，只要政府未推行相应的政治、经济政策，在一定程度上消解贫困，缩小贫富差距，那么不管怎样穷尽防范对策，对儿童虐待的预防、缓解都只能是杯水车薪。

日本的儿童虐待应对

进入 20 世纪 70 年代后，美国在儿童虐待方面的研究、应对被介绍到日本，日本也开始进行这方面的调查与研究，但还停留在专业人士或专业领域内。在日本，儿童虐待备受关注始于 90 年代，一方面有相关领域对儿童虐待调查、研究的专业积累，另一方面也有以下社会背景。

儿童虐待受到关注

（1）儿童权利公约。

1990 年，日本在《儿童权利公约》上签字，并在世界第一个"国际家庭年"的 1994 年，由日本国会予以批准加入。该公约规定"要保护儿童不受儿童虐待的伤害"（第 19 条）。该公约引发了日本社会对儿童虐待问题的关注，也成为防止儿童虐待运动相关理念、法律的基础。其后，日本法律界开始关注儿童虐待问题，积极推动保护儿童的人权，且开始与医学界、儿童福利界合作。

（2）作为被害者的孩子。

在 20 世纪 80 年代，孩子实施的家庭内暴力、校园暴力不断出现在媒体上，成为社会热点问题。后来又发生了金属棒打杀双亲事件（1980）、袭击无家可归者事件

（2007）等，孩子对大人的加害更是被集中报道，仿佛一夜之间到了"加害者是孩子"的时代。实际上，在80年代，包括凶杀在内的未成年人严重伤害案件急剧减少（图28，第13章），也许正是因为稀少才显得格外突出，备受关注。

进入90年代后，媒体的关注又一下转向了，开始热衷于报道"作为被害者的孩子"，实际上，在90年代，孩子成为被害者的情况急剧减少（图27，第13章）。学校里的欺负被害者、家庭里的虐待被害者都备受媒体关注，虐待致死的案件更是被大肆报道。这是媒体开始聚焦犯罪案件中儿童被害者的年代。尽管与70-80年代相比，因父母原因致死的孩子人数已大幅度减少（图29）。这也是因为这样的案件原本减少，一旦发生，就成为例外，所以更容易引起社会的震惊。

（3）贫富差距的社会。

1992年日本泡沫经济崩溃，日本开始在全球经济一体化的浪潮中沉浮，"一亿中产阶级社会"也逐渐分崩离析，日本人不再拥有生活的稳定感、经济的平等感，终身雇用制度也崩溃。而随着《劳动者派遣法》（1985）的实施，劳动阶层也开始分为正式雇用者、非正式雇用者，90年代后更是急剧地出现两极分化。

劳动阶层的两极分化直接导致生活水平出现巨大差距。在育儿上，一部分人能够继续维持经济高速增长期的

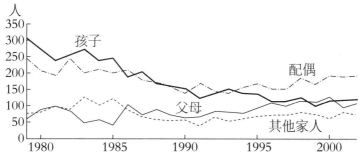

图 29　家人致死被害者人数的推移

注：根据日本警视厅的统计数据

被害者与嫌疑者的亲属关系：父母还包括养父母、继父母，配偶还包括非婚同居者，孩子还包括养子女、继子女

不包括无刑事责任能力者及欠缺证据难以立案的案件中的被害者死亡人数

摘自日本法务省编《2003 年犯罪白皮书》

高育儿水平，但另一部分人却无力维持，育儿水平的差距显著增大。

　　劳动阶层的两极分化还让非正式雇用者难以进行长期的生活规划、人生规划，也难以进行育儿规划。1999 年，日本还制定了《男女共同参画社会基本法》。所谓男女共同参画，可以理解为男女平等就业，这听起来似乎在提倡男女平等，但其实质是不管愿不愿意，家庭中的父亲、母亲都得就业，否则家庭就难以承担养育孩子的成本。社会平均工资水平普遍下降了，人们更难拥有育儿的余裕。

　　结果经济困难阶层的育儿水平下滑，甚至出现极端的情形，即出现被冠以"儿童虐待"之名的育儿失调行为，受到社会的关注。

《儿童虐待防止法》的制定

进入 20 世纪 90 年代后半期，在日本，向儿童咨询中心报告的虐待案件数量开始增加，加上日本加入《国际儿童权利公约》，以及孩子作为被害者的案件在社会上不断引人注目，2000 年，日本参照美国的做法，制定并实施《儿童虐待防止法》。

该法主要内容包括：①禁止虐待儿童；②国家及地方政府有义务早期发现儿童虐待并保护受虐儿童；③任何人一旦发现儿童虐待，都有义务报警；④有儿童虐待嫌疑时，可入户调查；⑤国家有权对施虐的监护人进行指导甚至剥夺其监护权。有了法律的支持，国家就可直接进行干预，儿童虐待这一用语也随之广为流传，家喻户晓。

> 在二战前，日本也有《虐待防止法》，其核心是禁止父母让孩子从事过度繁重的生产劳动。虽然同是禁止虐待，但两者虐待的含义不同。

为什么虐待咨询案件增加

如图 30 所示，日本儿童虐待防止法制定后，向儿童咨询中心报告的虐待案件数急剧增加。这是咨询案件数，并不一定都是实际虐待（比如 2003 年东京都儿童咨询中心受理的案件数为 2 481 件，其中有 68% 即 1 694 件查明为虐待。根据东京都福利保健局《儿童虐待的实际状况》，2005 年 12 月）。可以说儿童虐待报告案件数的 1/3 是误解或其

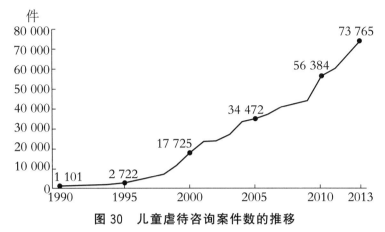

件

图 30　儿童虐待咨询案件数的推移

注：根据日本厚生劳动省的数据

他问题，即便如此，儿童虐待的增加也是确凿无疑的。

　　据 2013 年的统计数据，日本儿童虐待报告案件数为 73 785 件。假设其中 2/3 约 49 000 件为实际虐待案件，那么以日本该年度 14 岁以下人口约 1 640 万人计算，儿童虐待发生率为 0.29%，即每 1 000 名儿童中有 3 人遭受虐待。

　　2013 年，日本在婴儿院、儿童养育设施、儿童心理治疗设施、儿童自立支持设施以及寄养家庭里生活的孩子总人数约 3.8 万人，而同年日本的未成年人口约 2 240 万。以此计算，日本的未成年人中有 0.17%，即每 1 000 名未成年人中大约有 2 人接受社会养育（当然不是所有孩子都是因为虐待而接受社会养育）。

　　随着《儿童虐待防止法》的实施，社会对儿童虐待的关注度加大，开始"积极发现"儿童虐待，结果报告案件数急剧增多。而且社会对儿童虐待的警觉性提高，儿童虐待的概念也愈加广为传播，以前不被视为虐待的情形，比如育儿不足、失调，也可能被报告为虐待。对没有达到育儿平均水平的父母，社会的视线越来越严厉了。

　　实际的儿童虐待案件数也确实有可能增加了，但应该多是由贫困家庭增多、贫富差距加大造成的。

　　无论是对儿童虐待的关注度加大、视线变得更严厉，还是随着儿童虐待概念的广为人知，以至于确认的儿童虐待案件数增加，现在日本儿童虐待案件大多发生在贫困家庭仍是不容否认的事实。

为什么预防难以见效

在日本，儿童虐待的概念已家喻户晓。回顾儿童虐待应对的历史，不能不注意到这一点：尽管儿童虐待是发生在育儿过程中的现象，但似乎很少有人认识到育儿不足、失调是由育儿困难造成的。《儿童虐待防止法》的目的也是保护孩子免受父母的伤害，虽然也列有指导父母的条款，但目的是矫正父母的错误言行，而不是给育儿困难的父母提供育儿支持。

与美国一样，很难说日本在防止儿童虐待上取得了成功，图 30 的数据即说明了这一点。从原因来看，一是在这样的发达国家，只要贫富差距的问题得不到解决，就不可能令导致育儿失调的最大因素——贫困消除殆尽。就像船漏了，只顾着往外舀水，却不去堵漏洞一样，都不能解决根本问题。二是我们将育儿失调视为"虐待"的视角，甚至可能使儿童虐待愈加恶化。下面来具体探讨。

3 社会养育的混乱

儿童咨询中心的混乱

一直以来，日本的儿童咨询中心都负责为育儿不足、失调提供支持，也暂时收留离家出走、游荡或出现盗窃、暴力等问题的孩子。而因育儿严重不足、失调而出现的案例，过去称之为家庭监护不足、亲子互动失调。

对这样的案例，儿童咨询中心会展开家庭调查，定期进行家庭访问或让孩子白天在咨询中心度过，并与孩子、家人互动，帮助改善育儿不足或亲子互动方面的问题。如果仍然没有效果，才会让孩子住进儿童养育设施等，并与设施合作，继续解决问题，这是以前儿童咨询中心的日常工作之一。

当初制定《儿童虐待防止法》的目的也是强化儿童咨询中心的权限，以便更好地展开家庭调查，尽早为孩子提供支持，而不是等孩子出现问题后才亡羊补牢。

但《儿童虐待防止法》实施后，儿童咨询中心的工作量显著增加，难度加大，不知不觉之间，儿童咨询中心已陷入泥沼化状态，具体表现为：

（1）设施、人员配备不足。

随着儿童虐待报告的义务化，儿童虐待报告案件数激增，而设施、人员配备却没有相应改善。法律规定对所有的报告案件都必须立即进行调查，结果儿童咨询中心的工作人员整日忙于调查，无暇着手其他业务。

（2）从父母身边带走孩子成了首选。

法律要求立即展开调查，儿童咨询中心却无力进行详细调查。万一孩子在调查期间受虐而死，"作为被害者的孩子"又会受到媒体、社会广泛关注，儿童咨询中心则会因"应对不及时"而受到批判。如果孩子因受欺负而自杀，受批判的一定是学校；如果孩子受虐而死，则一定是儿童咨询中心应对不力。现在日本就是这样的风气。

在这样的社会压力下，与其进行详细的调查，还不如先将孩子从父母身边带走，由儿童咨询中心暂时保护，然后再送进儿童养育设施等。

确实有的案例需要利用公权力尽快为孩子提供保护，但那只占育儿失调案例中的很小一部分，不应将少数案例的应对措施作为标准化模板。

（3）从支持到对立。

将育儿不足、失调视为虐待，父母与儿童咨询中心之间很容易产生不信任，甚至对立，而儿童咨询中心迫于压力，不得不尽快将孩子从父母身边带走的做法更加剧了父母的不信任。从前，儿童咨询中心基于亲子互动不良的认识为家人提供支持，与之互动，现在则不得不在提防父母伤害孩子的前提下将孩子从父母身边带走。

儿童咨询中心原本是植根于所在地区，为家庭提供育儿支持的机构，现在则几乎变成了儿童虐待的告发机构，这种变化给工作人员带来的压力甚至大大超过工作量的激增。

（4）孩子的破坏性行为。

急于为孩子提供保护，接二连三地将他们送到儿童养育设施等，结果那些设施也陷入混乱、危机。设施原本是为保护孩子而设，却不料不少入住的孩子反复损害设施物品，甚至对工作人员挥舞暴力，破坏性行为不断。孩子之间也频繁出现暴力。原本为逃离父母暴力而进入设施、接受保护的孩子，如果在设施内再遭受其他孩子的暴力，那就未免太悲惨了。设施工作人员每天更是疲于奔命。

遭遇育儿严重不足，从发育早期就缺乏恰当互动的孩子，都或多或少容易出现愤怒、不信任、对爱饥渴、自我掌控能力不足、自我评价低等各种各样的问题，这当然也是事出有因（后述）。

为什么破坏性行为增加

在设施内反复做出损坏物品、伤人伤己的破坏性行为，不仅仅是孩子自身的问题。以前也有因家庭监护不足、亲子互动不良而入住设施的孩子，尽管照顾他们也比较困难，但却没有现在这么严重，下面来探讨具体原因。

（1）集体生活中刺激增大。

统计数据显示，因育儿失调而接受社会养育的孩子所占比例急剧上升。如图 31 所示，1983—2008 年，日本因

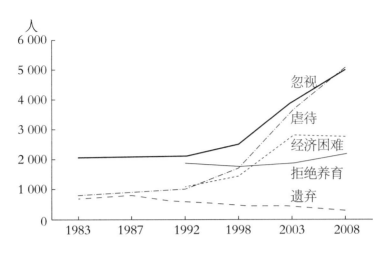

图 31　孩子入住养育设施、婴儿院或寄养原因的推移
注：摘自广井多鹤子的网页：儿童虐待6　养育设施

虐待、忽视而入住设施的孩子急剧增多，因经济困难而入住的孩子也大增，社会的贫困化倾向可见一斑。

在儿童养育设施的集体生活中，孩子之间有意识、无意识的互动增加。因育儿失调而入住的孩子增多，他们之间相互刺激的概率也增大，潜在的心理问题就容易显现出来，即便是原本情绪稳定的孩子也可能卷入其中。在集体生活中，孩子人数少时各自的心理问题还可能稍有抑制，不大容易表现出来，但孩子超过一定人数，就可能一举爆发。对于这样的混乱状况，按标准配置（2000 年《儿童虐待防止法》制定时，规定儿童与工作人员的比例为 6 : 1，但实行轮班制，实际比例更低。2013 年后改为 5.5 : 1）的工作人员完全难以应对，因为入住孩子的人数大大超过工作人员的人数。

也有人指出设施内孩子之间原本就存在严重的欺负和暴力现象，也许相对封闭、长期的集体生活与工作人员不足才是破坏性行为持续的根本原因（田嵨，2011）。

（2）缺乏认可和信任的入住。

在《儿童虐待防止法》制定之前，儿童咨询中心会先进行育儿支持，努力帮助调整、改善亲子关系，如果难有效果，再选择让孩子入住设施。通过这样的支持流程，儿童咨询中心的工作人员与孩子、父母之间建立了信任关系，即便最后孩子不得不入住设施，孩子、父母虽然说不上欢迎这个选择，但大多也会接受。

现在孩子入住设施，大多没有经过家庭支持的阶段，而是由儿童咨询中心迅速做出决定。虽然为保护"孩子的权利"，也经过知情同意等手续，但那只是形式，实际上并没有得到孩子、父母由衷的认可和信任。孩子贸然入住设施，难以接受设施生活，变得行为粗暴，也是事出有因；同样，父母与设施之间也缺乏信任，父母可能感觉"自己的孩子被夺走了"。

育儿全是父母的责任吗

将育儿失调视为加害（虐待）是当今社会才出现的现象，可以说是"育儿是父母的个人责任，与大家公共的、共有的事业无关"这种观念长期渗透的结果。

将育儿视为父母的个人责任，如果父母难以履行，就是对孩子的伤害，日本的《儿童虐待防止法》就是这种观点的具体体现。育儿是将孩子培养成社会的存在的过程，如果育儿缺乏社会的支持、互动，就很容易陷入孤立，继而出现育儿不足、失调。参考美国模板的日本《儿童虐待防止法》同样也缺乏为出现育儿不调的父母提供社会支持的视角。

在讨论了以上问题的基础上，下面来看如何为育儿不足的孩子、家庭提供支持。

4 对育儿失调的家庭支持

抛弃虐待的概念

如果育儿出现严重失调，父母是很难通过自身的努力进行修正或改善的，因为育儿之法并不是认识到了就能做到的。

他人指出"你现在的行为是虐待，请立即停止"，父母可能也同意"好像是那么回事"，却丝毫不能解决问题。父母并不是有意为之，而是在与孩子的互动中，不知不觉就变成那样了，当然难以遵照建议行事。结果不论父母还是他人都不免泄气，产生"我（他）是难以停止虐待的父母"这样的负面印象。

要提供家庭支持，尽量改善育儿状况，第一步就是抛弃虐待的概念，理由如 Column "虐待的概念"所述。除此之外，还想补充如下。

育儿是亲子间互动的过程，育儿失调也一定是在互动过程中出现了问题，具有双向性，但虐待的概念却是单向的，是指父母一方不恰当地对待孩子、伤害孩子，这在认识上就是错误的。

且不论周围人怎么看，有的父母会坦言，正是孩子让自己做出那些事（在双向互动中），这种被动体验也许可以说是育儿失调的常见现象之一。父母尚未将育儿视为自己可以掌控的事情，缺乏自主性。如何让父母恢复育儿的自主性是支持的重要课题之一，而虐待的视角首先就可能削弱父母的自主性。

共有育儿的困难

育儿失调的父母大多感到与孩子互动不足、不顺，孩子难带，带孩子太辛苦了。虽说是自己的孩子，可为什么带起来这么难呢？亲子之间为什么总是格格不入呢？孩子为什么总是逆反？还有各种层出不穷的问题、难题。父母会陷入两难：一方面因育儿受挫而感到愤怒，想抽身，烦躁、抑郁、无助；另一方面却又不自觉地舐犊情深（纽带感）……

面对这样愁肠百结的父母，却将其育儿失调定性为虐待，父母会怎么反应呢？自己已经够辛苦了，还被这样责备！虐待一词，除了让父母感到更加无助、孤立外，还会让其变得易攻击、愤怒，被逼入穷途的父母更可能将怨气撒到孩子身上（或放弃，或攻击），从而使育儿陷入恶性循环。

育儿失调孩子会有多么难带，多么难以进行互动，儿童养育设施的工作人员可是深有体会（后述）。因此，一定要共有父母育儿的艰难、受挫的沮丧，否则家庭支持就不会有效果。有人可能会说孩子难带不也是育儿不足造成的吗，是父母自作自受！这样的观点既未认识到育儿的双向性，也不会解决任何问题，完全是成事不足败事有余。

没有哪位父母想把孩子带成那样，都是不期然间育儿失调就出现了，而育儿失调的背后，一定会有经济困难、家庭不和、父母疾病、孩子的障碍、不擅长育儿这五个因素的影子。无论出于什么原因，都不是父母主观期待的。

进一步帮助应对育儿困难

只有与父母共有育儿的困难，才能进行真正的育儿支持和家庭支持，除此之外，还得考虑以下两方面的问题：

一是孩子方的困难也不小。育儿失调出现于亲子互动之中，是双向的，只依赖父母方的努力并不能真正解决问题，因此还必须将其与对孩子的支持结合起来。

二是养育失调的背后还潜藏着经济困难、家庭不和、父母疾病、孩子的障碍、不擅长育儿这五个风险因素。其中经济困难是主要风险因素，这就需要提供社工支持，让育儿环境从经济、心理上哪怕稍微变得宽绰一点。同时，对父母的社会互动贫乏、孤立、人际关系不稳定的情形也要予以注意。

Column

虐待的概念

对"虐待"一词，作为当事者的父母是什么感受？虐待片面强调了对孩子的伤害、侵害，却没有考虑到育儿失调、失败多是由育儿困难所致。在日语中，虐待一词就犹如投枪、匕首，锋利无比，直刺人心。要提供支持，共有育儿困难是第一步，但虐待一词却将支持引向不毛之地。

当初发起的儿童虐待防止运动，宣传资料上有受虐儿童伤痕累累的身体照片、骨折的 X 光照片，有时甚至是遗体，诉求是"决不允许这样的事情再次发生"，而残忍父母（施虐者）的形象也与虐待这个词一起流传开来。在这个世上，不能说没有狠毒的父母，也不能说没有受虐致死的儿童，但是，不将视线投向育儿的困难，不直接应对育儿失调的风险因素（经济困难、家庭不和、父母疾病、孩子的障碍、不擅长育儿），而让这样否定的、片面的、定罪的用语流布世间，于问题解决有益吗？

给父母（家人）带来谴责意味和否定感受的虐待一词，对孩子来说又如何呢？与孩子共有他所感受到的悲伤、痛苦固然重要，但将育儿失调称为虐待，不就等于说孩子的父母是施虐者，孩子是受虐儿童了吗？孩子还能感受到被救助吗？孩子的自尊还能得到保护吗？答案是否定的。相反，孩子可能更容易感受到不幸，自怨自艾，甚至困于被害感，将责任都推给别人，心理失调越发严重。儿童福利界真的需要斟酌用词了。

5 育儿失调孩子出现的成长困难

在日本，大多数育儿失调孩子都生活在各种儿童养育设施里。下面从与育儿失调孩子日常相处的设施工作人员、教师的角度出发，来探讨如何提供支持。

孩子的精神发育或心理成长得益于与养育者的交流、互动，并共享愉悦，但育儿失调孩子与养育者的互动要么过度缺乏，要么偏向某些方面。孩子现在即便离开育儿失调的环境，受到"保护"，但问题并未得到彻底解决，他们仍然受林林总总的困难所扰。

育儿失调从什么时候开始、持续了多长时间、失调的程度如何、具体表现是什么、周围有没有或多或少能提供帮助的人，这些都会使孩子的成长困难程度、具体表现呈现大的差异。孩子表现出的成长困难主要分为三类：

（1）人际互动的问题。

因受保护、被爱的体验严重不足、不稳定且长期持续而出现的心理现象。孩子一方面不信任自己和他人（缺乏基本的信赖），容易发怒，具有攻击性；另一方面又极度渴望爱，抱有严重的心理、情绪困难。因此，他们往往难以与他人进行互动。如果知道孩子曾经的遭遇，也许可以理解、体谅其表现，但直面其激烈的爆发时，要泰然处之却不容易。

（2）创伤后应激障碍的问题。

遭遇身心的安全威胁后，心理的防御机制启动，由此而出现乍看之下难以理解的、特异的心理现象。这在精神医学上被称为创伤后应激障碍（Post-Traumatic Stress Disorder，PTSD），也可以说是育儿极端不足对孩子心理机制造成的影响。

（3）精神发育的问题。

在通常的育儿中，父母会不由自主地与孩子互动，唯恐给的爱不够，孩子也在与父母的互动中茁壮成长，但育儿失调孩子与父母的互动严重不足，可能继而出现精神发育迟缓或失调，杉山将这种现象称为第四种发育障碍。这是育儿不足对孩子心理发育造成的影响。

结果，育儿失调孩子可能表现出：①让人难以接受的言行，尽管在理智上可以理解；②让人困扰的特异性反应、行为；③与年龄不相称的精神能力发育迟缓。以上三种情形通常会交织出现，下面逐项探讨。

6 育儿失调孩子的人际互动问题

育儿失调孩子究竟生活在怎样的心理体验世界中呢？要提供有效的支持，就需对其有正确的认识、理解。

Renard J（1864—1910）在《胡萝卜》（*Poil de Carotte*，1894）一书中呈现了自己作为育儿失调孩子的体验世界，他用简洁、尖锐的笔触描写了孩子与母亲之间的严重互动失调，以及最终如何走出这片人生的"荒芜沙漠"。该书成为育儿失调题材的经典作品。

从《胡萝卜》看育儿失调孩子

《胡萝卜》是 Renard 在 30 岁时出版的作品。虽然带有自传性质，但并没有过多的诠释，而是如摄影作品般截取一个个场景、画面，以别具一格的结构布局表达了直指人心的内容，直观地表现了育儿失调孩子痛苦、复杂的内心世界，让一代又一代的读者为之心痛，充满悲悯。

书中也描述了胡萝卜（主人公）的父母——卢皮克夫妇僵硬、冷淡的夫妻关系。从育儿失调的风险因素来看，胡萝卜母子间的互动失调不乏家庭不和的背景。

育儿失调孩子还可能出现虐待宠物或小动物的残酷表现，书中就描述了这么一幕。

胡萝卜在路边碰见一只鼹鼠，跟它玩够了，决定杀了它。他将鼹鼠高高抛起，摔到岩石上，鼹鼠的腿折断了，脑袋绽开了，背部也裂开了，似乎奄奄一息，可是：

例 胡萝卜吃惊极了，鼹鼠好像怎么都不会死。他将鼹鼠越抛越高，甚至超过屋顶，抛到空中去了，鼹鼠还是不死。

"鬼东西，去死吧！"

是啊，鼹鼠尽管皮开肉绽，成了血肉模糊的一团，摊在石头上，可还在不停地颤抖。腹部露出的脂肪宛如冰碴子一般，仍在不停地颤动，仿佛是生命仍然存在的证据。

"鬼东西！"胡萝卜愈加兴奋，怒吼道，"去死吧，你！"

他又拾起鼹鼠，大声咒骂。

这次，他改变了方式。

他面孔涨得通红，眼中蓄泪，往鼹鼠身上吐唾沫。然后，他对准身旁的岩石，将鼹鼠使劲摔打。

然而，鼹鼠那个"该死"的肚子还在不停地颤动。

胡萝卜像疯了一般，一直不停地摔打鼹鼠，可鼹鼠好像就是不死。

——《胡萝卜》，岸田国士日语版译，岩波文库

这种对小动物的虐待，是孩子从发育早期就遭遇的攻击、暴力行为中错误学习的结果。对无处可逃的弱小动物、本来应该爱护的对象反而去攻击，也可能是将自己因受到残酷对待而生的愤怒发泄出来的一种方式，心理学上是这样解释的。从文中的描述可以看出，上述行为的心理学解释未必能穷尽其意，但其毁灭欲望、悲哀、恐怖交织的复杂心情无疑显露无遗。

Renard 成年后成为优秀的作家，拥有幸福的家庭，后来还当上出生地的村长（其父从前也是村长）。他之所以能从早年的阴影中走出来，从作品中也可以一窥端倪。

即：①与父亲的互动并未失调；②有干爹（命名父亲），那位古怪的老爷子很怜爱他（当时有"命名父母"的风俗，对孩子来说也是一种安全网络）；③在那个时代，

孩子处于父母的支配下，体罚也是理所当然的事，孩子也许因此而避免过度哀叹自己的不幸或产生被害感。书中的胡萝卜接受孩子就得忍受那样的痛苦、悲哀的事实，同时仍不失主动抗争的勇气。有一天，他终于发现自己已不再是孩子，毅然宣告从母亲的支配下解放出来。

例 卢皮克夫人：胡萝卜，乖，去磨坊给妈妈买一斤黄油回来。（后略）
胡萝卜：不去！
——《胡萝卜》

在与育儿失调孩子互动之前，最好对孩子与支持者之间可能出现的心理互动现象心中有数，从而避免卷入孩子的激烈情绪之中，过度消耗心力，而且通过审视自己的情绪反应，也可以更好地理解孩子，认识到亲子互动失调绝不是单纯的加害、被害关系。下面来看支持者方可能出现的心理反应。

愤怒与烦躁

明明是为了帮助他

知悉育儿失调孩子的遭遇后，谁都会心生同情，希望提供帮助。可自己明明是伸出援助之手，丝毫没有伪装、虚情假意的意思，却莫名发现自己已招致孩子的怨烦、愤怒。照料育儿失调孩子时，就很可能出现这样的情形。

例 "喂，你在那儿干吗呀，鼓着个腮帮子，眼睛瞪谁呢？哈哈哈，在生气呢，挨打了吧？好了好了，我不是你奶奶嘛，能帮你的一定帮你，我谁也不怕。告诉我，是不是家里所有人都欺负你啦？"

胡萝卜垂下眼帘，确认母亲听不见后，便对奶奶说道："是又怎么啦，挨打不挨打与奶奶您无关吧？操心您自己的事吧，我的事不用您管！"

——《胡萝卜》

对他人的同情毫不领情。对于这样粗暴的回话，奶奶的反应如何呢？书中并没有写。"你这小崽子，真是活该！"由同情转为愤怒也不是不可能。

对于身处愤怒、悲哀、猜疑之中难以自拔的孩子来说，要放下矜持，跨越自己内心与周围人表现出的善意、同情之间的鸿沟，并不是一件容易的事。遭遇严重亲子互动失调的孩子与努力理解、为之提供帮助的支持者之间就横亘着这样一条鸿沟。支持者要意识到这条鸿沟的存在，否则双方都可能受到伤害。除此之外，还存在其他因素。

为什么会引发愤怒与烦躁

（1）莫名其妙的攻击（即便没有恶意）。

精神发育是共有感觉、共有情绪……也就是"共有"的发育过程。如果从发育早期就一直遭遇养育者的攻击性情绪，那么不知不觉之间孩子也可能共有了攻击性的表达方式，以至于成为他情绪反应的基调。结果，无论状况如何，他都可能表现出攻击性，看见人，不是打招呼、问候，而是像条件反射一般，辱骂的言语冲口而出，粗鲁的举动随时可见。

就像格林童话中一张嘴口中就蹦出青蛙的公主一样，也许本人并没有恶意、敌意。然而面对莫名其妙的攻击，任何人都可能如条件反射一般心生愤怒。

（2）试探行为（几乎都是下意识的）。

由于对人存在根深蒂固的猜疑、戒备，育儿失调孩子很容易做出各种各样的举动来试探对方。他们会激怒对方，让对方失去理智，借此看对方是否安全、可靠。刚刚相处的时候，他们常常做出这样的尝试，当然不是有意为之，而是下意识就这样做了，但对方很容易被卷入其中，真正变得愤怒，情绪失控。

（3）笨拙的示爱。

育儿失调孩子总是处于对爱与亲密互动的饥渴状态。由于被爱、被宠溺的体验不足，他们寻求爱与宠溺的方式也极其笨拙，可能一直缠着对方，让对方难以招架。即便对方努力回应，但稍有不足他们就可能不再理睬对方，甚至攻击对方，或者转而求诸他人。尽管对方已做出努力，但仍然难以与之建立稳定的人际互动关系，对方也会因此而心生徒劳感、背叛感，感到落寞，甚至愤怒。

其实这正是孩子日常所体验到的寂寞、烦躁、愤怒与反馈：寻求爱、宠溺却一直得不到回应；亲子之间缺乏稳定的互动。如果对方体验到的也是这样，对育儿失调孩子的情绪世界就会有更深的认识、理解。

（4）明显的攻击。

育儿失调孩子会发泄愤怒，出现攻击性，而且明显针对对方。这是将自己对境遇、命运产生的愤怒向让他有安全感的对方发泄，可能因为一点小事而爆发（有时甚至没有任何缘由）。也许正是双方的互动达到一定程度，孩子才安心地将自己的愤怒以愤怒的形式发泄出来。不过，无端遭遇孩子的愤怒、攻击也很无辜，而且，被人攻击而心生愤怒也是正常的心理反应，有时可能甚至会想：我对这孩子这么好，他冲我发火是不是找错对象了？

（5）虐待现象的再现。

有的育儿失调孩子还可能引发这样的现象，即在与他人的互动中再现与养育者之间的负面的互动体验（可能故意引发）。自己引发痛苦的体验，这似乎不可思议，但人要"无中生有"也颇为困难。要从互动中引发正面的体验，就得有大量的正面体验积累，而育儿失调孩子明显缺乏。结果在以前的互动中只体验到愤怒的孩子，就可能不期然地引发对方的愤怒。

育儿失调父母的同样遭遇

由上可知，父母与育儿失调孩子互动时，可能同样容易感到烦躁、愤怒，这并不是难以包容孩子，也没有必要过度自责。

知道了育儿失调孩子的互动方式，有了心理准备就可以尽量避免自己被引发的烦躁、愤怒所左右，而且在孩子面前掌控自己的烦躁、愤怒，还可以为原本难以自我掌控的孩子树立榜样。

父母与孩子互动时出现烦躁、愤怒也不是难以想象。育儿失调孩子与设施工作人员之间的关系相对简单，工作人员出现烦躁、愤怒时还可能与孩子保持一定的心理距离，客观地审视、应对，而亲子之间的关系则更加微妙、深入，爱恨交织，复杂程度更甚。有了这样的认识、理解，也就能更好地理解育儿失调的父母，为其提供支持了。

当然，说易行难。育儿失调孩子爆发的愤怒、攻击有时会非常激烈、极端，而且可能一时半刻停不下来。在这样的日常互动中，工作人员要避免耗尽心力，就需要同事、上司或团队的支持，共同构建育儿失调孩子的支持体制，而不是什么事都自个儿扛着。

仔细想来，育儿失调的父母（也许处于社会的孤立状态）很可能一直以来遭遇的就是这样的互动，出现育儿失调，也可以说是事出有因。

　　育儿失调孩子的攻击性行为并不限于以上五类。与一般家庭相比，儿童养育设施明显人手不足。在大人监管不足的集体生活中，孩子们感受到的压力、挫折并不小，但由此而出现的愤怒、攻击则不属于育儿失调孩子的行为。

孤立

就是想帮助他

日常照料育儿失调孩子的设施工作人员，可能不知不觉之间被同事孤立。

例 与太郎逐渐建立亲近感，对他的认识、了解也加深，他对自己也愈加亲近。

但太郎还是不断"惹是生非"，几乎每天都有"又是太郎"的报告，其他孩子也被卷入进去，太郎的问题也上升到影响设施整体的层面。渐渐地，抱怨朝自己袭来，设施工作人员之间开始对自己提出"难道不能想想别的办法"，有的甚至表示"这个孩子咱们的设施应付不了，还是向儿童咨询中心报告，送到管理更严的设施去吧"。

作为直接负责照料太郎的人，自己简直为他的各种麻烦耗尽心力，对他的难带更是比谁都体会更深。但自己知道在他的各种问题行为背后，还有金玉一般的美质，再想想他以前的遭遇，出现那些行为也是身不由己呀。不，或许更应该说，与他的遭遇相比，出现现在这种程度的问题已经是够轻的了。相信在体谅的基础上，不离不弃，继续互动，他一定会变好的……

出现以上认识、理解没有错，设施工作人员面对的都是这样的孩子，尽管存在程度的差异。在努力帮助孩子的过程中，可能不知不觉间就与孩子融为一体了（就像母子一体一样），但这是心力耗尽的危险征兆。

这时，就可能在同事之中陷入孤立，育儿失调孩子一直以来背负的孤立无援，工作人员也开始与之一起背负了。这也许是难得的互动，但孤立于同事之中会丧失心理的余裕，视野也可能变得狭窄。

一人主责，团队支持

一般来说，在设施里的孩子都是由工作人员共同照料，但不应是全体工作人员都同等地照料所有孩子。每个孩子一定要有一位主要负责人员，与之建立一对一的互动关系（如果缺乏与特定大人一对一的互动关系，孩子就可能缺乏安全感）。

育儿失调孩子绝对不是一个大人能负责得了的。为避免主要负责人员独自应对孩子而陷入孤立，其所在团队应予以支持，即需要建立多重支持体制来应对育儿失调孩子：由所在团队支持主要负责人员；全体一线人员支持团队；设施管理团队支持一线；所在区域支持设施。

> 由于推崇家庭育儿，寄养家庭、小规模养育设施的家庭式养育方式也受到鼓励。家庭式养育可能确实很理想，但对从发育早期就遭遇严重育儿失调的孩子来说却未必有效。寄养家庭或工作人员少的小规模养育设施，由于缺乏团队等多重支持体制，很容易陷入孤立或心力耗竭；而且规模小并不一定照料就充分，除非人员配备高于一般家庭，否则很难成功。
>
> 与日本相比，英国的寄养家庭制度实行得较早。但据统计，在两年内离开同一寄养家庭的孩子比例高达65%，有10%的孩子甚至辗转于9个以上的家庭（川崎等，2008）。
>
> 可以说亲生父母、寄养父母、育儿失调孩子构成了某种三角关系，再加上寄养家庭的亲生孩子，人际关系变得更加复

杂，出现问题也不难想象。

工作人员之间的对立

案例越困难，越容易引发对立

照顾育儿失调孩子，最好有团队或更多网络进行支持，而不是仅由几位工作人员或寄养家庭单独负责。育儿失调孩子的问题越严重，团队内就越容易出现对立，甚至使支持体制陷入崩溃。面对同一个孩子，即便大家的目标一致，相互协作，工作人员之间也可能由于个性、立场的不同而出现意见分歧。如果能够相互协调、互补，那最理想不过，但现实未必全是如此。

尤其是孩子出现严重问题时，要如何应对，工作人员之间很容易意见相左，因为大家工作都忙，难以有心理上的余裕来深思熟虑，而且问题越严重，越需要反复掂量，也就越难以立即找出应对方法。

育儿失调孩子本身也可能造成工作人员之间的对立。有的育儿失调孩子可能学会了从心理上操纵他人，《胡萝卜》中就有这样的现象。

例　胡萝卜意识到自己希望母亲辞掉年迈的女仆。尽管辞掉她对自己没有任何好处，但胡萝卜还是悄悄做了手脚，使女仆在工作中出现失误。胡萝卜向母亲告发，结果女仆被辞了。在寄宿学校，胡萝卜不喜欢管理寝室的楼长偏爱一位同学，就在宿舍总监那里打小报告，结果楼长也被撵走了。
——《胡萝卜》

置身于总是充满威胁、混乱的家庭互动漩涡之中，育儿失调孩子可能拼命想从心理上操纵他人，哪怕稍微让自己安全一点，结果早早学会了这样的心理小伎俩。而且，常年屈服于父母的高压之下，通过操纵他人，育儿失调孩子也可能感觉找回了自己的些许力量吧。

如胡萝卜所表现出的心理操纵很容易损害人际互动。这样的孩子没有学会如何与他人友好相处，反而学会了破坏他人的互动。如果是故意为之，周围人可能很容易看出来，但若是表面不动声色的操纵，周围人就很容易在不知不觉之中落入陷阱。

如果对心理操纵有所警觉，就有可能防止团队陷入无用的对立、混乱。与直接照料孩子的一线工作人员相比，管理人员更能够保持一定心理距离，从全局来看究竟发生了什么事，因此一定要及时提供支持，避免让团队陷入对立。

在集体生活中，育儿失调孩子之间也可能出现心理操纵，存在大人难以察觉的支配与被支配关系，应予以留意。

7 创伤后应激障碍的问题

创伤后应激障碍（Post-Traumatic Stress Disorder, PTSD），在日语中被翻译为心理创伤后压力障碍。说是内心受到伤害，其实只是比喻的说法，就像人们说"失恋了，内心受到伤害"一样。但精神医学上所称的心理创伤，并不是指内心受到了伤害（伤心），而是指出现以下现象。

心理防御机制在平时也发挥作用

当身心安全受到严重威胁，置身于极度压力之下时，一个人可能丧失反抗、逃避的能力，并在记忆、觉醒水平、意识层面上出现特异性反应。

这是心理防御机制在起作用，以保护心理免受危机的伤害。一般来说，危机消失后，心理防御机制也没有必要继续发挥作用，心理防御反应也会随之消失。如果危机极其严重，或长期持续，反复出现，那么即便不再置身于危机状况，心理防御反应也会因为早已深入身心而难以消失。心理防御反应是危机情形时出现的紧急避难反应，如果在日常生活中也持续存在，则会造成不适应、混乱，在精神医学上，这种现象被称为创伤后应激障碍。

创伤后应激障碍的症状主要出现在记忆、觉醒水平、意识层面上，以特异性反应的形式表现出来，下面来具体探讨。

创伤后应激障碍是在身心安全受到威胁，且丧失防御能力时出现的现象，具体来说，就是遭遇战争、自然灾害、事故、严重暴力犯罪等个人的生命受到极大威胁，且毫无防御能力时出现的现象。遭遇性犯罪暴力也可能出现创伤后应激障碍，是因为不仅生命受到威胁，身体遭受侵犯，而且个人尊严也遭到践踏。

记忆层面上的反应

感觉记忆复苏：强烈的临场感

已经遭遇的危机无可奈何，但为避免类似遭遇，当时的危机体验会深深地印入脑海（记忆），这种记忆与我们通常的记忆（意义记忆）性质不同，称为创伤记忆。

我们通常的记忆是通过意义进行记忆的（比如事故发生在哪年哪月哪日，地点是哪里的十字路口……是通过言语在大脑里记忆的），即识别记忆。与之不同，创伤记忆是认知记忆，是通过感觉、知觉直接记忆的，当时现场的影像、声音会直接印入脑海（事故场景就像照相一样直接刻入脑海）。

这与婴儿期的主要记忆方式——感觉记忆（认知记忆、形象记忆）相同，是随着识别发育而衰退的感觉记忆能力在紧急状况下被重新激活了。由于是感觉记忆，复苏的记忆便带有鲜明的临场感、真实感，印象强烈，却难以用言语表述（并非意义记忆），难以言语化（如果能言语化、对象化，就稍微容易克服一些）。

危机体验强烈地印入脑海，以尽快察觉同样危机，及时逃离。遭遇类似状况、刺激，创伤记忆就会自动复苏并报警，这就是心理防御机制在起作用。

在丛林中遭遇猛兽袭击，九死一生，逃得性命。从那以后，只要看见丛林，当时的体验、恐怖就会鲜明地复苏，由此也避免了再次误入丛林，被猛兽袭击的危险也降为零。这种创伤记忆的复苏就起到了预防的作用。但看见几棵树就出现同样的反应，则会给现实生活带来困难，这种情形就被称为创伤后应激障碍。

创伤记忆会长期保存，并不会随时间的流逝而淡化，且具有高度的临场感、真实感，会伴随当时的强烈情绪体验一起复苏。作为心理防御机制，创伤记忆会鲜明地复苏，引起强烈的恐惧，起到报警的作用。而心理防御机制过度发挥作用，以创伤后应激障碍的症状表现出来的创伤记忆包括闪回和回避。

闪回

创伤记忆是预防危机的心理防御机制，如果再次预见了危机却无可逃避，则创伤记忆没有起到任何作用，只会得到强化。其后即便置身于安全环境，创伤记忆仍可能长期保存，变得敏锐，面对些微刺激就可能鲜明地复苏，就像警报装置误启动一样。创伤记忆的复苏临场感、真实感强烈，会引起惊恐发作，这就是被称为闪回的心理现象。

例 带太郎去游泳，谁知刚到泳池边，太郎就陷入严重的惊恐状态。没有办法，只好带太郎去保健室休息，他却久久未恢复平静。查阅儿童咨询中心的调查记录，发现父母打骂他时经常将他的头摁进浴缸里，那时的体验变成创伤记忆，一见到游泳池的水面，当时的记忆就复苏了。

以上情形可以推测出引发惊恐发作的刺激源，不过也有不少闪回却难以发现刺激是什么。若孩子突然毫无缘由地陷入强烈的不安、混乱，则可推测孩子有可能出现闪回了。

回避

有时也可能出现避免遭遇与创伤体验相关的场景、状况的行为，这种情形被称为回避。

> **例**　太郎厌恶洗浴。是厌恶泡澡吗？仔细观察后发现，太郎甚至尽量避免接近浴室。后来了解到，他以前经常被拖进浴室，在那里挨揍。

孩子强烈回避、厌恶什么，可能是回避的心理防御机制在发挥作用。避免遭遇与不愉快记忆相关的事物（在某种程度上谁都是）也是心理保护的手段之一，而且还可预防闪回的发生。如果回避表现强烈，或者回避的对象太多，则会影响日常生活。

觉醒水平层面上的反应

觉醒水平上下调整，应对危机

觉醒水平，就是对外界刺激的敏感度和反应性的高低。

我们通常保持适当的觉醒水平与外界互动。当遭遇危机时，我们的觉醒水平会急剧上升，以帮助身心应对危机。身心敏感度提高，注意力集中，反应性进入亢进状态，以尽快采取应对行为，这就是心理防御机制在发挥作用。就像遭遇暴风雨时我们的神经会高度紧张，调动全身力量来应对一样。

如果危机极其严峻，无从抗拒，觉醒水平就会下降，以帮助身心度过危机。敏感度、注意力、现实感下降，反应性也下降，进入麻痹状态，这也是心理防御机制在发挥作用。就像在躲不过的暴风雨中，护头缩脑，塞耳闭目，静待暴风雨过去。

暴风雨过后，无论是上升还是下降的觉醒水平，都会回到通常的水平。

觉醒水平保持高位、低位的孩子

当亲子互动失调或处于危机状况时，孩子觉醒水平的心理防御机制会自动启动，却鲜能保护他们，因为"暴风雨"太强烈了，孩子无力抗拒，而且"暴风雨"会去而复返。在每次"暴风雨"中，孩子的觉醒水平或上升或下降，如此长期反复，其后即便"暴风雨"消失，过上平稳的生活，觉醒水平也可能继续维持在高位或低位。

觉醒水平维持在高位，孩子就会变得紧张、过度敏感、多动、坐立不安（类似注意缺陷多动障碍）、易兴奋，出现睡眠障碍等症状；如果觉醒水平维持在低位，则会缺乏活力，出现注意力涣散、兴趣缺乏、神思恍惚、无精打采、抑郁等症状。不少孩子可能以上两种情形兼而有之。

意识层面上的反应

体验与自我分离

我们通常持自我意识处身立世。自我是具有一致性、连续性的整体。昨天、今天、明天，每天的生活不断变化，体验也不尽相同，但体验中的自己仍然是自己（昨天的自己与今天的自己都是同一人，不会是其他人）。

自己在意识世界中的体验，就是自己正在进行的体验，体验世界也不会随体验时间、内容的不同而"各自为政"，而是具有一致性、连续性的整体（昨天的体验世界与今天的体验世界并不是两个不同的世界）。简而言之，自我与体验表里一体，具有一致性、连续性。

当身心的安全遭遇极度威胁、体验太过严峻时，自我就可能面临解体的危机。这时，心理的防御机制就可能启动，将原本表里一体的体验与自我分离开来，让自我免受严峻体验的伤害。这并不是有意为之，而是心理防御机制自动启动而出现的分离反应，就像电流过大断路器会自动跳闸一样，在精神医学上，这被称为解离。

解离反应一般是在危机状况时出现的心理防御反应，如果在安全的日常生活中也出现，则是创伤后应激障碍的症状。根据从体验世界中分离内容的不同，解离的表现形式也不同。

解离的表现形式

（1）意识本身的解离。

通俗地说，就是神思恍惚或心不在焉。与昏迷不同，意识并没有丧失，而是清醒的，在看、在听、在行动，但意识与现在正在进行的体验分离，"跑到别的地方去了"。

> 在日常生活中也可见到程度轻的意识分离现象。上课感觉无聊，虽然身在教室，心（意识）已经跑到下课后的约会那里去了，完全没有听进去老师在讲什么。突然，老师叫到自己，才回过神来。这就是广义上的意识解离。我们具有意识解离的能力，当体验到的刺激太弱时，意识就可能进入别的世界，出现心不在焉的现象。

精神医学上所称的解离正相反，指由于现在体验的刺激太强烈、破坏性太大，而出现意识"逃跑"的现象。在上例中，意识进入约会的幻想世界（体验幻想世界），但精神医学上的解离则意识完全处于空白状态（体验为零）。

> **例** 有一天，次郎大发脾气，一拳打向窗子，窗玻璃碎了，其他孩子很震惊。设施工作人员将次郎叫到办公室，谆谆教导，"玻璃打碎了，容易伤到别人，也容易伤到自己，以后别这样了啊。要是对什么感到气愤，可以来找老师，大家一起想办法。"次郎似乎在老老实实听，却没有任何反应。工作人员抬高声音问道："听见了吗？"次郎回过神来，点头道"嗯"，但问他"刚刚跟你说什么了，你说一下"，他却说不上来。

次郎的表现很可能就是解离。一直以来，只要做错了什么，父母就会对他又打又骂。次郎在那样的一次次体验中，就是靠解离支撑过来的吧。

工作人员是在给次郎讲道理，教导他，而不是斥责，但"做错了事，站在大人面前"这样相似的情景自动诱发了解离反应。创伤后应激障碍的解离就常常以这种形式出现。这种因小小刺激而反复出现的解离现象，在精神医学上被称为解离性障碍。

> 作为心理防御反应的解离有时可能引发恶性循环。处于解离状态时会缺乏反应，结果可能进一步激怒对方，比如"在说你呢，听着吗？"或者"还没打够，不服是吧？"
>
> 在遭遇性侵犯时，对被害者的无反应，加害者可能一厢情愿地解释或给自己找理由，比如"没有拒绝或抵抗，是本人同意了的"（即便本人同意，对儿童的性接触也是犯罪）。

解离程度如果更严重，则整个意识会完全与外界割裂，对刺激不会出现反应，也完全没有行为，就那么呆呆地坐着或躺着，仿佛陷入意识障碍状态。在精神医学上，这种现象被称为应激性木僵，多出现于遭遇极大压力时。

（2）感觉、知觉的解离。

不是整体意识"跑了"，而是特定的感觉、知觉自动消失，比如感觉不到疼痛，听不见声音，眼睛看不见，或触觉消失。感觉、知觉是体验的"窗口"，对难以忍受的体验，"窗口"直接关闭了。

（3）运动能力的解离。

特定的身体运动能力自动消失，无法站立、无法行走、无法发声等，出现运动性瘫痪。可以理解为是对现实的拒绝或放弃。

（4）记忆的解离。

体验的记忆自动消失，在精神医学上被称为解离性健忘，即通常所说的记忆丧失。有的是特定记忆消失，有的甚至是过去的所有记忆都消失，变成一片空白（全部经历遗忘）。对本人来说，是抛弃了难以接受、充满痛苦的体验记忆。

（5）行为的解离。

行为与自我分离。毫无缘由地离开家，二三天后发现在远方的街上独自徘徊，在精神医学上被称为解离性漫游。仿佛是离家出走，却没有目的性，也完全记不清期间自己做了什么。正如其名"漫游"所云，是想暂时逃离所处压力。

（6）现实感的解离。

意识与体验统一，但体验的真实感消失，就像与体验之间存在一层薄膜，没有自己正在体验的实际感觉，仿佛是他人在体验，有时甚至"自我"的实际感觉也消失（仿佛自己不是自己）。当然是为了避免受到痛苦体验的伤害，保护自己，在精神医学上被称为人格解体。

（7）人格的解离。

自我本身分离成多个不同的人格，在精神医学上被称为解离性同一性障碍，即所谓的多重人格。由于多出现于遭遇养育者性侵犯、严重暴力的孩子身上，下面详细探讨一下。一个人同时具有多个人格，各个人格交替出现，这种现象似乎不可思议，但为什么会出现在发育早期即遭遇养育失调的孩子身上呢？

对孩子来说，养育者本应是爱自己、保护自己的存在，却反而威胁到自己的生命安全。孩子置身于对父母既有依存需求又心怀恐惧的矛盾、冲突之中无力自拔，为保护自己，避免自我分裂，孩子意识中将自己分割成不同的存在，从而出现解离性同一性障碍。

即便亲子互动极端不良，父母也绝不可能完全不照料孩子的饮食起居，永远是一副凶神恶煞的样子，相反，父母有时也会对孩子和颜悦色，也有和蔼可亲的时候。因此，在孩子的心目中，父母的形象可能出现两极分化：一个是恐怖的父母，另一个则是慈爱的父母。

与此相对应，孩子的人格也出现两极分化，比如"现在挨打的不是自己，是坏 B 君。坏 B 君不好，挨打是活该，父母打得对。好孩子 A 君才是真正的自己，A 君是好孩子，所以父母爱 A 君，对 A 君好"。

从幼儿期到儿童期正是自我意识形成的时期，结果孩子的自我就可能分割成"好孩子 A 君"和"坏孩子 B 君"。人格原本既包括好的一面也包括坏的一面，在矛盾与对立中统一，是一个完整的自我，但现在却分割成两种不同的人格。

　　在幼儿期，自我意识开始萌芽，其后通过与周围人的互动，逐渐形成自我认同（自我同一性，identity），这就是定型人格的形成过程（自我同一性障碍，就是在人格形成中出现的障碍）。

　　在人格的形成过程中，如果遭遇极度的亲子互动失调，孩子内心则可能无法接受那些难以忍受的体验。如果将那些体验视为他人（坏孩子 B 君）的体验，则可以保护自己的内心，在人格上形成自我保护的心理机制。长此以往，人格就可能分裂成多种人格，如好孩子的"A 人格"，坏孩子的"B 人格"，而不是将自己各种各样的体验、各个方面统合成一个人格（自我）。各个人格独自形成、发展并表现出来，就是解离性同一性障碍（多重人格）。

解离性同一性障碍的人几乎都是同时拥有多个人格并交替出现，而通过人格的解离，内心的矛盾、冲突得到缓解。

我们都想做好人，得到他人的关爱；我们也知道善良并不足以让我们生存下去，我们还想让自我得到满足。现实与愿望的矛盾让我们内心产生冲突，我们正是在应对内心的各种矛盾、冲突中处身立世的。

如果像小说《化身博士》（*The Strange Case of Dr. Jekyll and Mr. Hyde*，1886）中的主人公那样具有双重人格，内心的那种矛盾、冲突就可能消失：做好人杰奇时，只需要满足良心，就不会与欲望产生冲突；做坏人海德时，只需要追求欲望，也不会与良心产生冲突。

形成人格分离的心理机制后，在遭遇大的内心冲突时就可能分离成不同的人格，从而避免冲突，比如内心出现爱与恨的冲突时，人格就可以分离成充满爱的 C 先生与坏得一塌糊涂的 D 先生；当内心中依恋与独立的情感发生冲突时，人格就可能分离成撒娇的 E 君与独当一面的 F 君。为避免各种内心的冲突，就出现多重人格。

从发生机制来看，多重人格可以说是避免被巨大冲突压垮的自我保护手段，而多重人格多出现于发育早期即遭遇严重亲子互动失调，在极度内心冲突中成长起来的孩子身上，这不无道理。多重人格也是一种生存手段。

但多重人格会损害日常生活以及人际互动的一致性、连续性。如果交替人格中含有反社会人格，则可能做出不法行为，造成社会危害。这是提供支持的重点。

8　创伤后应激障碍的应对

创伤后应激障碍的症状多样，原则上应由精神医学、临床心理学领域的人士提供专门治疗。创伤后应激障碍原本为保护内心免受伤害的心理防御机制，如果在日常生活中也时常误启动或持续发挥作用，其治疗也不可能一蹴而就。就像保护身体的免疫反应超出正常应答范围出现的过敏一样，也非常难以治疗。

对反复出现的闪回、重度的解离反应等，即便是专家也没有特效药，难以做到手到病除。虽然眼动脱敏与再加工疗法（Eye Movement Desensitization and Reprocessing，EMDR）等心理疗法以及对症的药物疗法也在不断开发，但都不是万能的。幸运的是，专家知道那些症状是怎么回事，会耐心地、不急不躁地陪伴孩子走上康复之路。

了解是应对的第一步

要在日常生活中提供支持，就需要首先了解创伤后应激障碍可能出现哪些症状及其发生机制，原因有二：

一是遇见闪回、回避、解离等症状时可避免陷入混乱或责备孩子。即便治疗困难，了解其发生机制及作用后心里也会踏实下来，可冷静地与孩子互动。

二是可以避免发生误解。具体来说，遇见以下情形时，知道可能是创伤后应激障碍的症状，就可避免错误应对。

a. 突然大喊大叫，发脾气——闪回。

b. 总是逃离某种事物、场景等——回避。

c. 没有干劲、发呆、懒洋洋的——觉醒水平低。

d. 坐立不安，多动，很容易紧张——觉醒水平高。

e. 遭批评时心不在焉，记不住重要的要求——意识的解离。

f. 明明是自己做的事，却坚称完全不知道——记忆的解离。

一般来说，在集体生活中如果孩子出现以上行为，本能的处理方式是批评、斥责。如果是创伤后应激障碍的症状，批评、斥责不仅不恰当，还可能让孩子的症状愈加恶化。因此，面对以上行为表现时，一定要想一想，是否为创伤后应激障碍的症状。

如果是闪回，大多由与以前体验相关的某种刺激引发，最好把孩子带离现场，到安静的房间休息，慢慢冷静下来。如果能大致确定是什么刺激，以后就尽量让孩子避免。解离也多由某种刺激或压力引发，也需要尽量找出原因。

踏踏实实的生活就是最好的治疗

在普通的儿童养育设施或寄养家庭里，一般难以直接对创伤后应激障碍进行治疗，也没有这个必要，当然这并不是说对此什么也不能做。在日常生活中努力增进孩子的安全感、信赖感，孩子的症状也可能渐渐减轻。

对创伤后应激障碍来说，过去的心理创伤体验是必要病因，而现在的不幸感、压力则可能成为诱因。

除非从现在的生活中感到充实，对人际互动有安全感、信赖感，否则即便参加精神医学、心理学的治疗项目，也可能收效甚微。也许只有踏踏实实的生活才是最好的治疗。

9 育儿失调孩子的精神发育问题

孩子在与以养育者为中心的大人的密切交流、互动中成长。如果孩子方的互动力不足，则可能出现发育迟缓、偏向（Part 2）。但亲子互动是双向的，如果养育方的互动力不足，孩子同样也可能出现发育迟缓、偏向。

因此，育儿失调孩子的表现与发育障碍孩子的表现可能存在相似甚至相同的地方。育儿失调始于发育的什么时期、程度如何，对孩子发育造成的影响也不一样，下面一边回顾第 7 章所述精神发育的过程一边进行探讨。

婴儿期：安全感、依恋

育儿失调多始于婴儿期（0−1 岁）。抚育婴儿需要体力、心力、耐力，丝毫不能懈怠。如果养育者缺乏身心的余裕，育儿就很容易受挫；如果在婴儿期就受挫，育儿就可能陷入恶性循环，不知不觉之间亲子互动严重失调。

抚育极端不当

抚育婴儿，会给喂奶、换尿布等，以维持其生命和身体健康。父母也不会仅仅止于照顾孩子的吃喝拉撒，总会同时进行爱抚等互动。通过抚育，孩子从身体上、情感上感觉"自己受到保护，周围的世界是安全的"（用大人的言语来翻译的话），从而产生植根于身心的基本信赖感。

通过反复、恰当的照顾，孩子的身体感觉也向着与大人共有身体感觉的方向分化；通过长期持续的逗弄、共享愉悦等交流、互动，孩子也开始出现喜怒哀乐等情绪的分化和共有。这些都发生在婴儿期。

如果在婴儿期抚育极端不当，则孩子可能出现发育的迟缓、偏向，具体表现为：

a. 对周围的世界、人缺乏基本的信赖感、安全感。

b. 身体感觉未得到充分的分化、共有。

c. 情感未得到充分的分化、共有，容易出现情绪不稳、混乱。

我们人际互动的基础构建于婴儿期。如果在婴儿期遭遇极端育儿不足，除了会有以上三种表现，还会出现精神医学所称的反应性依恋障碍（Reactive Attachment Disorder），为人际互动带来严重困难。

反应性依恋障碍

针对孩子表现出的与人亲近、互动的强烈愿望，养育者也会以亲近、互动回应，孩子的互动发育由此展开。孩子的互动愿望，即依恋力，如果天生较弱，则其互动发育容易出现迟缓或受挫，明显表现就是发育障碍中的孤独症谱系障碍。

如果孩子具有相应的互动愿望、依恋力，养育者的亲近、互动反应却极端不足，则孩子同样容易出现互动发育迟缓或受挫，这就是反应性依恋障碍，比发育障碍更复杂，更容易引发人际互动困难。

养育者可能互动反应不一，随意性很大，比如有时悉心照料，有时攻击、打骂孩子，有时又置之不理。养育者这种互动表现的不稳定、混乱，缺乏一致性，就是养育方的互动不足。

结果，孩子与生俱来的依恋力可能被扭曲：有的对他人感到极度不安、紧张，充满戒备，难以亲近他人，鲜少与他人进行互动；有的不分对象，毫无戒备地寻求依恋，一厢情愿地接近他人，也难以形成稳定的人际互动关系；也有的兼具前面两种情形，表现形式不一。第一种情形被称为抑制型，第二种情形被称为脱抑制型。

也有的孩子原本依恋力就弱，再加上养育者的互动反应不足，结果孩子的互动发育愈加受到影响。养育孩子是亲子间的双向互动，如果陷入恶性循环，孩子就容易出现严重的人际互动困难。

幼儿期：意志力

幼儿期（1-6岁）是开始进行包括大小便训练等的教导时期，也是容易出现育儿失调的时期。教导需要心力、精力、耐力，因为孩子并不一定立即就能学会，而且孩子的自我也开始萌芽。要成功教导，养育者就需要有心理的余裕。

育儿也有在婴儿期没有问题，进入幼儿期后却开始出现失调的情形。教导是在婴儿期形成的亲子间纽带感的基础上进行的，如果亲子之间的情感纽带不牢固，进入幼儿期后就可能出现育儿失调。

通过教导培养意志力

教导（大小便训练）的直接目的是实现个人生活自理，但在精神发育上其意义远不止于此。通过教导，幼儿开始切身感受到自己周围存在各种各样的约定、规则，需要遵守，这是规范意识的萌芽。在遵守社会约定、规则的过程中，孩子也学会利用自己的力量掌控冲动、欲望，意志力得到培养。由此，孩子终于踏上了作为社会的存在的人生旅程。

无论是放弃大小便训练、教导，让孩子放任自流，还是严厉地进行大小便训练，采用强迫的方式，孩子的意志力培养都会受到影响。意志力是主动、自主地掌控自己欲望、冲动的能力。如果采用强迫的方式进行大小便训练，就等于是用外力控制孩子，剥夺孩子的主动性、自主性，自然会妨碍孩子意志力的发育。

尽管意志力与忍耐力看起来相似，都与"忍"有关，但二者在本质上是不同的（第 8 章 10）。忍耐力是一味压抑冲动、欲望，忍受压力的被动的能力，无益于满足冲动、欲望和应对压力，而意志力是用自己的力量掌控冲动、欲望和应对压力，是主动执行的能力。在大小便训练的时候，一定不要将培养意志力与忍耐力混淆，因为强迫忍耐会妨碍主动性的发挥，损害意志力的培养。有时父母以为是教导孩子结果却发展成虐待孩子，就可能是将意志力与忍耐力混为一谈了。

意志力培养受挫

意志力发育迟缓、自我掌控能力不足具体表现为：

a. 对出现的刺激、欲望、冲动难以用自己的力量主动地予以掌控，反而很容易被其所左右。

b. 做事难以有始有终，即便是自己想做的事也难以努力去完成，专注力、执行力极度低下。

c. 简单的约定、规则（即便认同）也难以遵守。

以上表现容易与注意缺陷多动障碍相混淆，在操作式诊断中，与其诊断标准相符的情形并不少见。

进入儿童期开始学校生活后，意志力发育迟缓可能带来明显的困难，要么难以融入集体生活，要么引发各种问题、冲突，下面具体探讨。

儿童期：规范意识与学习意愿

缺乏规则意识

儿童期（6-12岁）是孩子进入学校，开始社会生活的时期。要融入社会的、共同的集体生活，就需要具备以下与年龄相称的能力：

a. 具有对他人的信赖感、安全感。

b. 能意识到约定、规则的重要性。

c. 具有自我掌控能力。

由于以上能力不足，育儿失调孩子就容易在学校等集体生活中出现各种各样的问题。

在学校，育儿失调孩子容易违反规则、约定。除了自我掌控能力不足以外，也与缺乏规则、约定意识有关。在父母的高压政策下，孩子容易对约定、规则形成负面的意识，比如"约定、规则是责备、惩罚自己的东西，是让自己痛苦的东西"。

如果对同样的行为，父母有时放任，有时又严厉斥责，在与孩子的互动中缺乏规则、一致性，孩子也难以形成规范意识。

总是食言

言语是人类特有的交流媒介和社会规则，具有交际性和指示性。有的孩子虽然掌握了词意、语法，却不能理解言语的交际性，未形成遵守诺言的意识。

例 有一天，三郎一拳打碎了窗玻璃，闹出大动静。设施工作人员将他叫到办公室，告诉他"打碎玻璃，自己容易受伤，也容易伤到别人，很危险，以后不要这样做了啊。要是生气，就到办公室跟老师谈吧"。

三郎认真听着，不住地点头。工作人员说完了，还让三郎复述一遍，看他记住没有，三郎说得一点不差。

"那好，以后再也不要这样了啊。"

"好的。"

可是第二天，活动室又传来玻璃打碎的声音，工作人员赶到后发现又是三郎。其后窗玻璃又一而再、再而三地被打碎。工作人员束手无策，只能哀叹"三郎不懂得承诺的含义，不明白自己说的话的意思"。

如果总是被强迫、惩罚、指责，孩子就可能不得不找借口、说谎话来保护自己，让言语成了与人"攻防"的道具，有的孩子甚至习惯性地用言语来敷衍，躲一时是一时。结果，孩子不理解言语的郑重意味，没有养成信守诺言的习惯，不知道要言出必行（说"言语有灵"也许显得太郑重其事了，不过，就应该是那个感觉吧）。

例 "无论在什么情况下，都不能说谎啊。"干爹皮埃尔好心好意地劝胡萝卜。"哼，这家伙真讨厌！说谎不说谎又怎样呢？每个孩子都说谎。"胡萝卜在心里反驳道。

"好吧！"胡萝卜口里说道。"哼，你的说教不过是在浪费时间而已，我还是我！"胡萝卜继续在心里哼哼。

——《胡萝卜》

攻击性行为陷入恶性循环

育儿失调孩子还容易突然出现暴力性、攻击性行为。愤怒、攻击成为其心理基调，尽管事出有因，但根源还在于自我掌控能力不足，具体原因为：

a. 养育者努力矫正孩子的攻击性行为，结果可能演化成打骂孩子，或者因难以奏效而放任不管。孩子难以管教的负面情绪增强，亲子互动也进一步恶化。

b. 在家里亲子互动不良，在学校也容易被周围人孤立，受到谴责、批评，心理得不到放松，学校也难以成为身心休憩的港湾。孩子的挫折感进一步增强，更容易出现不适应行为。

由于自我掌控能力不足，也难以学会各种技能，与同伴玩耍也磕磕碰碰、不开心。学校是学习规范的场所，如果在学校反复出现攻击等不当行为，周围的谴责、批评会持续不断。久而久之，孩子自身也可能觉得自己一无是处，愈加否定自己。

强烈的自我否定会进一步降低自我评价、自信心。以前即便不擅长，孩子还可能试着掌控自己，去遵守规则，现在则可能完全自暴自弃，"反正自己就是这样"，从而陷入恶性循环。

如何培养自我掌控能力是育儿失调孩子的最大课题，可参考前述注意缺陷多动障碍的支持要点（第12章5）。

与智力水平不相称的学习困难

在学校，育儿失调孩子还容易出现极度的学习困难，有时甚至怀疑是否为学习障碍，这与他们的智力水平明显不相称，具体原因为：

a. 从来没有能够安安静静地学习的环境，未能养成良好的学习习惯，也没有主动学习的意愿、能力。

b. 在与大人的互动中，没有感受到愉悦、幸福，对学习，也没有觉得对自己有什么好处。当老师、父母劝说"好好学习"时，身体层面上也会自动出现拒绝反应，"又要让我痛苦了。"

c. 掌握知识需要持续、反复的学习、练习，但育儿失调孩子自觉学习的自我掌控能力发育不足。一堂课 40-50 分钟下来，要保持注意力集中显得相当困难。

对育儿失调孩子来说，学习困难还会带来人生的其他问题。在日本，初中毕业后除非继续上高中，否则不得再留在儿童养育设施里；没有高中学历，也难以找到收入还说得过去的工作。在人生之初就遭遇不幸的孩子，如果因为没有学历，成年后再遭遇就业困难和经济困难，那种悲惨可想而知。而且育儿失调孩子即便上了高中，甚至在成年后的很长一段人生里，也一直需要专业的心理支持。

性的问题

育儿失调孩子还可能出现性化行为（sexualized behavior），这也是发育问题之一。所谓性化行为，就是指出现不自然且不当的具有性色彩的行为，具体表现为：

a. 很黏人，与人说话时碰触对方的身体。

b. 碰触他人的性器官或隐私部位（胸部、臀部等）。

c. 言语下流，发出淫秽声。

d. 与不太熟的成人拥抱。

e. 在电视、书中看见有关性的场面、描述时，出现过度的反应。

f. 谈论性的话题。

g. 与同性接吻、相互抚摸身体。

以上行为可出现于儿童期早期，甚至幼儿期，即从发育早期就遭遇育儿失调的孩子，可能出现所谓性虐待（sexual abuse）儿童表现出的典型行为。

性虐待与乱伦禁忌

先探讨性虐待。性虐待是指孩子在成长过程中遭遇养育者或周围大人的性侵犯。这个问题颇为复杂，稍微整理一下。

> 日本刑法明确规定，对不足 13 岁的孩子，若成人实施猥亵或与之发生性行为，无论是否经其同意，也无论是否有其他理由，一律是犯罪行为（强行猥亵罪、强奸罪）；对 13 岁以上的未成年人，若违背其意愿，也同样是犯罪行为；嫌疑者无论是陌生人、熟人、家人、亲戚还是父母，都同样定罪。

在法律上，性虐待的认定简单明了，但若发生在家人之间，问题就远没有那么简单。犯罪行为发生于家庭内部，不仅远离他人视线，隐秘性强，而且一方当事者还是孩子，要进行事实认定、立案会非常困难；要通过司法手段保护孩子也很困难。于是性虐待多被视为育儿失调的问题，可通过儿童养育设施等来保护孩子。也许正因为如此，才出现性虐待这个用语。

如果性侵犯嫌疑人是家人或其他近亲，通常还会带来复杂的心理、社会冲击，即触犯了乱伦禁忌，当事者及周围的人都不免感到慌乱、恐惧、厌恶（甚至否认事实）。

乱伦禁忌是人类社会普遍存在的严重禁忌，对于其起源诸说不一。也许是源于对人类性欲深渊的恐惧，因此人们才通过法律、道德、禁忌对性加以约束，当然，也有违反行为，乱伦就是其一。

严重的破坏性

乱伦的前提是性行为发生在家人、近亲之间。乱伦之所以是重大禁忌，是因为它会从内部破坏家庭的稳定、家人之间的情感纽带、当事者的内心世界。乱伦对孩子内心的伤害及其后遗症的严重性是众人皆知的。

乱伦几乎都出现在育儿失调的案例中，且多发生在对孩子的互动意识（纽带感）受到严重损害的情形（第13章1）。

> 在欧美，由性暴力犯针对孩子实施的性犯罪行为被称为家庭外性虐待（extrafamilial sexual abuse），一般也统计在性虐待案件数内，也许是为了淡化乱伦给人带来的心理震惊。

即便是对成人，性侵犯造成的伤害也是难以想象的，更何况是孩子，而且加害者是原本应该保护自己的人，其伤害更是无以复加。因此容易出现包括解离在内的各种创伤后应激障碍症状，也有观点认为尤其会造成解离性同一性障碍（多重人格，第 15 章 7）。

从根本上动摇性与爱的统一

性不仅是为了满足生殖需求、生理欲望，还是为了满足对爱的渴求。人的性的核心是对爱的渴求。在人生之初会以婴儿性欲（依恋）的形式指向父母（第 6 章 1，第 8 章 3）：在婴儿期是渴求拥抱、脸对脸的摩挲等身体的爱抚行为；在幼儿期则是渴求父母的宠爱，在与父母的互动中共享愉悦，即发展为撒娇行为。对父母的依恋成为促进互动发育，尤其是三人以上社会性互动发育的原动力。

进入青春期后，随着生殖能力的发育，对爱的渴求开始带有成人性爱的色彩，开始指向家人以外的其他人（多为异性）。性行为带来的欢愉、快感让性与爱合而为一，双方也重新体验到婴幼儿期以来亲密的爱抚、宠溺。如果双方关系发展顺利，就会组成新的家庭，养育孩子。

对孩子的性侵犯，是从根本上动摇了性与爱的统一，妨碍性发育成健全的爱。缺乏同意、平等互动的单向的性，不会带来爱的体验，只会是恐怖、屈从与被支配的屈辱、伤害。如果加害者是原本应该保护自己的家人、近亲，其伤害程度更甚。

性化行为的迹象

遭遇性侵犯的孩子出现的性化行为，就是孩子受到伤害的迹象。就像从发育早期就遭遇攻击性的孩子，在不知不觉之间会出现攻击性情绪或行为一样，遭遇性侵犯的孩子，也会无意识地表现出性化行为。在临床上，性化行为通常成为隐秘性的性侵犯的迹象。

对遭遇性侵犯孩子的支持包括两个方面：一是对由此而出现的创伤后应激障碍症状的应对（第 15 章 8）；二是让孩子体验到温暖的爱，最终建立对他人的信赖感、安全感。这也是对育儿失调孩子提供支持的普遍的课题。

寂寞的迹象

性化行为可能是遭遇性侵犯的迹象。事实上，有的孩子并未遭遇性侵犯也会出现性化行为，那其实是发育问题的表现。

从表面上看都是性化行为，但本质是不一样的。作为发育问题的性化行为，是因为育儿失调，在发育早期的爱抚、宠爱体验不足，以至于长到相当年龄后才开始寻求爱抚、宠爱。

有的孩子出现与年龄不相称的黏人行为（亲密的身体接触），从表现上看似乎是性的发起行为。如果不能与成人进行身体接触，则可能与其他孩子相互碰触身体（碰触部位可能是对刺激敏感的性器官等）。

乍见之下可能视为早熟的性行为，其实是发育迟缓的幼稚行为，这些孩子的二人互动能力、三人以上社会性互动能力多低于同龄孩子。这不是遭遇性侵犯的迹象，而是寂寞和寻求亲近的表现。

10 育儿失调的预防

育儿失调不仅会给孩子带来巨大的伤害，让孩子感到痛苦，其后进行的心理支持、社会养育的成本也极高，因此最好是防患于未然。及早预防育儿失调，尽管不能保证育儿完全顺利，但至少可以避免极端恶化。这需要构建社会的育儿安全网络，就像堵住船底的漏洞一样。育儿失调的风险因素已经明了，找到预防方法应该也不难。

缩小贫富差距

众所周知，贫困、贫富差距是育儿失调的最大风险因素。在现行社会制度下，当然也不可能期待这个问题在一朝一夕之间得到解决。即便整个社会不可能尽快走向整体富裕，也可以达成社会共识，制定相应的政策，缩小贫富差距，将育儿从社会的孤立的深渊中解放出来。我们的社会、我们自身也会变得更加安全（大到战争，小到偶发的严重刑事犯罪案件，无可否认的是其背后多有贫富差距的问题）。

同时，将育儿失调视为虐待的观点，以及将育儿完全视为父母责任的观点也应予以重新审视。从前的社会并不是这样的。育儿应是整个社会共同担负的责任，只有共有这个意识，才能真正预防育儿失调。

预防"一步错，步步错"

具体来说，应该制定、执行什么样的预防政策、措施呢？育儿失调多发于婴儿期。如果最初出错，就很容易发展成严重的亲子互动失调，陷入恶性循环。

从婴儿期到幼儿期初期，由整个社会来为育儿保驾护航，就是最有效的预防对策。从育儿早期就得到社会支持，不仅父母会感到安心，使育儿顺利起航，而且也可避免出现极端育儿失调的情形。

现在，孩子几乎都是在医院的产科出生。一定要在产科配备专门的育儿支持人员，从妊娠期开始就与所有父母建立联系，进行互动，直至孩子满两岁。如果建立这样的育儿支持体系，相信整个社会的育儿状况一定会大为改观。

> 日本的《儿童福利法》将低龄孕妇、经济困难孕妇、身心不调孕妇等可能存在育儿风险的人群定为"特定孕妇"，规定应提供支持（第6条3款，第25条2款），但未明确指出具体由哪个部门负责提供支持，也没有配备相应的人力、资金资源。而扣上"特定孕妇"的"帽子"，预先将一部分人划分为问题人群，也不利于政策的实施。也许可以修改相应法律条款，使其更具实操性。

育儿支持从孕期开始

在日本，每年的婴儿出生人数约 100 万，平均每天 2 750 人。日本有产科设施约 5 500 个，尽管存在地域、规模的差异，平均下来每个产科设施每两天出生 1 名婴儿，1 年下来是 187 人。从虐待咨询件数推测，严重育儿失调的发生率约为 0.3%，即平均每个设施有 6 名婴儿可能遭遇育儿失调风险。稳妥起见，就算一个产科设施有 10 名婴儿有风险，平均给每个设施配备 1−2 名专门的支持人员，应该是足以应对的。

从孕期开始为所有孕妇提供育儿支持（整体覆盖，防患于未然）。孩子出生后如果育儿顺利，支持人员再渐渐撤离（大多数情形），留下来的可能就是有经济困难、家庭不和、父母的疾病、孩子的障碍、不擅长育儿这五大育儿风险因素的家庭了。育儿支持人员再针对他们继续提供支持，必要时协助其利用各种各样的社会资源，担当起支持网络协调员的角色。

越是有困难的人群，就越不容易积极寻求帮助，也缺乏与支持机构、支持者建立和改善互动的余裕，因此很容易轻易断绝联系。育儿支持体系一定要提供持续的、一致的支持。

整体成本会大为降低

以上只是笔者的一个提案。在日本，少子化趋势没有缓解的迹象，每个出生的孩子都是整个社会不可多得的财富，应该建立这样的体制去为他们的成长保驾护航。毕竟，育儿是社会的共同责任。

的确，在产科配备育儿支持人员需要经费支持，但与国家、各级地方政府投入到虐待对策（亡羊补牢）中的经费相比，可以说是不足 1/10。出现育儿失调，相关机构得介入，并为育儿失调的孩子提供长期的生活、心理支持，其所费之高看相关数据就一目了然（事实上还存在经费不足）。换个角度，从孕期、育儿早期就开始提供育儿支持，是否可以在很大程度上降低社会养育的费用呢？

从孕期、育儿早期开始提供育儿支持，还可以让人们对妊娠、分娩、育儿感到安心，孩子出生人数会不会因此而有所增加呢？这也不失为一种少子化对策。最重要的是，孩子们会更幸福。

Part 4 走向社会的困难

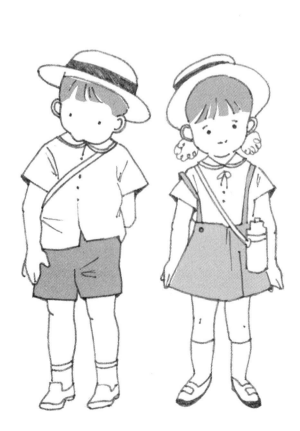

前面探讨了孩子与父母的密切互动，即在"父母的怀抱中"的成长过程以及可能遭遇的问题。

下面来看孩子离开父母的怀抱，到家庭之外的世界与其他人进行互动、成长的过程。通常，在发育阶段划分上，这相当于从儿童期到青春期的时期。通过三人以上社会性互动，孩子一步步迈向成年。

在当今社会，从儿童期到青春期，孩子进行三人以上社会性互动的场所基本上就是学校，因此这个时期出现的心理问题也多与学校生活有关。

第 16 章

从儿童期到青春期的问题

　　孩子呱呱坠地后，经过婴儿期、儿童期、青春期，一步步迈向成年，那成年到底意味着什么呢？在我们心目中，定型发育的成人是怎样的呢？具体来说，包括以下三方面：

　　一是身体的成人（成体）。已完成生物学上的身体成长，拥有生殖能力，此后将作为成熟的个体生存下去，这就是成人。

　　二是社会的成人。要作为社会共同体的一员生存下去，一般来说，就需要从事社会劳动，或者从事家务劳动支持社会劳动，并为人父母养育子女。一般可能认为从事社会劳动、养育子女是私事、个人的事。实际上，这是事关社会共同体存亡、延续的大事，是社会的、共同的事业，而承担这项事业的，就是社会的成人。没有社会劳动、没有养儿育女，人类社会（共同体）就不可能延续下去。

　　成人意味着生物学的、社会的两方面均达到成熟，这是因为人一方面是生物学的存在，另一方面又是社会的存在。除此之外，成人还有另一层含义。在日常生活中，我们可能会说"要有成人的担当"，或者说"那个人做事成熟"，说的就是成人应具备理智、情感、人际意识，在心理上发育成熟。人是高度心理的存在，因此成人还意味着心理的成熟。

实现生物学的、社会的、心理的成长，正是从儿童期到青春期的发育课题。

1 儿童期的发育课题

小学舞台

弗洛伊德称儿童期为潜伏期。在婴幼儿期，与父母的婴儿性欲互动是发育的主题，孩子的心理能量也灌注于此。进入儿童期后，与父母的婴儿性欲互动退到幕后（潜伏），孩子的心理能量开始主要灌注于文化活动，这成为儿童期的发育主题。

另一方面，皮亚杰将儿童期称为具体操作期，孩子开始进行逻辑推理（如做算术）、判断，但仅限于可用具体经验相验证的事物。

毋庸置疑，无论是弗洛伊德还是皮亚杰，他们提出的理论都有相同的背景，那就是进入近代后，每个人都得进入学校接受教育，至少上小学（初等教育）。在小学，孩子接受文化教育，学习社会的、共同的规范和知识技能，磨炼具体操作技能。

从"唯一"到"之一"

在当今社会，大多数孩子从幼儿期就开始进入托儿所、幼儿园，这些托儿场所可以说是父母怀抱的延伸。幼儿园老师就是在替父母育儿，他们与幼儿仍然是二人互动，幼儿园时期还没有形成仅由孩子组成的三人互动世界（社会）。

一旦上了小学，情形则大为不同。学校是与父母怀抱完全不同的世界：在家里，孩子是唯一（only one）的存在，父母含在嘴里怕化了，捧在手里怕摔了，宝贝得不行；可在学校教室里，满是同样的孩子，每个孩子都只不过是其中之一（one of them），在老师眼里一律平等。

孩子从此开始进入三人互动世界。作为社会的一员，要在其中生存下去，就必须有"之一"的自我认识。学校就是由"之一"的孩子构成的共有世界，这也是现实社会的雏形。孩子在学校积累三人以上社会性互动经验是儿童期的发育课题之一。

"人类建立了社会，在互助中生存下去，但互助并不只是相互友爱、支持，还包括在各种矛盾、冲突，比如竞争与合作、对立与妥协、坚持与让步、爱己与爱人中求取平衡、互动"（第8章13）。在学校这个共有世界中，通过与他人的交流、互动，习得三人以上社会性互动的技能，正是儿童期的重要发育课题。

在学校这个雏形社会中历练，对孩子来说并非易事，而是苦劳多多，任重道远。如弗洛伊德所谓的潜伏期所示，正是有了与父母之间退居幕后的婴儿性欲互动，孩子才得以坚持下来：回到家，孩子摇身变为唯一的存在，成为父母宠爱的宝贝。可以说孩子是半身在学校这个共有世界中经历风雨，半身仍在父母怀里受到婴儿性欲互动的庇护。

学习的世界与玩耍的世界

学校这个共有世界具有双重构造，一个是由大人（老师）统帅的班级共同体（俗称班级王国），这是表面的世界。在这个世界中，孩子们学习社会规范、礼仪、知识、技能。也可以说是学习的世界。

还有一个世界，那是成人视线所不及的地方，是暗地里的世界。在这个世界里，孩子培养自主性和创造性。也可以说是玩耍的世界。

在这样具有双重构造的共有世界中，孩子磨炼基本的三人以上社会性互动技能，为最终走向成人社会做准备。我们容易看到的是孩子身处父母怀抱的半身，纯洁、幼稚，视他们为儿童。其实，对半身已处于学校这样雏形社会中的孩子来说，他还不得不睁大眼睛观察成人社会，因此还具有非常现实的一面，这一点不要忽视了。

成为"小大人"

10岁后，进入小学高年级，孩子开始表现得像小大人：懂得基本礼仪、言行举止得体，像个小绅士或小淑女；或者开始有了城府耍得起计谋，甚至对同伴做出让成人惊诧的过分事情，开始露出"恶棍"的一面。

无论如何，孩子已基本掌握我们成人社会的行为方式、方法。在儿童期结束时，孩子已具备"成人的基本模型"，这是定型发育的情形。

在弗洛伊德、皮亚杰的发育理论中，儿童期结束即进入"生殖期"或"形式操作期"，即发育的最终阶段——成人期。也即儿童期（小学教育）结束，就不再是孩子，而是成人了。确实，第二性征开始出现，已开始成长为身体的成人。

但在发育上，孩子在儿童期结束时只是具备"成人的基本模型"，尚需更多内容来充实，还有两大课题待完成：一是成长为社会的成人，即养成在现实社会中从事社会劳动、养育子女的能力；二是成长为心理的成人，即将仍在父母怀抱中的半身抽离出来，不再依附父母，实现心理的自立。

在二战以前，大多数日本人小学毕业，即儿童期结束后都直接加入"劳动大军"，成为成人的一员。在第一产业（农林渔产业）为支柱产业的时代，那是再自然不过的事了。在实际工作和生活中，通过与比自己年长的人共事、互动，进入社会的年轻人逐渐成长为社会的成人、心理的成人，这是自然而然的社会化（成人化）途径。

也有极少数人不是立即加入"劳动大军"，而是继续接受中等教育（初中、高中），甚至高等教育（大学）。中等教育，按皮亚杰的说法，就是培养形式操作能力，掌握高度抽象的学术技能，超越具体的生活世界，进入更高层次的文化（知识）

世界。

在大部分同龄人已作为成人加入"劳动大军"的时代背景下，继续学业的这一小部分人也不得不尽快成长为社会的成人；作为同龄人中的佼佼者，他们也不得不尽快在心理上成熟起来，成为心理的成人。实际上，在二战前的日本，中等教育就是精英教育，教学内容难度大，即便进入初中，也仅有不到一半的人能毕业，更不用说要升入门槛更高的高中了。

2 青春期的发育课题

待机、准备的时期

从前，在儿童期结束时具备成人的基本模型后，就可能直接进入成人社会，但在如今，这几乎不可能。因为随着现代化的发展，产业结构、社会结构都发生了巨大变化（图24，第11章），劳动内容、生活方式也变得愈加复杂。

因此，儿童期结束后也不可能直接进入成人社会，尚需要待机、准备的时间（埃里克森称之为 moratorium），于是在发育阶段划分上，出现了青春期这样一个新的时段。青春期这个发育阶段的出现，与学校教育密切相关。

二战后，在日本，初中教育成为义务教育，15 岁以下的人全部成为被养育者（孩子），这是日本首次出现青春期这一发育阶段划分。

在 20 世纪 60 年代，随着经济的高速增长，日本高中入学率持续上升，到 70 年代，高中入学率超过 90%，几乎所有 18

岁以下的人都成为被养育者（孩子）。这也是整个社会开始关注青春期问题的时期。在精神医学界，青春期孩子不去上学、在家庭内挥舞暴力、出现摄食障碍等也成为显著的临床问题。在日本，研究青春期精神医学的学术著作首次出版也是在1972年（辻悟编《青春期精神医学》，金原出版，1972）。

青春期的矛盾和困难

青春期充满矛盾和困难，如何将其克服，成长为成人，是这一时期的发育课题。具体来说，青春期存在以下矛盾和困难：

（1）尽管儿童期已经结束，但仍然是被养育者（孩子），因此需要将置于父母怀抱中的半身抽离出来，实现心理的自立，而心理自立发育失调最具代表性的现象就是青春期家庭内暴力（第14章1）。

（2）尽管已进入弗洛伊德所称的生殖期，成为身体的成人，成人性爱的欲望也蠢蠢欲动，但仍然是被养育者，因此不得不压抑自己的性欲。性的烦恼且后述。

（3）尽管青春期是迈向成人社会的准备期，但从前的社会化（成人化）途径，即在与比自己年长的人共事、互动中自然而然地成长为成人的途径几乎消失。现在，孩子们都是在教室里，在有组织的同龄群体的这个共有世界中度过青春期（都是对着教室前面的黑板，大家坐成一排排，与儿童期没有什么两样……）。远离成人社会，仍然是父母身边孩子的身份让青春期孩子成长为社会的、心理的成人的旅程变得困难重重。

当然，置身于同龄群体中也有积极的一面。在学校，同学们共有成长课题，同龄人之间亲密的交流、友好互动可以有力地促进心理成长。如果在学校没有亲密的朋友，则容易陷入孤立，成人化的进程会变得更加困难，因为在当今社会，除了学校，青春期孩子几乎没有其他三人以上社会性互动的场所。

> 在儿童期，孩子置身于学校的三人以上社会性互动世界，一直是"之一（only one）"。但在儿童期末期（前青春期）或青春期初期，孩子开始结交亲密的朋友，相互之间几乎无话不谈，眼里心里只有对方，重新体验二人互动的世界。以对方为镜子（参照），重新体验作为"唯一（only one）"的个体的自己，这也是为作为成人，进入与异性之间的成人性爱二人互动世界做准备。美国精神医学者沙利文将这样的朋友称为哥们儿（chum），并将这样的友谊视为成人化的重要里程碑。
>
> 在美国作家 Stephen King（1947- ）的小说，后被拍成电影的 *The Body* 中，克里斯和戈登的关系就是前青春期友谊的典型。

转而回避矛盾

一般所谓的青春期不易，也是因为不得不在上述矛盾中摸索着走向成人世界。这个摸索的过程，有的真可以用"恶战苦斗"来形容。

1900 年前后，西方精神医学者开始关注青春期这一发育阶段，当时映入他们眼帘的是青春期孩子对既有社会秩序和成人社会的激烈反抗（第二反抗期），还有情绪、行为的多变、失控。因此，青春期也被称为"疾风怒涛"的时期。

在日本，上述青春期现象也就持续到 20 世纪 70 年代，其后青春期的孩子迅速变得性情平稳（图 28，以未成年杀人犯人数剧减为标志，第 13 章）。也许是因为那时的大多数孩子从婴幼儿期开始都得到了细心照顾，所以青春期也能相应平稳地渡过（第 13 章 3），但也出现了另一种现象，即敏感、纤弱的年轻人增多。

当然，青春期固有的矛盾并没有消失，只是表现方式发生了变化。大致来说，面对青春期矛盾，孩子们攻击性减少了，而更倾向于回避。

3 青春期的性的问题

青春期始于生殖能力的发育，因此也开始面对性的问题，具体来说包括两个方面：一是生殖行为（性交）冲动开始出现；二是开始对他人（一般为异性）产生兴趣。也可以说一是身体的问题，二是心理的问题。

二战后：性不良行为与性犯罪

二战后，在日本青春期开始成为明确的发育阶段，随之而来的是青春期孩子的性不良行为、性犯罪问题（图 32）。

由于性犯罪的隐蔽性质，可能很多案件并未暴露出来，但也可以看出大致趋势。为进行比较，同时呈现了包括成人在内的所有性犯罪案件（图33）。

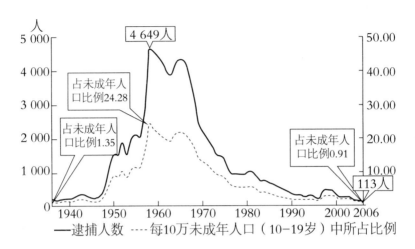

图32　未成年人强奸犯逮捕人数及其所占比例的推移

注：摘自管贺江留郎编《未成年人犯罪数据库》

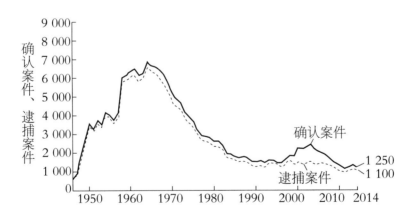

图33　强奸确认案件数与逮捕案件数的推移

注：根据日本警察厅的统计数据

1955 年以前的案件数包括 14 岁以下未成年人案件数

摘自日本法务省《2015 年犯罪白皮书》

如以上两图所示，二战后日本的强奸确认案件急剧增加，可能是因为从战争期间的高压解放出来，社会秩序也正处于混乱、急剧变化中。在 20 世纪 60 年代，强奸确认案件达到峰值，每年高达 6 000 – 7 000 件（每 10 万人口中 6–7 件），其中约 4 000 件为未成年人所犯（每 10 万未成年人口中约 20 件）。可以说，在那个年代，大多数性犯罪是由未成年人所为。

在 20 世纪 60 年代，日本未成年凶杀案件也达到峰值（图 28）。青春期真可谓充满攻击性的"疾风怒涛"的时期。那些年间整个日本的年度凶杀案件为 2 500 – 3 000 件，其中未成年凶杀案件为 300–400 件，大大高于现在的数据。但也可以看出，在当时整个社会的强奸案、凶杀案中，未成年人参与前者的占大多数，而在后者中所占的比例要小得多。

在 20 世纪 50 年代，强奸案件的逮捕人数急剧增多也有法律依据修正的因素：即便未直接参与，只要在现场，也同样为强奸罪。

60 年代：不纯异性交游

在 20 世纪 60 年代，日本初中生、高中生的性爱行为（性接触、性交）等被冠以"不纯异性交游"而备受关注，青春期的性问题首次出现在人们的视野中。90 年代则是"援助交际"（少女卖春的隐语）屡屡被推上舆论风口，其实自 50 年代以来，媒体上就不时有女高中生卖春的报道。

在 60 年代，对自己孩子出现的性行为（不论本人是否自愿），大多数父母还是感觉难以接受，即便此时孩子已经达到生殖年龄。这也是称之为性不良行为的原因之一。

二战后的日本开始出现性自由化倾向，但直到 60 年代，传统的男女道德、禁欲思想仍然根深蒂固，因此不少青春期孩子都悄悄怀有性的烦恼。出于对青涩的性的不安、恐惧，社会大众一般是倾向于否定青春期性行为的；而当青春期孩子对传统性观念的逆反变得强烈时，就容易出现严重的性不良行为。

70 年代：性的自由化

进入 70 年代后，未成年强奸案件急剧减少，几乎是寥寥无几，与此同时，未成年凶杀案件也急剧减少，两者呈现一致性倾向，这得益于整个社会育儿环境的改善（第 13 章 3）。孩子在父母的精心照料下成长，青春期的叛逆也得以减缓，青春期的矛盾也不再以激烈的逆反、反社会行为的形式表现出来，而转为回避社会、离群索居。

性犯罪行为的急剧减少还有另一个因素。如图 34 所示，从 70 年代后期开始，青少年拥有性经验的比例持续上升，显示出年轻人对性的态度的变化。对待性，年轻人更看重个人的自由和意志，传统的男女道德、禁欲思想已然崩溃。

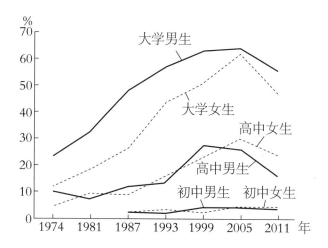

图 34　有性经验青少年学生所占比例的推移

注：摘自日本儿童教育振兴财团下属日本性教育协会编《年轻人的性
白皮书：第 7 届青少年性行为的全国调查报告》，小学馆，2013

　　如表 4 所示，初中一年级时，有的学生已经"初尝禁果"，到高三时，有 1/3 以上的男生有过性经验，女生比例更是接近 1/2。由此可以看出，60 年代不纯异性交游的性观念已经过时。也许随着性的自由化，与过去相比，青春期的性的烦恼也减轻了不少。

表 4　按年级的初次性经验比例

年级	男（%）	女（%）
初一	0.4	0.9
初二	1.4	5.1
初三	4.3	9.8

年级	男（%）	女（%）
高一	12.3	14.6
高二	23.5	26.4
高三	35.7	44.3

注：根据日本东京都幼儿园，小、中、高及身体障碍学校性教育研究会的调查结果。该调查以东京都初、高中生为调查对象，按年级以问卷调查的形式进行

摘自浅井春夫编著《孩子与性》，日本图书中心，2007

对性互动世界的回避

从图34可以看出，自2005年前后开始，无论是大学生还是高中生，有过性经验的学生所占比例开始下降。当然，这并不是因为社会对性的态度发生了转变，而是随着个人意识的膨胀，人际互动变得更加小心翼翼，与异性之间在性爱层面上的互动当然也变得愈加复杂、困难。

稍有差池，爱就可能变成伤害。尽管社会对性的态度没有变化，但出于对性、爱的世界的恐惧，青春期的孩子难以再轻易踏入了，也许由此而滋生了新的性的烦恼。

对青春期的性，如果社会以道德、规范等外在力量加以约束，青春期孩子则可能表现出对立、逆反，出现性不良行为甚至性犯罪；如果约束来自内在的心理力量，则可能回避性的互动世界，比如以虚拟世界代替。晚婚化、非

婚化，以及由此而滋生的少子化，是否也有这方面的原因呢？

接受内心的不自由

关于青春期的性的问题，如果从社会的角度来看，二战后日本的年轻人大致经历了上述历程。如果从个人的角度来看，年轻人则会通过青春期的性的问题，遭遇、认识、接受自己内心的不自由、不如意，从而实现自我成长。

在青春期，会遭遇强烈的性冲动，这种生物学冲动要自由驾驭并不容易。而且，这不仅是身体上的无名冲动，有时还会在内心里指向特定的个人。为什么就会对那个人情有独钟呢？

为什么喜欢 A 君，想与 A 君在一起，非 A 君莫属……而另一个人却喜欢 B 君？B 君也没有什么地方不好啊，为什么自己就偏偏喜欢 A 君而不是 B 君呢？喜欢 A 君，是自己内心主动去喜欢，还是受 A 君吸引而被动喜欢？真是说不清道不明。反正就是眼里心里都是 A 君，"才下眉头却上心头"。为什么就放不下呢？在青春期，孩子首次尝到内心不由自主的滋味。

当然，从儿童期开始，孩子就是在不自由、不如意中成长起来的，但那种不自由是外在的制约或限制，可能来自父母或其他大人，孩子或不得不服从，或甘心接受将其内化，转化成自己的意志。

在青春期，因性而生的不自由、不如意来自自己的内心。人就是这样不由自主的吗？正是通过认识、接受自己内心的不自由、不如意，一个人才成长为"这样的自己、独一无二的自己"。后面再继续探讨在青春期认识、接受自己的困难（第17章2）。

4　不去上学的出现

下面探讨从儿童期到青春期出现的社会化困难（失调）。这一时期的社会化困难一般都与学校生活相关，其典型表现是不去上学（不能去上学）。

长期缺勤率下降

图35为20世纪50-80年代日本中小学生长期缺勤率的推移（全年总计缺勤50日以上为长期缺勤，包括持续缺勤和间断缺勤）。

如图所示，在50年代，日本中小学生的长期缺勤率都比较高。这明显与战后的混乱、整个社会的贫困、经济不发达有关，全国平均的长期缺勤率高于城市，就显示出这一点。

当时的调查显示，缺勤原因包括四种：①疾病；②经济困难；③父母不支持；④缺乏学习兴趣（厌学）。缺勤的原因不外乎以上四种，自学校制度诞生以来，就一直存在这样的缺勤，这是可以理解的正常现象，无需儿童精神医学界出场。其后随着经济的复苏和高速增长，因疾病、经济困难、父母不支持的缺勤减少，长期缺勤率也开始急剧下降，孩子们都踊跃上学了。

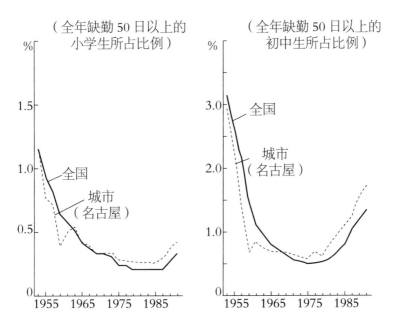

图 35　中小学生长期缺勤率的推移

注：1991 年，日本长期缺勤的标准变为全年缺勤 30 日以上。1991 年后，日本中小学生的长期缺勤率持续上升。按新的标准，2014 年日本小学生的长期缺勤率为 0.88%，初中生为 3.62%

根据名古屋市教育委员会编《学校基本状况调查》的数据

新的长期缺勤现象

从 50 年代末到 60 年代初，在长期缺勤率普遍急剧下降的同时，却出现了新的长期缺勤现象，常见于经济增长领先的大城市，具体表现如下。

例 小学低年级学生，出生于城市富裕家庭，性格温顺、认真，爱学习，成绩优秀，父母热心教育，孩子与朋友、班主任也互动良好，可却无法去上学。自诉头痛、腹痛等，医生看了也没发现什么毛病，在学校也没有遭遇欺负等，找不出不去上学的原因。询问缘由，孩子也说不出个所以然。头一天晚上，自己说"明天去学校"，收拾好书包，第二天早晨却无法走出家门。即便勉强自己，在父母的陪伴下去学校，到校门口却再也无法前进半步。渐渐地，即便稍微催促去上学，或提到学校的事，孩子就会惊恐发作，完全无法去上学了。

以上不去上学的原因不同于以往，也难以理解，所以开始求诸儿童精神医学界。从常情来看，这些孩子是最不可能不去上学的，就这样不明不白地长期缺勤，父母、老师当然深感困惑。也是从这一时期开始，不去上学、缺勤的孩子成为临床应对的对象。

当初曾借鉴欧美的研究成果，将这种不去上学的现象称为学校恐惧症（school phobia）。从心理学上来说，是离开"父母怀抱"、置身于学校引起的焦虑，即分离焦虑。

从社会背景来看，随着经济的高速增长，城市富裕阶层的养育环境率先变好，养育孩子更精心，结果孩子可能自我意识更早发育，感受性也敏锐，也更知性，一旦遭遇粗犷的集体生活（那时的学校调皮捣蛋、粗暴的孩子远比现今多），就可能出现焦虑。

孩子个性认真、单纯，刚上学时努力克服焦虑，适应学校生活（勤奋学习，尽量与同学打成一片），渐渐地，大多数孩子习惯了学校生活，焦虑减轻，但也有的孩子因为努力过度，难以坚持下来，于是出现缺勤现象。

在长期缺勤率急剧下降、人人都去上学的时代，自己却无法去上学，无论是本人还是家人都会理所当然地感到极大的不安、焦虑，进而出现继发性混乱。因此，要避免给孩子施加任何压力，完全不催促，让孩子好好在家休息，孩子的自主性得到发育后，就可能渐渐克服分离焦虑。自主性提高，学习兴趣、能力也会得到提高，自然就会去上学。因此很长一段时间内，避免施加任何有关上学的压力，就成为应对不去上学的基本方法。

不去上学始于小学低年级，其后随着那批孩子逐渐长大，小学高年级，甚至初中也开始出现不去上学的现象。后来高中入学率上升，高中也开始出现不去上学的学生。不去上学出现在小、初、高各个年龄层中，且表现形式多种多样，用当初的分离焦虑就很难解释了，于是开始称之为拒绝上学（school refusal）。

Refusal 含有因害怕而难以行动的被动意味，比如赛马场上，马儿跑到障碍物前因心生恐惧而呆立不动，无法跳越，就是 refusal，而日语翻译成的"拒绝"，则有 rejection 的主动意味。

青春期的不去上学

整个 60 年代，日本中小学生的长期缺勤率持续下降，不去上学只是个别现象。尽管表现形式多样，但集中出现在城市中产阶级家庭的孩子身上，他们智力水平高，也明显没有学习困难和学习兴趣缺乏所致的厌学倾向。

在这一时期，高中生不去上学的典型表现如下：

例 该生小学、初中时成绩优秀，也深得同学们的信赖，是大家瞩目的焦点。其父高学历，担任企业高管，望子成龙心切，一直敦促孩子要上进，从不娇惯孩子。该生也不负父亲的厚望，考上了著名高中，那里的很多毕业生都考上了一流大学，但该生从高一下学期开始就缺勤。父亲催促去上学时，该生表现出前所未有的逆反，"这样的高中毫无用处，就知道灌输知识，让人死记硬背，去也没有意思！"父子争吵起来，父亲气极，"这不好那不好，就干脆别去了！"该生也毫不示弱，"不去就不去！"就这样开始长期缺勤，但也没去办退学手续。继而演变为长期待在家里，一说到上学的事，就可能情绪激烈，甚至挥舞暴力。

上述案例的背后存在青春期心理自立的课题。当初与父亲的纽带感强烈，在其支撑下埋头学业而考入著名高中，可以说是父子齐心的成果。但进入高中后，不得不面对从心理上与父亲分离，实现心理自立，适应不良的结果就以不去上学的逆反形式表现出来。

问题不只如此。在小学、初中，该生都是班上的佼佼者，是大家眼里的"唯一（only one）"，而进入著名高中后，周围同样都是佼佼者，强中更有强中手。该生在人生旅程上，首次成为"之一（one of them）"，并不得不面对这个问题。内心难以接受这个现实，以回避的形式表现出来，就是不去上学。

头脑聪明、学习优秀的孩子，大家看到的都是其优秀的一面，本人也可能努力回应周围人的评价，鲜有机会关注自己的内心。他们也可能缺乏与他人进行互动的经验和技能，内心也可能一直感觉到自己在人际互动上的不在行、笨拙，结果就采取回避的方式来解决问题（那些在体育运动、艺术上出众的人或拥有绝世美貌的人，都可能出现那样的情形）。

　　既要与家人在心理上分离，实现心理自立，又要回避现实，两相挤压，何以自处？于是不去上学。必要时，可以暂时休学，好好休息一下。在休息期间，可以与咨询师一起，反省、探讨自己擅长的、不擅长的地方，将来想做什么。在试错的基础上，学会关注自己的内心，实现心理成长，这就是心理支持的通常做法。

5　不去上学的增加

成为普遍现象

进入 70 年代后，长期缺勤现象的本质发生了很大变化，如图 35 所示，城市的长期缺勤率首次超过全国平均水平。自公共教育开始实施以来，长期缺勤的主要原因为贫困、经济不发达，现在则相反，是富裕、经济发达引发了长期缺勤，性质发生了变化。

同时，在 70 年代中期，二战后日本一直下降的长期缺勤率转而又开始上升，从此不去上学成为严重的社会问题。在育儿与教育同步的年代，孩子不去上学，这个问题可不能掉以轻心。

长期缺勤已不再是特异现象，而是任何人都可能出现，具有普遍性（非特异性）。前述小学生、高中生的案例具有明显的特异性，而现在的长期缺勤与厌学的界限已经模糊，因此被统称为"不去上学"。

为什么会出现这样的变化呢？从时代背景来看，二战后日本整个社会崇尚勤奋，孩子都主动去上学，长期缺勤率持续下降，而70年代中期后，勤奋不再是社会的风向标，孩子的学习意愿也随之下降，结果就是长期缺勤率转而开始上升。前面已提及这些变化（第12章2，第13章3），下面再从整体上来探讨一下。

"不去上学"就是指"中小学生长期不去上学，并抱有相关烦恼、矛盾、冲突的状态"，基本上不论其原因、背景如何。

因为明显的疾病而休病假（如因慢性肾炎而长期休学），则不归为不去上学。不去上学专指病假以外的长期缺勤。如果是因肾炎而缺勤，缺勤只是结果，不是症状本身；而惊恐发作、社交恐惧症等心理、人际互动失调的疾病，其症状与难以融入学校的三人以上社会性互动群体密切相关，如果因此而缺勤，则可能被称为不去上学。

简而言之，如果是因疾病、事故等偶然的、外在的因素而长期缺勤，则不称为不去上学；如果是与学校密切相关的因素导致长期缺勤，且因此而烦恼，则称为不去上学。

6 上学的意义

公共教育的开始

18 世纪末，西欧各国开始从君主制转向民主制，王侯贵族不再是统治者，国民成了国家主人。要建设民主制国家，国民就需要共有知识、技能、体验，即国民（同胞）需要拥有共同的文化、一体感，为此出现了学校教育（公共教育）。当然，整个社会经济、文化的发展也有赖学校教育的普及。

1867 年，日本开始明治维新，踏上了近代化国家建设的旅程，公共教育也随之提上议事日程。文部省发布《学制序文》（1872），指出"知识是立身之本"，即知识才是自立的基础。有了知识，然后才能立身蓄财，拥有幸福完整的人生。序文还否定了"学习知识是武士阶层的专有特权"一说，批评武士学习的那些知识没有实用价值，完全无益于社会的发展、进步；并宣称要建立学校制度，传授实用知识，国民不论出身、性别，都可以去上学。

差不多同一时期，福泽谕吉（1835−1901）先后写下多篇文章，后来这些文章结集为《劝学篇》出版。他提倡通过知识实现个人的自立和国家的独立，他的观点影响了整整一代人。书中也体现了急于赶上西欧发展水平的迫切心情，以及从西欧传来的个人主义、平等主义、功利主义等近代思想的萌芽。

学校制度深入人心

如图 36 所示，学校很快为日本社会所接受，入学率急剧上升，缺勤率（缺勤儿童与全体儿童的比例）低于当时的美国、英国等国家。为什么会出现这样的情形呢？原因如下：

（1）识字率高。

在江户时代（1603－1868）末期，日本人的识字率已经非常高了。私塾的普及已经为教育打下了基础，也使其后的学校教育很快走上正轨。

（2）身份制度的解体。

在江户时代，日本严格执行士（武士）农工商制度，孩子一出生就决定了走向社会的通道，即学习并最终继承出生家庭的身份、职业。明治维新后，身份职业制度解体，孩子需要其他通道走向社会，学校制度顺应了民众的这一需求。

（3）通向富裕的唯一通道。

当时整个社会都处于贫困状态，每个人都热切盼望脱贫，学校就是由贫困的此岸通向富裕彼岸的特别通道。拥有知识、文化，就可能攀上更高的社会阶梯，因此学校成为提高身份地位的门径，教育、学校制度很快深入人心。

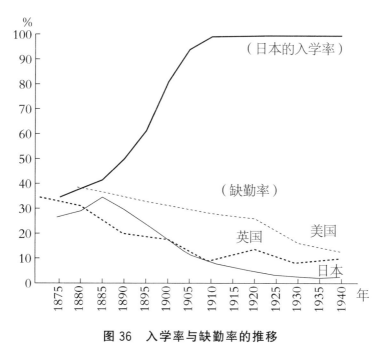

图 36　入学率与缺勤率的推移

注：摘自长冈利贞《缺勤的研究》，书之森出版社，1995

与现在的信息化社会不同，那时学校几乎是获得更多知识、文化的唯一渠道。

于是学校成为尊贵的、高尚的场所，带有某种神圣性（权威性），孩子们也顺理成章地走进小学的大门。

如通常所说的"上学"，一个"上"字就有了学校是"高级的、尊贵的场所"的意味，具有某种神圣性（权威性）。在日本，一直有将老师称为神职人员的习惯。从前，父母训斥孩子时，几乎一定会说"再不听话，就去告诉老师"。无论是在父母还是在孩子的心目中，老师都是权威的存在。

学校是神圣的所在

不去上学的问题与学校的神圣性密切相关。不是每个人都学得进，有的孩子可能对学习压根就没有兴趣，即便不知道毕达哥拉斯定理，也照样可以挣钱吃饭。但在大多数孩子都规规矩矩去上学的年代，学校就成为重要的、尊贵的所在，整个社会共有这个认识（图36）。孩子们从小耳濡目染，当然也共有这个认识。不论学得进学不进，学习内容理解得了理解不了，每个孩子都要置身于学校这个重要环境，与同伴们度过每一天。拥有这种共同体验本身就具有无上的价值，这成为促使孩子们去上学的强大动力。

二战前，日本的教育状况基本如下：大多数孩子儿童期都在小学度过，毕业后直接加入成人的劳动大军，只有少数人继续攀登知识、科学的阶梯，进入初中、高中学习。二战后，日本的教育发生了怎样的变化呢？

育儿与教育同步

二战后直至50年代末，日本从事第一产业的劳动人口仍然超过第二产业（图24，第11章）。从事第一产业，面对大自然积累实际经验远比从课本上学习知识管用，因此即便初中实行义务教育后，也有不少家长对上初中不以为然。也许那也是日本在整个50年代初中生长期缺勤率居高不下的原因之一。

进入 60 年代后，日本一跃而成为工业国家，从学校学来的知识、技能、纪律、品质等可以直接用于劳动现场，上学的意义、价值与现实生活直接联系起来。

在工业社会，工薪阶层也激增。作为工薪阶层的父母，将来唯一能留给孩子的就是学历。从这一时期开始，升学成为育儿的重要课题。如图 37 所示，在整个 60 年代，高中入学率持续上升，初中生的长期缺勤率持续下降。

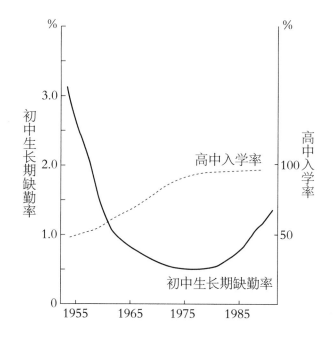

图 37　高中入学率与初中生长期缺勤率的推移
注：根据名古屋市教育委员会《学校基本状况调查》的数据

学习与将来的就业直接相关，学习的价值不言自明（即便是不喜欢学习的孩子也明白这点），那时候 60% 以上的初中生都表示希望学习更努力一点（图 25，第 12

章）。那是大多数孩子都勤勤恳恳地去上学的时代。即便有孩子不去上学，也是为数极少的例外现象，也因其特异性而受到专业人士的关注，但不去上学并未成为广受关注的社会问题。到了 70 年代后期，情形则为之一变。

7 现在的不去上学

富裕的目标实现了

1975 年，日本第三产业（消费产业）就业人口占整个就业人口的 50% 以上（现在占 70% 以上）；另一方面，一直以来就业人口持续增加的第二产业达到峰值，其后开始减少。这意味着第三产业成为支柱产业，日本已经从工业社会变为高度消费社会，人们开始拥有富足的消费生活。也可以说，日本明治维新后发布的《学制序文》中所提倡的近代化、经济富足的目标实现了。

社会富足了，脱贫的紧迫性不再，上学的意义、价值自然下降，也就在那个时期，中小学生长期缺勤率开始上升，不去上学增加。究竟发生了什么变化呢？下面具体探讨。

为什么不去上学增加

（1）学历价值降低。

1974 年，日本持续上升的高中入学率达到 90% 以上，大学入学率也逼近 40％，日本进入高学历社会；另一方面，随着高中入学率突破 90％，一直呈下降趋势的中小学生长期缺勤率也转而开始上升（图 35）。所谓高学历社会，不是指人人都拼命学习、努力取得高学历的社会，而是指谁都能轻易取得高学历，以至于学历贬值。在高学历社会，如果没有学历，就会沦为少数派，不安会加剧，但即便取得学历，未来也未必有什么丰厚回报。结果，除学业特别优秀的少数学生外，大多数学习成绩中等的学生学习意愿大幅降低，比如在 80 年代，"希望学习更努力一点"的初中生就大大减少（图 25，第 12 章）。

（2）学业与劳动现场的差距加大。

从劳动层面来看，在消费产业（服务业），人际互动能力，尤其是三人以上社会性互动能力更受重视，而在学校学到的知识、技能、纪律、品质等，在劳动现场难以直接派上用场。随着竞争机制、绩效制度的引入，大家共同合作或个人勤奋工作的价值开始下降，在学校学到的东西与劳动现场的要求不再吻合，而且差距越来越大。

（3）在学校，心理紧张加剧。

在高度消费社会，个人意识、个人欲望膨胀，孩子自然也耳濡目染，在潜移默化中深受影响，因此面对学校要求的集体性、规范性，孩子很容易感受到束缚、压力。同大人的人际互动世界一样，因为个人意识、个人欲望的高涨，同学之间的交友、互动也变得微妙、敏感，为避免产生摩擦或心理伤害，人人皆小心谨慎，心理紧张也加剧。

（4）学校的神圣性不再。

育儿与公共教育之间出现隔阂。公共教育的目的是将孩子培养成合格公民，拥有同样的知识、技能、体验，而随着育儿的个人化、私化，父母要求为自己的孩子提供更个性化的服务。结果，育儿与公共教育之间的差距加大。各个父母的要求不一，也不可能满足每个父母的期望，于是对学校的不满、批判层出不穷。在 20 世纪 80-90 年代，围绕"教育究竟该怎样"这个话题，对公共教育、学校的批判之声不绝于耳。无论是对社会还是对孩子来说，学校都不再是重要的、权威的场所，学校的神圣性随之消失。

> 人们也从"教育应该怎样"的角度来讨论不去上学：有人认为是教育观念、理念不对，学校纪律太严，学生学业负担太重，学生感到压抑，所以不去上学；也有人认为是学校管理太松，把孩子惯坏了，所以才出现不去上学的现象。两种观点截然相反，但有一点是相同的，那就是都归咎于学校。

社会变化是主因

实际上，并不是教育（学校）存在什么缺陷才导致不去上学现象的激增，而是随着产业结构、社会结构的变化，我们（包括孩子）的价值观、意识发生了变化。这些变化自然发生，谈不上好坏。

就说学历贬值吧。从前，即便有学习的能力和意愿，限于家庭经济条件，很多孩子也不得不放弃升学，而现在因为学历贬值，有的孩子有条件也不想去上学。两相比较，也难说从前好现在差，富裕的消费社会总比在贫困中挣扎好吧。随着人们的生活变得富裕，个人意识、个人欲望膨胀也是无可奈何的事。当然，伴随社会的富足，也出现一些负面现象。

在 20 世纪 80-90 年代，日本进入经济繁荣、高度消费的社会。除非全体国民都拥有一定水平的消费能力（经济实力），否则高度消费社会将难以为继，同时贫富差距的加大对育儿造成的影响也不容忽视。

8 不去上学的具体应对

日本现在的中小学生，因为去上学的动力减弱或在学校感受到的压力增大，结果遭遇什么挫折、碰到一点诱因，哪怕微不足道，就很容易不去上学。要是从前，"就这么一点小事，也不可能就不去上学了呀"，可现在的学生，真的就可能因此而不去上学。不仅不去上学的学生增多，其原因、表现形式也多种多样，因此需要具体地认识、应对。

下面在兼顾个别性的同时，探讨一般的应对方法。儿童期、青春期就是正式踏入三人以上社会性互动世界、逐步成长为大人的时期，而所谓不去上学，就是徘徊于三人以上社会性互动世界——学校外的表现。因此，支持的目标就是帮助维持、恢复与三人以上社会性互动世界的联系。

专业人士的支持

首先来探讨学校或教育咨询中心等的心理咨询老师该提供什么样的支持。

对不去上学的孩子，日本儿童精神医学、临床心理学界最初的应对方法如前所述（第16章4），其后在实践的基础上不断积累、传承，发展至今。但现在的不去上学，面貌和本质都已大为变化，需要予以注意。

帮助缓解压力

不要一开始就直奔主题，着眼当前的不去上学，而要先与孩子一起回顾上学期间的情形。那时为什么能去上学？感觉学校生活怎么样？学校对自己的意义是什么？在此基础上，再探寻遭遇了什么诱因。诱因可能出自学校生活，也可能出自家庭，甚至是孩子内心的烦恼。

一般来说，都可以顺藤摸瓜发现不去上学的诱因，但不要将诱因等同于原因。寻找诱因不是在寻找"犯人"，也不是像医学上一样，找出病因，然后将其消灭。找出诱因，并尽量帮助缓解其带给孩子的压力，使孩子能够自如一些，也许就可以去上学了。

A君一踏入电梯，超重的警报声就响了起来，大家都看向A君。但超重并不是A君一个人的原因，而是电梯内所有人的体重所致，是大家的体重之和超过了电梯的承载量。我们要明白，压倒骆驼的，不仅仅是最后一根稻草，还包括之前一次又一次的加码，但我们往往容易抓住诱因，而忽视整体状况。

不去上学的孩子已经置身于现在的时代氛围（第16章7），当某种诱因出现时，警报器可能响起；如果有其他诱因，警报也可能响起来。就像电梯超重一样，如果 A 君下去（B 君 C 君下去也行），警报就可能解除，电梯重新运转。同样，无论找出什么诱因，都不要纠结于埋怨它、排斥它，而应努力缓解其带来的压力，孩子"这架电梯"就有可能重新启动。

"一定会找出某种诱因"，这种说法之所以这样肯定，是因为每个人的人生都是负重前行的，有些压力不得不忍受（应该克服），有的则没有必要忍受（应该消除）。支持者应该帮助区分，当然有时也可能因各种因素交织重叠而难以区分。可以在综合考虑孩子的年龄、发育水平、天分、能力、置身的环境等基础上，再衡量诱因对孩子造成的影响，然后再与孩子、家人、老师一起考虑应对方法。根据诱因的不同，可以灵活选择支持方式，包括进行专业的心理治疗、提供社工支持等。

对于没有必要忍受的压力（在学校遭遇严重的欺负、在家里遭遇严重的家庭不和等），可以考虑提供更加现实的支持（解决欺负问题、调整家庭环境等）。

守护孩子的试错

与孩子一起思考学校的意义、作用；学习有什么价值；自己想拥有什么样的人生；自己有什么长处、优势。

然后鼓励孩子在日常生活中进行尝试，守护他的试错。

还要帮助孩子制订具有现实意义的、积极的未来规划。如果不考虑、规划未来，孩子就可能难以克服目前的压力，不会为自己的人生做出努力。尤其是对青春期的孩子来说，与其分析目前学校的优劣，还不如展望将来进入社会后该如何立身处世。要认识到学校教育只不过是人生的一个阶段，考虑、规划的时间维度要拉长。

有了未来规划，也不要跃进式奔向目标，一气爬到峰顶。可以设定一个个小目标，"试着先爬到那里，怎样?"一步一步来。根据需要，还可以充分利用各种社会资源。不要怕试错，"什么都是试出来的，失败乃成功之母"，结果不理想就从头再来。不要时时想着背水一战，要留有折返余地。

寻找其他途径

随着学校的神圣性下降，不去上学变得司空见惯，孩子长期缺勤也可能不再有强烈的罪恶感、焦躁感。在日本，可以参加高中毕业程度认定考试，还可以上支持学校等，即便不去上学，也有其他途径可以"曲线救国"取得学历。因此，大可不必一个劲地焦虑，可以慢慢地予以应对。另一方面，又不可长期放任孩子不管，因为可能在不知不觉之间让问题长期化，陷入长期待在家里的局面。

在当今社会，孩子在家庭外进行三人以上社会性互动的场所非学校莫属，甚至可以说除此之外别无二家。如果长期不去上学，就可能难以积累三人以上社会性互动经验，妨碍成长的步伐。因在学校人际互动受挫而不去上学的孩子不少，如果再长期不去上学，在三人以上社会性互动上就更可能陷入恶性循环。

如果难以恢复上学，可以考虑寻找其他三人以上社会性互动场所（支持学校、灵活参与学校、私塾、日间中心等），并提供社工支持。

家人的应对

让孩子在家安心休憩

"孩子不去上学，会不会学习跟不上、留级，甚至考不上好的学校啊？"为人父母的肯定担心。最让父母感到恐慌的，莫过于孩子每天早晨背着书包去上学、傍晚回家的日常作息不再。如果时日长一点，父母也许会"习惯"孩子白天都待在家里，但这种"习惯"可以吗？

"早一点去上学吧！无论如何去上学吧！"为人父母的无不私底下祈祷，可孩子不去上学有不去上学的理由。作为家人，当孩子不去上学时，最初的应对就是让孩子在家里安心休憩。

让孩子安心待在家里，岂不是更不想去上学了？不必有这样的担心。人是社会的动物，进入儿童期，孩子会自动走向家庭外的三人以上社会性互动世界，更别说青春期的孩子了。孩子不去上学，只是因为遭遇一些事情，暂时受挫而已。

让家成为安全基地

对儿童期、青春期的孩子来说，家就是安全基地，是他们迈向三人以上社会性互动世界的坚强后盾。想一想登山吧，正是有了安全基地，登山者才有勇气向山顶进发。孩子也一样，正是有了可以放松心灵的家园，才能无畏地迈向三人以上社会性互动世界。孩子要主动迈向世界，就需要家人的安慰和支持。对不去上学的孩子，家人应提供以下支持：

a. 不要让孩子在家里如坐针毡。

b. 帮助孩子在家里找到感觉快乐的事情来做。

c. 与专业人士保持联系。

如果在家里如坐针毡，家当然算不上安全基地。"日日是好日"，每天在家里玩得不亦乐乎，当然不愿意去上学。为人父母的大可不必有此担心，不会有这样的景象。实际上，待在家里的每一天通常都充满痛苦。如果痛苦加剧，孩子就可能更没有迈出家门的勇气，因此在家里的日子，要帮助孩子找到快乐的事情来做。

身心的愉悦会培养自主性。刚开始不去上学时，可能沉溺于电子游戏，逃避现实，这也没关系。当家变为安全基地后，孩子自己就会去寻找能带来充实感、愉悦感的事情来做，因为逃避现实并不能带来充实感。孩子在试错时，家人可以不动声色地提供支持，等待孩子一步步迈向广阔的世界。从不去上学到重新上学的具体表现如下（表5）。

表5　从不去上学到重新上学的具体表现

1. 在家里，孩子情绪变得平稳
2. 家人的情绪也变得平稳
3. 学校继续守护孩子
4. 孩子日常作息变得有规律
5. 孩子的作息与家人的作息变得同步
6. 孩子在家里开始主动做事，也找到了快乐的事情
7. 孩子不只是玩游戏、做自己感兴趣的事，也开始做简单家务，打下手
8. 孩子开始对家外的世界感兴趣，予以关注
9. 孩子开始思考或与家人商量，目前想做什么、学校该怎么办，或者未来想做什么
10. 孩子、家人开始看见未来的曙光
11. 面向未来，开始在现实中具体摸索

与专业人士保持联系

与专业人士保持联系，不是为了解决问题，而是为了避免让家人互动世界陷入封闭，因为安全基地独立于外部世界并不安全。孩子不去上学，家人当然会感到痛苦。与专业人士保持联系，得到他们的理解、支持，家人也会感到安慰，而孩子要重新回到三人以上社会性互动世界，也需要家人、专业人士的守护。

老师的应对

发出守护的信号

老师会每天检查孩子的出勤。如果孩子不去上学或出现征兆，老师就会第一时间察觉。如果孩子因为一点小小的压力而不去上学，不妨反过来想，如果早做应对，将"小小的压力"扼杀于摇篮，也许孩子不至于走到不去上学这一步。老师尽早提供支持，对孩子会是莫大的帮助。

对不去上学的孩子，老师最好的支持就是持续发出守护的信号。孩子不去上学后，一定要去家访，而不要放任不管。以前人们认为老师的家访会给孩子带来压力和刺激，而现在不去上学的情形已与从前大不相同，只要坚持以下几点，家访是利大于弊的。

家访的要点

（1）不要贸然家访。

一定要先与家人预约，比如询问"想某日去家访，可以吗？"这既是社交礼仪，也可避免让孩子产生受到窥探和侵犯的感觉。

（2）不要询问原因。

即便见到孩子，也不要劝孩子去上学，或询问不去上学的原因（如果本人谈起，就侧耳倾听），也不要说"大家都担心你"这样的话。如果孩子保持沉默，也不要勉强他说话，可以告诉孩子，"想看看你怎么样了，现在见到你就放心了。如果需要我做什么，请一定告知，我一定尽力而为。"只要告诉孩子这些就够了，不要长时间停留（孩子会一直感觉非常紧张的）。

（3）不要强迫和孩子见面。

如果孩子表示"不想见面"，就不要勉强，但不要孩子一拒绝，就从此放弃家访，中断联系。孩子拒绝见面，肯定也情绪复杂。即便见不到孩子本人，也可以与家人见面，通过家人表达自己的关心。

（4）定期家访。

老师日常工作繁忙，还要在非工作时间去家访，确实不容易，但一定要坚持定期家访。定期与孩子（如果孩子不肯见，就与家人）见面，就是对孩子、家人很好的心理支持，学校也要支持老师的努力。

家访不是催促孩子赶快去上学，而是守护孩子在家里找到安心感（孩子将家当成安全基地后，即便嘴上说拒绝见面，老师实际家访时也可能探出头来打声招呼）。老师可以根据表 5 判断孩子所处阶段，相应地与孩子、家人进行互动。一定要坚持下去。

（5）作为"其他成人"与孩子进行互动。

随着育儿的私化，很多孩子在儿童期、青春期都缺乏与父母外的其他成人进行友好互动的机会。缺乏与其他成人互动的经验会妨碍孩子培养三人以上社会性互动能力，而老师的持续家访无疑给孩子提供了难得的机会。在教室里老师面对的是全班同学，家访时则只对着孩子一人。就像亲近感会促进发育障碍孩子的成长一样，对不去上学的孩子来说，与老师建立亲近感也会助力其成长。

发挥独特的作用

在当今社会，处于儿童期、青春期的孩子，除了学校，几乎没有其他可以进行三人以上社会性互动的场所。孩子如果长期游离于学校之外，几乎就相当于"失去社会"，由此而滋生的焦虑感、孤独感超乎想象。尽管是自己选择游离于"社会"之外（不去上学），但"社会"并没有放弃自己这种感觉会给孩子带来莫大的安全感和信赖感。

老师的家访就是具体的证明。与去学校的心理咨询室不同，家访是老师亲自前来看望孩子，带来了学校（社会）的关心和守护，所以老师也能发挥独特的作用。

前面分述了专业人士、家人、老师的应对，其实三者的作用是相互交叉、重叠的。如果三者共同发力，那么孩子去重新上学就指日可待了。

9 孩子之间互动的失调

不去上学是回避学校生活，而在学校的三人以上社会性互动世界中，孩子又可能遭遇什么样的困难、挫折呢？

对孩子来说，当今的学校是怎样的世界，又是如何促进其三人以上社会性互动能力成长的呢？下面来具体探讨。

现在的欺负现象

孩子之间三人以上社会性互动失调的典型表现就是所谓的欺负现象。媒体经常报道校园欺负频发、增多等，可具体如何，也难以有清晰的把握，因为欺负的判断标准不明确，也存在隐秘性。

且不论统计数字如何，先来看对于孩子来说，欺负意味着什么。这是孩子从儿童期到青春期的社会化旅程中很可能遭遇的问题，下面详细探讨。

日本内阁府对全国 9–14 岁的 2 000 名中小学生（调查有效数为 1 404 名）进行了面对面调查（2013 年中小学生意识调查），对"与朋友关系良好吗"的提问，81.3% 的学生回答"良好"，加上回答"还算好吧"的学生，共 97.5% 的学生认为朋友关系过得去。有 90.2% 的学生回答"有无话不谈的朋友"。对"与朋友的交往快乐吗"的提问，90.7% 的学生回答"快乐"，加上回答"还可以"的学生，共 98.8% 的学生在与朋友的交往中感受到快乐。那欺负究竟藏在哪里了呢？

以上统计数据并不全面（"无话不谈的朋友"询问了，却没有问"不喜欢的朋友、厌恶的朋友"，调查内容并不充分），但也可以看出，大多数孩子在学校朋友关系良好，过得还算愉快。

这也反映出社会对三人以上社会性互动能力、交流能力的重视，以及孩子在维持朋友关系上付出的努力。

当大多数孩子都与朋友相处愉快时，少数孩子却未能交上朋友，游离于朋友关系之外，他们又会有怎样的孤独，又情何以堪呢？

如果其他人都有无话不谈的朋友而自己没有，是否很容易产生"人际互动不合格"的感觉？是否很容易有落单的恐慌？现在的孩子是否有这样的心理呢？

遭遇欺负的初中生、高中生

表 6 为对日本 1 800 名 12-18 岁初、高中生进行面对面调查的结果。尽管欺负形式、程度不一，但有约 5% 的初中生、2% 的高中生都遭遇过欺负。这个结果与日本内阁府的调查结果几乎一致。

表 6　是否遭遇过欺负

在现在的班集体		遭遇过（%）	没有（%）	无回答（%）
被朋友 欺负过	全体	3.7	95.6	0.7
	初中生	5.1	94.6	0.4
	高中生	2.0	97.7	0.4
欺负过 朋友	全体	3.2	96.1	0.6
	初中生	3.7	96.1	0.2
	高中生	2.3	97.3	0.4
耳闻目睹 朋友被欺负	全体	24.8	74.6	0.6
	初中生	31.8	67.9	0.4
	高中生	17.2	82.6	0.2

注：摘自日本放送协会（NHK）《2012 年初、高中生的生活与意识调查》

10 从前的欺负

孩子头的欺负

20 世纪 80 年代中期，在日本，"欺负"开始作为一种社会现象受到关注，这里的欺负专指孩子群体内发生的一系列心理、身体伤害行为。

在日本，从前有"孩子头"的称谓，而孩子头及其喽啰欺负个别孩子的现象并不稀奇（比如在二战中不少被疏散到乡下的孩子就受到严重的欺负），这从很多文字记录中都可以看到。那时的孩子比现在粗暴得多，出格的欺负行为肯定也不少，总是受欺负的孩子遭受的磨难可以想象。由孩子头发起的欺负是过去典型的欺负现象，大致表现如下。

> **例** 孩子群体具有明显的层级结构：①总有一个领头的孩子（孩子头），具有权威，由他发起欺负；②孩子头下面有小喽啰；③中立、旁观的孩子占大多数；④位于底层，总是被欺负的孩子。孩子头总是欺负一方，位于底层的孩子总是被欺负一方，彼此"角色"固定。
>
> 藤子不二雄的漫画《哆啦A梦》中胖虎、小夫、大雄的关系就有从前孩子群体层级结构的影子，大雄要是没有哆啦A梦的帮助，想来童年也会过得非常不易吧。

在从前，大人通常不会介入孩子群体的互动，不会叫嚷呼吁出台"反欺负对策"(在现场,看见孩子被严重欺负时,大人也会吆喝一声"不许恃强凌弱!"但仅此而已)。对当时的大人来说,欺负、吵架、打架,也是孩子成长过程中不可或缺的一环,孩子正是在这样的磨炼中长大成人,实现社会化的。那时孩子的天地与大人的世界截然分开,而且,整个社会都非常贫困,很多大人每天忙于生计,也无暇他顾。

大人开始出场

从前有"欺负是成长的营养"的说法,这也有一定道理:大人不轻易介入孩子的天地,也有利于培养孩子的自主性;仍在成长途中摸索前行的孩子,在互动中出现矛盾、冲突也是很正常的事。由孩子群体通过自己的努力而不是依靠大人解决那些矛盾、冲突,无疑可以培养孩子处理人际互动问题的能力。那时吵架、打架、欺负都被视为成长过程中发生的小事,不值得大人出场。

从 20 世纪 80 年代中期开始,欺负开始成为备受社会关注的问题,原因有二:一是孩子之间欺负的性质发生了很大变化;二是随着育儿的私化、育儿与教育的同步,原本属于孩子天地中的欺负也开始进入大人的视野,成为大人介入的对象。

60 年代:是可忍,孰不可忍

20 世纪 60 年代后期,在日本,欺负的性质开始发生变化。赤冢行雄（1930–2015）详细收集、分析了二战后关于日本青少年不良行为、犯罪的报道，他指出：

> **例** 从 20 世纪 60 年代中期开始，在欺负、被欺负的关系中，有时被欺负的一方可能忍无可忍，开始激烈反抗，甚至杀死对方，这样的事件开始在学校出现。——赤冢，1982

赤冢还总结了当时欺负现象的特点：①欺负、被欺负关系变得隐秘、长期化；②欺负场所从以前住家附近孩子们活动玩耍的私人空间转向学校教室等公共空间；③原来一对一的朋友关系在不知不觉之间失去平等性，变成支配与被支配的关系，一方肆意嘲讽、欺负、利用对方，让从儿童期到青春期的朋友关系出现失调、扭曲。

现在的欺负通常是被欺负方自杀，引发社会广泛关注，而在那个年代，突出的则是被欺负方反抗杀人的现象。虽然存在"只有一死了之"与"只有一杀了之"的差别，但被欺负的孩子都是因不堪重负而走向不归路。

"主战场"转到学校

从前，孩子们在家外互动的"主战场"是居住地附近的原野、空地，而不是学校。在那里，孩子们一起玩耍（远离大人的视线），自主地进行三人以上社会性互动、交流，当然，除了玩耍，还有欺负。但进入 20 世纪 60 年代后，随着日本经济的高速增长，邻里之间相互扶助的安全网络逐渐弱化，孩子们自主玩耍的原野、空地也开始消失，结果孩子们进行三人以上社会性互动的场所仅剩下学校，欺负也转移到学校。

群体内的欺负

进入 80 年代后，孩子之间的欺负现象再次发生质的变化：由从前典型的上下级层级结构（孩子头、喽啰、被欺负的孩子），转为出现于平等的群体成员之间。由于不同于从前，学校一时也不知道该如何介入、应对。新的欺负现象表现各异，但也不乏典型表现。

例 从前的被欺负对象，要么是原本不属于该群体的外来者（后来者），如二战中被疏散到乡下的孩子，要么是该群体的格格不入者（受歧视的对象），那是当时典型的欺负现象。

而始于 80 年代的新的欺负现象，却出现于平等的群体成员之间，任何成员都可能成为被欺负的对象，完全不存在固定的欺负、被欺负的角色，而是如突然的风向转变，说不定哪个孩子什么时候就沦为被欺负者。欺负者与被欺负者变成相对的、偶然的、流动的关系。从前的欺负总是由孩子头发起，而现在的欺负，群体成员都或多或少参与，是在群体心理下出现的，没有"带头人"。

欺负的表现也多样化，从嘲弄、讥讽、挑衅到暴力、威胁、恐吓，甚至近乎犯罪行为；判断是否为欺负也变得模糊、困难，有的参与者甚至没有意识到"在欺负他人"。

欺负的加剧

新的欺负现象容易加剧，且应对困难，具体原因如下：

（1）从前被欺负的孩子是固定的，其他大多数孩子一般无被欺负之忧，除非出现特殊情况，而现在的欺负，任何人都可能沦为被欺负的对象，大家都处于焦虑、紧张之中。一旦出现欺负，群体内所有成员都或多或少被卷进去，不再有中立者或旁观者（不介入其他群体也是潜规则），而且没有孩子头把握限度，欺负很容易失控。

（2）有孩子头主导欺负时，被欺负的孩子要么投降，要么愤而反击（20 世纪 60 年代有被欺负的孩子杀死欺负者的情况），还可能改变局面，但现在的欺负没有明显的带头人，想反抗也找不到对象。

（3）在从前的欺负中，欺负者知道自己在欺负人，"做坏事也要有个限度"，而现在的欺负，参与者鲜有欺负的意识，也没有带头人，结果在群体心理的作用下，不知不觉之间就可能超越底线了。

（4）新的欺负发生于朋友群体内，被欺负者难以逃离。也许可以选择远离那个朋友群体，但离开则意味着从此以后在学校不得不独来独往。在三人以上社会性互动备受推崇、没有朋友则意味着失败的时代，鲜有人有勇气选择形单影只，所以即便难以忍受也无意离开。与以前欺负多是身体暴力不同，现在的欺负多为心理暴力，最多的是漠视、孤立，给被欺负者造成的伤害也更甚。

（5）现在的欺负发生在朋友群体这样相对封闭的互动世界中，外面的人难以察觉。每次出事后总会出现这样的声音，"大人为什么没有任何察觉呢?"其实这也是孩子们努力远离大人的视线，保护自己天地的表现。孩子们拥有相对封闭的天地，可以培养自主性，实现社会化，当然有此好的一面。欺负难以被大人察觉，还因为这是孩子圈儿里的"小打小闹"，是孩子自己的事，被欺负的孩子难以向大人（父母、老师）寻求帮助，毕竟"后院起的火"需要自己扑灭。还兼有自尊的问题，孩子不想让他人看到自己无力、悲惨的样子。

（6）欺负的主要表现已不再是可以客观评估甚至能被刑事定罪的身体暴力，而是转型为心理暴力，包括讥讽、嘲弄、言语攻击、背后说坏话、漠视、孤立等，因此也难以判断是否为欺负，也就更难以应对了。

欺负并不是日本特有的现象，在其他国家的校园内也时有发生，在欧美的发生率甚至相当高。英国 2004－2006 年对1.55 万名 14 岁学生进行了调查，结果 47% 的学生回答"被欺负过"（望田，2013）。

各国之间存在社会结构、教育制度的差异，也许难以简单地进行比较。从欺负的表现形式来看，森田洋司（2001）指出，欧美的欺负多为高年级学生暴力欺负低年级学生，同学或朋友群体间的欺负较少，欺负也多发生在教室外的其他地方。可见日本 20 世纪 80 年代后出现的欺负与欧美有很大的不同。

11 现在的欺负

孩子的世界不论好坏都是大人世界的缩影，而欺负的变化，也是我们成人社会变化的写照。

层级社会的欺负

从前的欺负具有明显的层级性，也是大人世界仍然存在严格的层级秩序的反映。在学校的世界里，班主任之下有班长，其下又有几名"大将"，管着全班同学，而在学校外的玩耍世界中，孩子头及其喽啰管着一大帮一起玩耍的孩子，欺负也发生在那个世界。

直至经济高速增长期，日本社会还明显存在邻里共同体和职场共同体，大家都有明显的归属感、一体感。对于外人或扰乱共同体秩序的内部成员，共同体就可能予以谴责、排斥。在孩子的世界中，群体外的孩子以及群体内有明显差异性的孩子，也容易成为被欺负的对象。

平等社会的欺负

随着经济的增长，日本进入高度消费社会，社会结构也变成平等的大众社会，以前的层级秩序瓦解。而且随着经济水平的提高，以前邻里之间相互扶助的需求下降，加之个人意识高涨，邻里之间的纽带感变弱，邻里之间的交往更容易被归为对私生活的侵犯，结果邻里共同体也率先在都市崩溃。

在 20 世纪 80 年代，老师们经常感叹再没有学生发挥领导力了，这不是学生失去了领导力，而是班级的层级秩序消失了（继续往前一步，就是班级秩序陷入混乱)。在班主任的指导下,班长领导全班同学的模式已不复成立;与此同时,欺负也没有孩子头带头了,也失去层级秩序。

班级成员的共同感、归属感、一体感也变得薄弱(就像大人世界中作为同一居住地、同一公司成员的意识变得薄弱一样)。孩子们不再是整个班级一起活动、玩耍,而是各自组成朋友群体,三个一群五个一伙,朋友群体就成为孩子们的三人以上社会性互动世界,欺负也发生在朋友群体内,成为其互动行为之一。

由好朋友组成的朋友群体内发生的欺负,正是98.8%的中小学生"与朋友相处愉快"的一个负面。

害怕游离于群体之外

大多数日本孩子从幼儿期开始,再到小学、初中、高中,都是与同龄孩子一起踏上社会化旅程的。一直与同龄孩子互动,就容易形成敏感的人际意识,对人际不一致、龃龉变得敏感;在与朋友互动时,也会极力避免出现不一致、龃龉。而且高度消费社会注重社会性的倾向也助长了这种意识。另一方面,对与自己差异性较大的人、完全不同的人,则可能很难接受,充满戒备。

对孩子来说,同龄群体几乎是自己唯一的三人以上社会性互动世界,每个人都或多或少持有被排除在外的恐慌(害怕与朋友不同、让朋友感到不愉快),因为那几乎等于失去了三人以上社会性互动世界。

孩子们心底的恐慌、焦虑，也可以从他们对朋友关系调查的回答中看出来，几乎所有孩子都回答"交友顺利、有无话不谈的朋友、与朋友相处愉快"。因为焦虑、恐惧，所以努力营造良好的朋友关系，尽量避免产生矛盾。也许可以说，正是对朋友关系的过度紧张和勉为其难，才引发了欺负。

> 在富有差异性、多样性的群体中，小小的不一致、龃龉不会演变成问题，而在同龄群体中，哪怕是一点点不一致、龃龉也可能让人难以忍受，变成大问题。一个人无论如何谨慎小心，配合他人，也不能保证人际互动始终协调一致，因为每个人都是不同的，每个人都可能让他人感到不快，而每个人对不快做出的反应之一就是欺负。"那家伙就是那样的人嘛"，从背后说坏话开始，不知不觉之间就可能演变成漠视、欺负。
>
> 日本孩子都会唱"大家都不同，大家都很好"（《我与小鸟、铃铛》），很多孩子也喜欢这首歌，但要在现实社会中身体力行却是另外一回事。那需要在差异性、多样性群体中积累经验，变成习惯，日本孩子就非常欠缺这方面的互动经验。如果是小鸟、铃铛，当然可以不同；如果是朋友，则又另当别论。

新的层级秩序：受欢迎程度

进入 21 世纪后，日本孩子之间的欺负现象也出现新的变化。日本"一亿中产阶级社会"的时代已经终结，整个社会贫富差距继续增大，两极分化愈加明显。在孩子们中间则出现了新的层级秩序，即以社会性、交流能力的强弱来决定在朋友群体内的地位。

> 孩子的三人以上社会性互动行为也是大人世界的写照。在朋友群体中根据受欢迎程度（社会性、交流能力）决定地位的现象，就是媒体上活跃的艺人现象的反映：能迅速察觉周围氛围，活跃现场气氛，幽默、机智、谈笑风生，就会受欢迎。现在的孩子鲜有与父母以外其他成人密切互动的机会，他们所熟悉、喜爱的大人无非是通过媒体接触的那些光鲜的演艺明星，于是就不自觉地以他们为模版。

明星们展示出的社会性、交流能力也就在孩子群体中受到吹捧。但出了学校走进社会，与其他成人进行三人以上社会性互动时，那种模式未必起作用。简而言之，那只是摄像头下的世界。

在崇尚演艺明星的潮流下，会谈笑风生的孩子就可能受到欢迎，在朋友群体中的地位高。他们可能逗弄不太会说笑的孩子，不知不觉之间这种逗弄就可能超过限度，演变为欺负。孩子天性爱玩，总是随时随地找乐子，在学校那样憋屈的空间里，他们可能想活跃一下气氛，和亲密的朋友相互打闹、嬉戏，结果在不知不觉之间将朋友变成了"玩具"。

逗弄的一方可能觉得是玩，完全没有欺负人的意识，但对成为他人戏耍对象的一方来说，再没有比被沦为"玩具"更伤自尊的事了。而且孩子们远没有成为心理的成人，当然难以想象自尊受到伤害的滋味和后果，没有意识到欺负者与被欺负者之间巨大的心理落差。

12 规范意识与欺负

孩子的正义

人类社会存在各种各样的约定、规则，即规范，一般来说，那就是我们判断正确与否的标准。没有规范，我们就难以应对在三人以上社会性互动中出现的利益冲突，而共有社会规范、确保遵守，防止违反社会规范就是三人以上社会性互动意义上的正义。进入儿童期后，孩子也开始社会化，踏进社会规范的世界，逐渐拥有自己的正义感。

> 也正是在这一时期，孩子们开始热衷于动漫、漫画、小说等中作为正义化身的男女主人公不断抗争的故事。在那个世界里，正义必须坚守，且必将战胜邪恶。
>
> 与正义相伴的必定有邪恶。从儿童期到青春期，谁没有做过恶作剧、坏事呢？说是不会为他人着想，天性顽劣也罢。在成长过程中，正反两方面的体验都不可或缺。当然，光干坏事肯定不好，如果一味正气凛然，又会不会有缺陷呢？

从前，当层级秩序、共同体架构明显发挥作用时，在孩子们的世界里，社会规范也是正义的标准。对孩子们来说，正式的规范是班长领导全班，非正式的规范是孩子头领导居住地附近的孩子；班长后面有大人（老师）的意向，而孩子头代表的则是在大人视线之外的世界里孩子们之间自然形成的约定。当然，违反任何规范，都会有制裁（完全不存在没有惩罚的规范）。

班级的规范一般由老师负责，监督、批评、处罚也由老师来进行，但玩耍场地的规范则由孩子们自己负责。出现对立、摩擦时，要么以拳头决胜负，要么由大的孩子、有威望的孩子进行调停、裁判，总之是在孩子的天地里解决。孩子们正是在这样的历练中培养了三人以上社会性互动能力。

有时孩子们也可能一起责备、攻击某个孩子，尤其是当其违反大家共有的约定时。在大人看来，这就是攻击、欺负，但是在孩子们的意识中，这是对违反规则的制裁（坚持正义），而不是欺负。

在成人社会里，违反社会规范会受到谴责、制裁；孩子们所做的，就是孩子版的制裁。当制裁取得一定效果时，就会自动终止。

从社会规范到感性规范

现在，对违反规范的行为，孩子们也会进行制裁（坚持正义），只是孩子们的规范意识发生了巨大变化，如媒体上广为报道的班级秩序混乱。现在的中小学生已不再受班长的指挥，在居住地附近也不再有由孩子头领导的玩耍群体，也没有孩子们自然形成的约定。

我们社会的层级秩序、共同体架构已然式微，孩子们的正义也不再以社会规范为依据，而是更依赖个人的、感觉的、感性的好恶。

批评孩子们不要欺负时，经常会有孩子顶嘴，"是因为那家伙×××了呀"，因此才漠视、攻击，仿佛是应有的惩罚，而不是毫无道理的欺负。错在对方，自己是正确的，孩子们虽然没有这样明确表示出来，但在心里无不是这样给自己辩解的。

而那个×××，可以是"多管闲事、让人恶心、俗气、笨、过分等"，这些都是极其感觉的、感性的评价。

缺乏客观标准

对现在的孩子群体来说，是共有的人际感觉变成了规范，而不是社会的、共同的规则。对违反感性规范的同伴，孩子们绝无宽恕。在同龄群体中成长起来的孩子，哪怕有稍微的不快也会很敏感，于是发起制裁。

孩子们除了说出自己的感觉性评价以外，再也没有其他理由。对自己的不快、不舒服感，难以找出具体原因、细节，也难以用言语将其表达出来，更没有应对那种不快、不舒服感的能力。也许缺少词汇（即便有表达内容），或者没有具备真正的交流能力。

社会规范是具体的，判断是否违反的标准也是明确的；对违反的制裁，也根据违反内容而有相应的标准。但孩子群体的感性规范以感觉为标准，根据气氛而定。因此也没有安全界限，谁也不知道什么是违反，什么不是违反，制裁也没有标准，因此很可能失去限度。不管孩子们的主观认识如何，从结果上来看，其制裁就可能与欺负无异。

13 在学校的压力与欺负

如何消解慢性压力

不去上学增多的原因包括：①学历贬值；②学业与劳动现场之间的差距增大；③在学校的心理紧张加剧；④学校的神圣性（权威性）消失。大多数中小学生感觉不到在学校勤奋学习的意义和乐趣，一旦出现某种诱因，就容易不去上学（16 章 7）。

尽管如此，大多数中小学生还是每天规规矩矩去上学。学历虽然贬值，但连贬值的学历都没有，那就更容易被社会淘汰了。而且除了学校，孩子们也没有其他三人以上社会性互动的场所。除了学校，又有什么地方可以遇见朋友，与朋友一起玩耍呢。

即便对学业没有感觉到意义、乐趣，也不得不每天去上学，对着黑板一坐就是一整天。对孩子们来说，再没有比这憋闷的了。对学习没有兴趣，还不得不熬过一整天的时间，倦怠感可想而知。也许说悄悄话、打瞌睡也不失为一种应对办法。

憋闷、倦怠，长期下来就是慢性压力，大多数孩子都是这样的吧。而缓解慢性压力的最好方式，莫过于与朋友一起玩耍，因此对现在的中小学生来说，在学校里与朋友关系的好坏事关重大。

逗弄、戏弄、嘲弄越线

如何打发憋闷、无聊的在校时间成为孩子们缓解压力的一大课题，欺负也由此而生。在追星的潮流下，孩子们对电视上艺人逗弄他人、博取众人一笑的技法并不陌生。作为缓解压力的对策，他们也起而效尤，这也可以说是应对压力的努力。如果适可而止，固然无可厚非，但孩子们并没有职业艺人的水准，逗弄超过限度也就不足为奇了。

戏弄、嘲弄，作为亲密朋友间开的玩笑，不失为一种调味剂，可以增进双方的交流、理解，共享思维交锋的乐趣，也是缓解压力的好方法。如果专为缓解压力而失去友好色彩，戏弄、嘲弄变成一味的攻击，那就该另当别论了（孩子们并不知道逗乐与攻击的界限或"调味剂"该放多少）。

结果，戏弄、嘲弄变成说坏话、攻击、挑衅、威胁，将朋友变成自己发泄压力的对象，只要能发泄压力，管他是不是朋友呢。谁会沦为攻击目标，完全是肆意的、偶然的，而且随时会变（一直针对一个人，缓解压力的效果也会下降）。

谁都可能成为欺负者、被欺负者

孩子们是否意识到是欺负也不好说，也许可以理解为这是孩子们在漫溢的压力下、在半无意识的群体心理驱动下出现的行为。在这样的群体心理下，欺负者、被欺负者都没有什么特点，任何人都可能成为欺负者、被欺负者。

该怎样应对弥漫在学校生活中的这种慢性压力呢，这可是亟待解决的一个大问题。这种压力不仅催生了欺负，也是引发不去上学、班级秩序混乱的原因。

> 欺负者、被欺负者之间的角色转换越频繁，有过被欺负体验的人就越多，统计数据也显得越惊心。每个人都被欺负但持续时间短，与某个人被长期欺负，两相比较，还真不好说哪个更严重。也有的孩子表示"以前自己欺负别人，现在轮到自己被欺负，尝到了受欺负的滋味，才意识到以前自己究竟做了什么"。

14 欺负的应对

随着社会的变化，欺负现象也发生了相应的变化，现在的欺负原因五花八门，表现方式也各种各样，欺负一词未必能全面涵盖。

> 比如以前典型的孩子头欺负现象，现在一般比较少见，但在层级秩序森严，仍然强调一体感的部分课外俱乐部中，那种欺负现象可能仍然存在。

儿童期的孩子离开家人的"怀抱"，进入学校这样的三人以上社会性互动世界，开始在群体中体验合作、协调、互助，共享愉悦，同时也体验到龃龉、不一致、摩擦、对立、不舒服、不愉快，并在应对过程中实现社会化，一步步向成人世界迈进。

欺负现象也是孩子们在成长过程中出现的社会行为之一，也是成人社会的一面镜子。

这确实不是孩子世界的特殊现象。在职场上，大家一起孤立某位同事；在上司、下属关系中，一直有不公正对待（至少在下属看来）。这些现象耳闻目睹的不算少吧，至于该怎么称谓则又另当别论。媒体对"丑闻"的穷追猛打，网络上的群起而攻之，本质上不都一样吗？

在人类的三人以上社会性互动世界里，排斥、攻击、恃强凌弱，不也一直都是处理问题的一种手段吗（是否最佳暂且不论）？对此，有人同流合污，有人落井下石，那不也是一种社会行为吗？在社会化旅程中的孩子们做出同样的事来，也并非不可思议。要将孩子们当中出现的欺负当成完全的"恶"而予以扑灭，也难免有矫枉过正之嫌或力不从心之时吧。

当然，面对欺负加剧的危险，也不能等闲视之。

但在大人介入之前，是否应该先从孩子的角度来考虑该如何应对他们之间发生的矛盾、冲突呢？

孩子们自己是怎么应对的呢？欺负发生的高峰时期是

小学五六年级到初中一二年级。在这个年龄段，孩子们已经具备相当的自主性，可以尝试自己应对朋友间、群体内出现的矛盾、冲突。

孩子之间的应对

一半的孩子采取行动

在表 6 的调查中，初中生 181 名、高中生 96 名回答"耳闻目睹过欺负"，而对"做什么了吗"的问题，回答（多项选择）如表 7 所示。

表 7　耳闻目睹欺负后的应对

	初中生（％）	高中生（％）	全体（％）
1. 批评欺负者	13.3	19.8	15.5
2. 帮助、安慰被欺负者	32.0	33.3	32.9
3. 什么也没有做	47.5	49.0	48.4
4. 一起去欺负	1.1	3.1	1.8
5. 向老师报告、咨询	19.3	18.8	19.1
6. 向学校的心理咨询老师报告、咨询	1.7	3.1	2.1
7. 向父母报告、咨询	15.5	16.7	15.9
8. 其他	2.2	1.0	1.8
9. 不知道、无回答	1.1	2.1	1.4

注：摘自日本放送协会（NHK）《2012 年初、高中生的生活与意识调查》

欺负难以由当事者自己解决，周围人的应对才是关键。对于欺负，大家讨论得最多的是"周围人视若无睹、大多数人旁观甚至打冷拳"，即表 7 中占整体 48.4% 的"什么也没有做"。其实，更应关注的是另一半的人，他们采取了某种行动。

> 剩下半瓶葡萄酒，有人唉声叹气："这么好的酒只剩下半瓶了"，也有人欢天喜地，说"还剩半瓶呢!"看问题的角度不同，产生的效果也大不一样。
>
> 坦然于"大家都视若无睹"，是否可能导致视若无睹的人更加增多呢？如果注意、强调一半的孩子"并没有视若无睹或一起去欺负"，是否会有更多的孩子起而采取行动呢？

安慰是最好的支持

出现欺负时，有 15.5% 的孩子起而批评欺负者，这意味着并不是如媒体所指出的那样，所有孩子都"明哲保身"，相信"如果介入，自己也可能被欺负，所以视若无睹"。随着年龄的增长，更多的孩子选择勇敢地站出来，批评、谴责欺负者。

孩子们更多的是"帮助、安慰被欺负者"，有 1/3 的孩子发现欺负时那样做了。被欺负者最感痛苦的莫过于被孤立，其他孩子的帮助、安慰无疑是最好的支持。不少遭遇欺负的孩子后来表示，正是朋友的安慰让他们度过了那些艰难、灰暗的日子。

批评欺负者，安慰被欺负者，就是孩子互动世界里自己所做的应对努力（两者的效果不容忽视）。在层级秩序下的欺负日渐消失的今天，每个孩子也拥有了更大的自由空间去应对欺负。

善用孩子的资源

在大人从外部介入、采取对策之前，是否应该关注孩子们内部自发的应对努力呢？一般认为欺负现象具有这样的结构：欺负者、被欺负者、纵容的旁观者、外部的漠不关心者。其实，这个结构还忽略了努力应对、积极介入的孩子，他们的努力也许正是解决欺负问题的最好办法。

积极应对欺负的孩子增多，不仅可以减少欺负，还可以帮助孩子们培养三人以上社会性互动能力。出现欺负时，孩子们相互批评，被批评，提供帮助，接受帮助，在这样的体验中，他们三人以上社会性互动能力自然得到提高。

欺负是孩子们在社会化（成长为大人）旅程中出现的社会行为，可以想见，随着社会化程度的提高，欺负问题也会自然得到解决。事实上，随着年龄的增长，欺负的情形也确实逐渐减少（图 38），也许这才是解决欺负问题的关键。

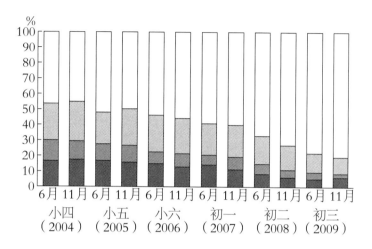

图 38　是否曾被孤立、漠视、说坏话

注：每个年级调查人数共计 596 名

摘自日本国立教育政策研究所学生指导、研究中心编《2007－2009 年欺负的追踪调查》，2010

附表：

□完全没有（%）	46.5	45.1	51.7	49.8	53.9	55.5	58.9	60.1	66.9	72.7	77.9	80.2
▨1－2 次（%）	23.5	25.3	20.6	23.5	23.7	23.0	20.1	20.1	17.8	15.9	12.1	10.7
▨每月 2－3 次（%）	13.3	12.1	10.6	10.6	7.2	8.4	6.5	8.1	6.5	4.7	4.4	2.7
▦每周 1 次以上（%）	16.8	17.4	17.1	16.1	15.3	13.1	14.4	11.7	8.7	6.7	5.7	6.4

老师的应对

聚焦老师的应对努力

欺负发生在学校，当然会要求老师予以应对。如表 7 所示，耳闻目睹欺负后，有 19.1% 的学生会"向老师报告、咨询"，还有 15.9% 的学生"向父母报告、咨询"。

父母了解情况后，一般也会联系老师。尽管孩子们不太愿意让大人介入自己的天地，但还是有这么多孩子向老师报告别人被欺负的情形。

遗憾的是，该调查没有进一步询问向老师报告后的结果如何。如果"鼓起勇气向老师报告了，欺负减轻或消除了"，那么积极应对欺负的孩子就会增多吧。

森田洋司等对日本小学五年级至初中三年级的 696 名学生进行了抽样调查（森田，1999）。询问被欺负的孩子，"老师知道发生欺负后是如何应对的"，结果是"49%的孩子说老师不知道、9.4%的孩子说老师什么也没做、41.9%的孩子说老师尽力消除欺负"。

"不知道"出现欺负的老师有近一半，说明很多被欺负的孩子并没有向老师报告（该调查发现 3/4 被欺负的孩子没有向老师报告、咨询）。一旦知道有欺负，大多数老师都会努力应对，结果"23.3%消除、42.1%缓解、28.2%没有变化、6.5%更严重"，总的来说有 65%的情形得到改善。

为什么欺负难以应对

欺负之所以难以应对，是因为不是孩子个人的问题，而是群体心理在起作用。而且每天学校里的事千头万绪，欺负就像学校生活水面下潜藏的一条鱼，不是盯着水面，看准一抓就可以捞出来这样简单，现实不是这样。

学校的日常就是：有经常缺勤、迟到的孩子；有经常闯祸的孩子；有的孩子不进教室；有的班级简直没法管；有的学生在店里偷东西被抓住了，警察电话打到学校；有情绪不稳、令人担心的孩子；还有家庭似乎出现状况的孩子；家长的抱怨也得听。学校就是这样各种事情层出不穷的世界，而欺负只是众多纷乱复杂现象中的一种。

即便这样，老师还是努力应对欺负，这可从森田等的调查结果中看出。也可以说，在欺负问题的解决上，置身于现场的老师最富有经验，也最有办法。这不是将欺负问题的解决全部压在老师身上，而是说整个社会要信任老师的努力，并共同予以支持。

困难的欺负案例

当然不可能万事顺遂，也有的欺负难以解决，如森田等的调查显示，"6.5％更严重"，就是老师的应对反而使欺负加剧。难以应对的欺负案例就可能需要精神医学界出场，其风险因素如下：

a. 班级秩序混乱，难以管理。全体学生都可能被卷进去，这就需要社会对学校、老师提供支持。

b. 被欺负的孩子存在某种诱因，比如发育障碍、亲子互动失调，这需要同时对诱因提供支持。

c. 欺负被视为单纯的被害、加害模式。如果从这个视角去应对，就可能被舆论的愤怒、"正义感"所左右，结果应对变得愈加困难。

家人的应对

首先要冷静

当从孩子本人或其他人那里听到自家孩子被欺负时，相信没有父母能泰然处之。欺负会让孩子感到无助，父母则会感到愤怒：对欺负者的愤怒、对其父母的愤怒、对失于保护自家孩子的老师的愤怒。急火攻心之下，甚至会迁怒于孩子，"为什么不早告诉？他欺负你，你就不会欺负回去吗……"

父母愤怒理所当然，可愤怒并不能保护自家孩子，父母需要冷静。发生在学校的事父母鲜能直接介入（尽管恨不得亲自上阵），即便父母亲自闯入教室，也起不到什么作用。要保护自家孩子，只能与老师联手，父母、老师通力合作才能解决问题。

让孩子感到安心

孩子给父母说的，与学校老师看到的或从其他孩子那里了解到的情形未必一致。这其间有微妙的人际互动心理和半无意识的群体心理在起作用，且情形不断变化，就像变色龙一样，而且各人的体验、看法、感受方式也不一样。在这样的一团乱麻中，要搞清楚谁的话可信，追寻真相究竟怎样，就可能忽略、错过解决问题的关键。与其去追究真相，弄清黑白，不如让孩子获得安心感，平平稳稳地度过每一天。孩子渴望的也是这个，不要失去这个目标。

学校里该怎么解决，就由老师去努力好了。家人能给予孩子的保护，即只有家人才能进行的应对，就是让孩子在家里拥有安心感，心情放松地度过每一天。孩子之所以能够应对充满压力的学校生活，就是因为有家这个坚强的、温暖的安全基地，而遭遇欺负的孩子更需要家的温暖。老师、家人各司其职，又相互配合，让孩子感到安心、安全，心理得到恢复，就是对孩子的最大支持。

自家孩子是欺负者吗

同样，听到自家孩子欺负人、参与了欺负时，相信也没有父母能够安之若素。"是真的吗？怎么可能是自己孩子？"这也是父母心。"不会是对自己孩子的中伤、冤枉吧？"为此怒火中烧也有可能。当然，为人父母的同样需要保持冷静。

也许"万一"了呢？可以冷静地问问孩子（绝对不能吼"你究竟干什么了？你想干什么，啊？"也不能先入为主，"你绝对不可能干那样的事，对吧？没有做吧"）。冷静询问时，孩子可能坦白承认。如果不是出于严重恶意，而是在群体心理的作用下参与，孩子则可能在信任的大人提出时，才意识到自己行为的性质（欺负）。孩子意识到自己的行为让父母失望、伤心后，就可能停止欺负行为。更好的办法是让孩子自己去向被欺负的孩子道歉，让事情告一段落。当然，不是什么事情都这么顺利，但大多数情形都可能就此得到解决。

不要演变成大人之间的争端

听说自家孩子成了欺负者，父母也可能觉得委屈，难以接受，"也不是我家孩子一个人的错，对方也有问题。单单给我家孩子扣上欺负者的帽子，说他干了坏事，这难以接受。要说的话，我家孩子才是被害者。"

自家孩子的说法，对方的父母，还有老师的说法不一致，正如把欺负说成变色龙、一团乱麻一样，复杂性可见一斑。如果就此陷入追究是谁干了坏事，究竟谁才是被害者，则完全于事无补。这会使问题的解决偏离方向，让原本发生在孩子之间的欺负现象，演变为大人之间的纯粹争端，作为当事者的孩子反而置身事外。

无论是孩子置身事外，还是孩子也卷入其中，大人之间的争端都完全无益于解决问题，还会给孩子带来严重的负面影响。孩子会切身感受到身边的大人之间相互不信任，继而可能失去对他人的信任。

如果将欺负视为完全的恶，则欺负者就会被视为完全的加害者（恶者），被欺负者为完全的被害者（无辜者），这是简单的对立模式。现实中的欺负情形多种多样，很难简单地归结为一种模式，也难以单纯地区分加害者、被害者。如果将欺负简单视为加害、被害的对立模式，则作为被欺负一方的孩子、父母，作为欺负一方的孩子、父母，以及其父母与学校之间就可能出现对立、相互不信任，让事情变得愈加复杂，甚至演变为争端。所以应对欺负时，一定要从这种简单的对立模式中脱身出来。

对被欺负孩子的支持

首先宣布规则

如果欺负仍在继续，当然要先制止，这是最重要的支持。不需要给欺负下定义，或确定是否为欺负。不论是否为欺负，暴力、诽谤中伤、挑衅（漠视、孤立也是挑衅），且不论理由有多充分，都绝对不允许，这是大家都要遵守的规则。如果教室里容许以上行为，那么谁也别想待得安心，一定要向孩子们宣布这个规则。

这个规则在新学年伊始、新的班级组成时，老师就一定要向孩子们宣布，而不是等到欺负发生后才大加强调。什么事都是先立下规矩比较好，在大家对新生活感到新奇时也会更容易记住。不要使用欺负这个词，诸如"绝对不许欺负、不能欺负"，这既抽象又乏味，孩子们耳朵都听得磨起茧了。最好举出具体的行为，比如"这样这样做不行"之类，与孩子们约定好，将规则具体化。也不要抬出理念、道德之类，而是让孩子们共有自己也受到保护的认识，社会规范的本质也是在这里：自己也受到保护。并告诉孩子们，"如果出现以上行为，一定要向老师报告，老师一定会予以应对。"

宣布规则未必能完全防范欺负，但会有约束力、抑制力，并增进孩子们的安全感；提前告知具体规则，一旦出现违反，也可以更好地进行纠正；也会有更多的孩子起而批评欺负者，安慰被欺负者，自发地进行应对。

帮助摆脱孤立无援感

出现欺负时，首先用以上规则去制止。如果欺负仍然继续，可以让被欺负的孩子紧急避难——暂时不去上学（也许正确的做法是让欺负者不去上学，但手续困难，而且也容易使相关各方陷入加害、被害的对立模式）。首先让孩子感到安心、安全最重要。

在确保安全的前提上，再耐心倾听孩子的诉说，"是吧，真的是太过分了。很难受，对不对？"充分共情，孩子自然就愿意说了。在倾听的过程中，"很痛苦、很难受、对吧"，安慰的话语会脱口而出，而共情的话语、态度会帮助孩子摆脱孤立无援感。

但也未必全是欺负，有时孩子本人认为受欺负了，但客观衡量，本人方面可能也存在问题，虽然没有达到相互伤害的程度。孩子是否也有被害感过于强烈的一面呢？即便如此，也不要当场指出，而是给予安慰，"如果真是那样，一定很难受，对吧？"

有人认为，"不论事实如何，只要本人认为是欺负，就是欺负"，或者"不能说被欺负方也有问题"，这是否过度保护被欺负者了呢？可能存在帮倒忙的危险。不可否认，既然本人感觉受欺负了，那种感觉客观存在，首先要对这一点予以共情，然后再着手具体解决。

你很勇敢、坚强

在共情的基础上，再对孩子的努力表示钦佩，"那么艰难的时刻你都一个人扛过来了。你真勇敢、顽强，你一定努力了。"遭遇欺负的孩子很容易陷入无助的深渊，要尽力帮助孩子摆脱那种感觉，帮助孩子恢复自信。那样艰难的情形，孩子都独自扛过来了，这就是孩子的力量，可能孩子自己都还没有意识到。即便是支持方，也可能容易聚焦孩子受到的伤害，而忽略其顽强的生命力、韧性。要帮助孩子恢复自信，就要从孩子本身一直发挥的力量着手。

被欺负的孩子也可能谴责、否定自己，而不是对方，比如认为"是自己错了，自己不好"。人对什么事都需要一个解释，对毫无理由的欺负，如果解释成自己不好，是否更容易忍受呢？因此，无助感、自我否定也可能如影随形。

对此，一定要明明白白告诉被欺负的孩子，"不是你错了，不是你不好，是对方错了"，将孩子从自责中解放出来；同时也需要把握分寸，不要过度强调被害感而明确指出"对方是加害者，你是被害者"；也不要过分强调心理伤害，"自己是被害者（牺牲者）、自己受到了伤害"，这样的认识不仅无益于恢复自信，而且容易使问题陷入被害、加害的对立模式。

不要一叶障目

一般来说，在周围人的共同努力下，欺负终止，由此而造成的伤害也会随时间的流逝而减轻。周围人的应对努力就是很大的帮助，欺负成为过去，人生继续前行。

　　有时伤害也会继续残留，积久难消，可能是欺负太严重，造成的伤害太深，但更多的情形则是存在其他困难。因此，不要被欺负一叶障目，要拓宽视野，留心孩子的整个体验世界。

第 17 章

孩子的抑郁症与神经症

下面简单探讨一下前面未涉及的孩子其他精神医学上的问题，包括抑郁症、神经症。

1 孩子的抑郁症

抑郁症的增加

在成人精神医学界，精神分裂症和双相障碍一直是临床、学术研究的主要课题。

以上两种疾病都存在生物学的先天性因素，在传统的诊断分类中，属于内因性精神障碍。尽管"内因"一词现在很少使用，但上述疾病与先天性因素相关却是公认的事实。

精神分裂症多发病于青春期（12-18 岁）后期到成人期（18 岁以上）前期，双相障碍则多发病于成人期。这两种疾病并不罕见。作为典型的精神疾病，这两种疾病却罕在儿童期发病。既然具有先天性因素，为什么年幼时却少见发病呢？

先天性因素只是风险因素（或者必要病因），要在临床上发病，还需有诱因。在年幼时期，可以说尚未出现诱因，那诱因又是什么呢？

且不说精神分裂症，就是双相障碍这种以前在儿童期极少出现的疾病，现在也有不少"疑似患者"的孩子主诉抑郁症状。当然，成人患抑郁症的是多得不能再多了，下面具体探讨原因。

仅根据症状进行诊断

首先是诊断体系的改变。

与传统的诊断方法不同，现在的操作性诊断完全不考虑患者本人的性格特点，发病前的生活状况、生活方式，发病诱因等。只要情绪低落或丧失兴趣、乐趣等症状持续两周以上，就可以诊断为抑郁症。

情绪低落或丧失兴趣、乐趣等症状并不具有特异性，任何人都可能出现。仅凭以上症状就诊断为抑郁症，抑郁症的范围只会扩大。

即便是孩子，也不是任何时候都活泼好动、兴高采烈。遭遇状况（父母的疾病、家庭不和、在学校受到欺负等）时，孩子就可能变得情绪低落、没有精神，对什么都不感兴趣。如果以上状况持续存在，孩子的那种精神状态也会跟着持续下去，在操作性诊断中就可能被诊断为抑郁症，那么孩子抑郁症的增加也就不足为奇。

诱因的变化：从勤勉性到社会性

其次是诱因的变化。

仅有先天性因素不会出现抑郁症，一定是遭遇心理的、社会的诱因，而本人又难以应对，才可能发病。抑郁症的临床、学术研究都在积极寻找诱因，以期提早预防。

尽管诱因五花八门，但无不具有一个共同特点，那就是过度适应那个时代、社会中人们所共有的社会的、世俗的价值观和规范，以至于出现失调（发病），下面是典型的案例。

例 直至经济的高速增长时代，大多数日本人都生活在邻里、职场共同体等共有世界中，拥有强烈的归属感。每个人履行自己在共有世界中的职责，得到他人认可，就是最大的成功。在那个世界里，为他人着想（不给同事添麻烦）、勤勉就是规范。于是认同以上价值观、规范，拥有强烈的一体感，积极履行自己的职责，勤奋、认真的人成为社会的主流，也正是他们促成了日本二战后经济的高速增长。

事情也有另一面。如果价值观、规范意识太过强烈，就可能责任感过强，不放心把工作交给他人，什么事都亲力亲为；太认真就可能不会灵活变通；太勤奋就可能不会休息，不会适当放松而让自己过于疲惫。这些都可能引发失调。男性在职场上成为"企业斗士"，女性在居住区域、家庭里扮演"完美主妇"，都有过度努力之嫌，可能诱发抑郁症。比如从一体感强的部门调到别的部门，从一体感强的居住区域搬往别的地区，成功感（认可）的丧失就可能引发抑郁。"自己没履行职责，给周围人添麻烦了。"而在自责、自罪中自杀的人也不在少数。

从 20 世纪 60 年代末到 70 年代，日本抑郁症多发，几乎都是这种模式。

如果抑郁症的诱因如上所述，那么尚未加入劳动大军、未承担任何社会职责的孩子并不具备以上诱因，在儿童期少有发病也可以理解了。

但进入 90 年代后，上述抑郁症类型（情绪低落型）消失，转而出现新的抑郁症类型（精神科医生樽见伸称之为乏力型），这与社会共有的价值观、规范发生巨大变化有关。

在高度消费社会，人们更崇尚个人性、私人性，对共有世界的归属感、一体感降低，勤勉的伦理（规范）随之消失，取而代之的是社会性。现在的社会性规范也要求为他人着想，但更多的是不给他人带来不快、不遭人厌恶，而从前是强调个人职责，不在工作中为他人添麻烦。虽然同是过度适应社会的价值观、规范引发抑郁症，但症状却大为不同。

疲于人际互动

例 对就职的业界、部门缺乏归属感、一体感，完成上司安排的工作就是为了领取工资，除此之外别无更高追求。如果工作内容是自己感兴趣的，能够给自己带来成就感，则会完全投入，做出成果；如果工作内容变了，自己不感兴趣，则可能完全失去动力。恰逢此时，旁边工位新调来的同事又为人大大咧咧，只要他在旁边，自己就感到整个人不舒服，受不了。上司却完全不理解，仍然严格要求按职场规则办事，结果早晨起不来床、恶心、没有食欲，情绪极度低落，于是到门诊就诊。

以前的情绪低落型多出现在作为企业中坚的中年人身上，现在的乏力型则以年轻人居多；以前的中年人即便出现失调也尽力工作，结果延误诊治，病情恶化，而现在的年轻人一旦出现失调就倾向于回避工作，症状多为轻度。症状轻就能早日恢复吗？事实并非如此。也许是不太希望尽快恢复重新回到工作岗位，缺乏内在的动力（自愈力未发挥作用）。与情绪低落型不同，对乏力型，抗抑郁药也不管用。

如果以勤勉的价值观来衡量，现在的乏力型简直就是任性，但患者本人的烦恼却不轻，毕竟，都或多或少共有现在的社会性规范，却不能适应，本人的困惑、痛苦也是真实的。

在经济高速增长期结束时，因过度适应一体感、勤勉的价值观和规范而出现的情绪低落型多发，而现在乏力型多发，这是否也预示着高度消费社会所崇尚的社会性价值观、规范也开始式微了呢？

新的乏力型会不会从青春期下延至儿童期呢？笔者没有相应案例，不敢轻易断言。如果与情绪低落型一样，对劳动的态度成为主要诱因，那么儿童期的发病会比较罕见。

但现在的社会性规范已经渗透到孩子们中间。对原本具有先天性因素的孩子来说，过度适应是否也可能变成诱因呢？确实，有的孩子同大人一样，也疲于人际互动。

药物不是首选

现在所说的孩子抑郁症的增多，恐怕更多源于诊断体系的变化，也有部分属于乏力型（诱因）。不管怎样，症状的背后都一定存在某种压力因素。

曾经有一个时期大家都说抑郁症好治，只要服用抗抑郁药就行，其实事情并没有那么简单。对孩子来说，药物疗法并不是首选。首选应是找出导致孩子无精打采的原因，并予以消除。仅仅消除压力因素，就随即恢复的孩子不在少数。从长远的角度来看，随着心理的成长，孩子应对压力的能力（韧性）会增强，支持也可以从这方面入手（如果专业人士介入，就是心理疗法了）。

如果抑郁程度严重，抑郁性木僵（仿佛内心按下了暂停键）、失眠等持续，则需要药物辅助治疗。

对儿童的精神分裂症，本书予以割爱，毕竟笔者缺乏相关经验，对其特异性及应对方法并无独到见解。读者可参考《护理的精神医学》(中井久夫、山口直彦著，第 2 版，医学书院，2004)，其阐述明白晓畅，且具有实用性、操作性，堪称经典。

2 孩子的神经症

在传统的诊断分类中，孩子出现的神经症被称为儿童神经症或情绪障碍（emotional disturbance），即心因性

（环境因性）精神失调的总称。

实际上是以下三种因素共同影响而出现的失调：①与生俱来的气质（生物学因素）；②处于发育过程中的人格（发育因素）；③环境状况（心理的、社会的因素）。尽管不是单纯由环境引发，但其出现、恢复与心理的、社会的因素密切相关。ICD-10仍然保留神经性障碍这一病名，但DSM中神经症的病名及其分类都消失了，相关疾病被分散到其他分类下。下面按发育的顺序探讨几个典型的神经症障碍。

场景性缄默

具体表现不一

一般出现于幼儿期（1-6岁）到小学低年级。有的孩子言语发育不存在大的问题，在家里会跟家人说话，但在幼儿园、学校等三人以上社会性互动场合却完全不开口（开不了口），有的甚至行为也显得笨拙。

在家里说话也有不同的表现：有的孩子在家里喋喋不休；有的孩子在家里鲜开金口。在家里也说话少的孩子，可能存在发育迟缓、言语交流能力不足，多是因为缺乏自信而保持缄默。对这样的孩子，要从发育的角度予以支持。

自我意识在"作怪"

在家里说个不停的孩子，则是受到自我意识的影响。

随着言语的习得，幼儿开始将自己内在的欲望、情感、想法表达出来。幼儿已经意识到作为表达主体的自我，这就是自我意识的萌芽。而场景性缄默就出现于这一时期，显示出自我意识不可控的一面。

说话会使自己的内在暴露于外，但对暴露自己，自我意识有一种本能的戒备、不安、紧张（在正式场合讲话，容易感到紧张或怯场，都是自我意识在作祟）。为防止无意识地暴露自己，我们通常会有某种戒备，或者在说话时不直说而使用言外之意。

对言语习得不久的幼儿来说，要在家庭外的三人以上社会性互动场合正常说话，需要具备两个条件：一是刚开始萌芽的自我意识不要过度发挥作用；二是场面熟悉、友好。

如果自我意识太强，或者环境陌生、不太友好，甚至两者兼而有之，就可能出现场景性缄默。同样，孩子不愿意去幼儿园或学校，也可能存在环境陌生、不太友好的情形，可留心观察。

在家里说个不停的孩子

拥有交流的欲望、能力，在家里可以与家人愉快互动，话说个没完（仿佛弥补在外面没说的话似的）。

孩子可能还没有学会谨慎发言，因此在不需要戒备的亲密交流场合会喋喋不休，但在需要谨慎的场合，则完全不开口，即表现出要么说，要么完全不说的模式。这样的孩子看起来内向、感情细腻，但也与自我意识过度发挥作用有关。

不要催促进行言语交流

对于场景性缄默，有的家人对孩子充满信心，因为孩子在家里说话没有问题，相信在不久的将来，孩子在外面也会自然而然地开口说话；也有的家人对孩子在家庭内外表现出的强烈反差感到不安、焦虑。一般来说，对孩子充满信心比为之焦虑强，因为家人的焦虑可能传递给孩子，让孩子在外面说话时愈加感到紧张。当然，对场景性缄默也不能置之不理。

场景性缄默的孩子并不是不想交流，而是刚开始萌芽的自我意识比较敏感，还没有习惯"世间的风雨"，所以过度发挥作用了。对此，需要增加孩子在外面与他人交流的机会。

当然，不能一开始就要求进行言语交流。可以不使用言语，而是通过做游戏等让孩子积累与他人进行友好交流的经验（进行专业训练，就是游戏疗法）。刚开始时，孩子的非言语交流可能比较笨拙，但不少孩子渐渐地就会变得非常熟练，这对促进言语交流大有益处。

强迫症

不安引发的想象疾病

比如"手上是不是沾了细菌，门是不是没锁"等表象、怀疑，在脑子里挥之不去，以至于反复洗手，反复确认是否锁门，这就是强迫。知道已经洗过手了，也刚确认过门锁上了，可那个表象、怀疑还是不会消失，内心、行动都丧失自由。强迫表象、怀疑等强迫观念自然出现，顽固地盘踞在脑中，完全不受意志的控制。

从症状来看，一言以蔽之，就是想象的疾病。

发育心理学者维果斯基（Vygotsky L S，1896-1934）从线描画的研究中发现，只有到了 9-10 岁，孩子才能凭想象画出逼真的图像。不足 10 岁的孩子鲜见有强迫症的，从发育的角度来看也非偶然。

强迫症中浮现在脑海里的表象几乎都是会引发不安的内容，由此可见孩子精神生活中一定出现了引发不安、紧张的因素。不安严重，难以应对，而手脏了、门没锁带来的不安相对较小，容易应对，因此可以说是不安的内容发生了置换。而不安的内容有明确存在于实际生活中的，也有因世界的不确定性而滋生的漫然不安（换而言之，就是自我不确定感）。

反复确认升级

我们的世界充满不确定性，也可以说是一个充满不安的世界，孩子到 9-10 岁才首次意识到这点。在幼儿期，置身于父母的安全怀抱中，没有意识到这一点，而现在意识到了，出现了不安。与强迫症相伴而行的反复确认，也可以说是努力恢复世界确定性的一种表现。

若真的是手脏了、忘了锁门等，这种现实的问题很好应对，不安也会随之消失。可强迫症中的手脏了、忘了锁门等是想象中的事情，即便去洗手，确认是否锁门，采取应对行为，但手脏了、忘了锁门的强迫表象、怀疑还是不会消失，不安也不会消失。相反，去洗手、确认是否锁门的应对行为反而会使想象中的强迫表象、怀疑具有现实感（真实感），结果更可能让应对行为升级，陷入恶性循环，而且越确认，不确定性越加剧。这种毫无效果、无法停止的应对行为就是强迫行为。

具体的支持措施

对孩子的强迫症，具体支持措施包括三方面：

（1）努力应对不安的根源。

如果发现实际生活中有引发不安的因素，不论是否为直接原因，都先予以应对。这不是按医学模式消除病因，而是努力缓解压力，自愈力提高了，恢复也更容易。如果是对不确定性的耐受性弱，可多与孩子互动，从发育的角度培养韧性，因为孩子仍处于发育过程中，需要从长远的角度提供支持。

（2）切断想象与强迫行为之间的恶性循环。

比如，让孩子刻意去摸可能沾有细菌的东西，虽然想立即洗手，却让他强忍着不去洗，看能忍多久，或减少洗手的次数。反复尝试，忍耐的时间逐渐延长，洗手次数减少，就可能从恶性循环中脱身。

简单来说，就是索性去做一下反而没问题，或者一点点忍耐，渐渐习惯就好了。学习心理学、行为分析学就是在利用日常生活智慧的基础上开发了这样的支持技法（暴露疗法）。

孩子的强迫症还可能让家人无可奈何，比如反复让家人卷入其中，进行确认（没完没了地让家人确认自己的手脏了没有）。可以在理解、接受孩子不安的基础上，先确定"只确认几次"的框架（如果亲子间难以确定，可以让主治医生、心理咨询师介入）。

（3）药物支持。

有几种抗抑郁药对一半的强迫症有效，但为什么会有效，是对症状有效还是对病因有效，其药理机制尚不明了。在消除不安原因、暴露疗法都无效时，可以尝试使用抗抑郁药，尽管对孩子使用抗抑郁药应该谨慎。

惊恐障碍

儿童期罕见

没有任何征兆，突然出现严重的心悸、心跳加快、胸痛、胸闷、接不上气、呼吸困难、窒息感、过度通气等身体症状，即便做了各种检查，也没有发现任何问题。基本上可确认是心理失调所致，发作时会伴随强烈的恐怖感，以前称作心脏神经症，儿童期罕见，一般出现在青春期后。

几乎都表现为心脏、呼吸上的症状，一般认为与生命受到威胁、死亡恐怖等有关。任何人都可能存在死亡恐怖，因此，与其说是因为某种特定的心理压力、环境而出现症状，不如说是抱有生存艰难的危机感。

因为压力、不安而出现腹痛、头痛等身体症状的孩子不少。对孩子来说，心理问题很容易以身体症状的形式表现出来，那为什么像心脏、呼吸症状的惊恐发作又极少出现于儿童期呢？

也许是儿童期的生存仍然依赖父母，孩子并未感受到死亡威胁，而从青春期开始，孩子不得不开始自立，对自己的生死负责，因此以惊恐发作的形式表现出对死亡的恐惧。

药物疗法＋缓缓劲儿

惊恐发作很快就会过去，在现实中不存在生命危险。由于伴随强烈的恐怖感，因此容易出现期待性不安，继而诱发新一轮惊恐发作，陷入恶性循环。因为害怕发作，甚至出现继发性问题，比如不敢去乘车、上学等，所以有必要缓解不安，可以服用抗焦虑药、抗抑郁药等。

除使用药物外，还要缓解生存艰难的感觉，而出现惊恐发作的人，多为过度努力的类型。

刚出现惊恐发作的时候，周围人都可能很担心，一旦得知是心理问题引发，则可能转而滋生误解，"不是装病吧？太娇气了，真的是惊恐发作吗?"其实，正是不会逃避、不会爱惜自己的人才容易出现惊恐发作。可以检视一下日常生活，减少勉力而为的部分，多放松、休憩，症状就可能得到缓解。

社交恐惧症

难以应对中间距离

社交恐惧症是指在三人以上社会性互动场合出现过度的不安、紧张，以至于回避的情形。患者与家人等人际距离近的人，或者与完全萍水相逢的陌生人等人际距离远的人，相处不存在问题，但就是难以与可能进行互动的位于中间人际距离的人，比如教室内的其他同学或同一车厢的乘客等相处。

具体分为两种类型：一是变得过度紧张、不安，为自己内心的软弱而烦恼；二是害怕周围人会厌恶自己而出现紧张、不安，为外界而烦恼。

害怕周围人厌恶自己，是因为确信自己会给周围人带来不快，原因包括自己的视线很奇怪（自我视线恐惧）、鼻子形状丑陋（丑陋恐惧）、散发体味（体味恐惧）等，为自己身体（外貌）丑陋而烦恼，而且确信是真的（也称为青春期妄想症）。

症状各种各样，但都出现于青春期，与青春期心理、发育课题密切相关。

自我意识过强

日本社交恐惧症的临床历史悠久，在大正时代（1912－1926），森田正马（1874－1938）称之为神经质（后被称为森田神经质），并确立了森田疗法，首开治疗的先河。

> **例** 一位青年背负乡亲们的期待来到大城市，在众多时髦人士及前沿文化的氛围中勤奋学习、工作，渐渐地，他开始因害怕自己脸红（脸红恐惧）而感到紧张、不安，以至于不敢面对他人。像这样积极上进、追求完美的年轻人，周围人对他的评价也高，但本人在自负的背后，往往潜藏着乡下人的自卑，一旦遭遇小小的刺激，就可能出现社交恐惧症状。

脸红的根源是羞耻、恐惧。简单来说，上述年轻人的社交恐惧背后存在着这样的心理：作为乡下人，不会露怯吧？一定不要给家乡丢脸，还有在城市生活里感到的压力、紧张。森田给出的治疗原则是顺其自然，让年轻人从过度的自我意识、自负中解放出来，回归日本传统的自然世界，即返回故乡。

"之一"与"唯一"的较量

二战后,森田当初发现的社交恐惧症(脸红恐惧)类型减少,代之而起的是青春期妄想症的各种症状,这多与不知道别人怎么看自己而心生不安有关。进入青春期后,开始踏上社会的、自立的旅程,周围的三人以上社会性互动群体会不会接受自己,认可自己?换而言之,自己是否能顺利地作为"之一(one of them)"融入其中?他们遭遇的正是这样的发育课题。

同时,还必须确立作为自立个体的自我,即遭遇确立"唯一(only one)"的发育课题。"之一"与"唯一"相互矛盾,却不得不统一起来。当统一受挫时,就可能出现社交恐惧症。自我意识太强,就难以成为"之一";太弱,又难以确立"唯一"。总之是拿捏困难。

在青春期,还会遭遇内心的不自由:是自己的内心,却未必会按自己的意愿行事(第16章3)。社交恐惧的症状也是内心不自由的表现:不由自主地紧张,不由自主地脸红,出现不自然的视线、无法控制的体味等。

> 对脸红、视线、容貌、体味等感到不安,也与青春期的性的觉醒有关。

由症状减轻到长期待在家里

与20世纪60-70年代相比,现在较严重的社交恐惧症案例,如青春期妄想症,似乎减少了(尚无具体统计数据）。那时青春期的孩子努力融入三人以上社会性互动世界，不得不与由之而生的不安、紧张奋战，结果压力增大，症状愈加恶化，而现在的孩子总是尽早回避三人以上社会性互动世界，症状程度相对较轻。

社交恐惧症的症状看似减轻，也许更多的是变身为长期待在家里了。从当今的育儿环境来看，且不论好坏，孩子对社会的、人际的压力忍耐性都偏低，社交恐惧症案例更有可能呈增加倾向。对社交恐惧症的支持，与对长期待在家里的支持相同（第 14 章 4）。

后　记

　　医学书院的白石正明先生约我撰写本书是多久以前的事啊？说来话长，那是医学书院《护理的精神医学》（中井久夫、山口直彦著，2001）一书出版后，因备受推崇，大家说起应该出一个儿童的精神医学版。该书作者之一中井先生对我说："那本书没有写孩子方面的内容，这个任务就交给你了。"

　　《护理的精神医学》一书虽然冠以"护理"之名，其实读者远不止"圈内"人，该书也因为赢得了众多普通读者的喜爱而一再重印，也是我随时参阅的案头书。撰写其儿童版，尽管不至于有续貂的惶恐，也确实颇费年月。

　　我本来就笔拙，又是慢性子，但书稿迟迟出不来，不得不说也是事出有因：

　　（1）单独执笔。

　　医学教科书的撰写，一般都是按领域划分，由在该领域造诣颇深的专家分别负责。随着专业的细分化，这也是无可奈何的事，而且由各领域的专家分别执笔，内容的质量也有相当的保证。当然，这种做法也存在不足，就是各个作者所撰写的内容可能都是完整的、统一的，但各个作者的内容之间却可能割裂，以至于全书缺乏整体的视角和一致性。

本书力求避免这种不足，因为在实际的临床中，各种现象相互联系，需要有纵观全局的整体视角。一个人撰写全书，当然耗费时日。

我不可能通晓所有领域，在内容撰写上自然会有详略。尽管极力避免遗漏重点内容，但一人双拳，难免挂一漏万，还请读者诸君不吝指出。

（2）希望非专业人士也能阅读。

在孩子的临床上，非医疗者提供支持的情形更多，且作用巨大。本书在撰写上，力求明白晓畅，且能实际应用，即希望保育员、老师，还有父母等不具备精神医学专业知识、经验的人都能拿起就读，读了就能派上用场。

明白晓畅与易于理解有所区别，易于理解的内容当然明白晓畅，但信息价值未必高。本书阐述的观点、视角与流行的常识未必一致，对读者来说可能显得陌生，也许有难以理解的地方。而要将困难的内容表达得明白晓畅，执笔者首先得好好消化，将其转化为自己的东西，否则非专业人士就没法读。内容的消化自然也需要时间。

如果本书的内容还有难以阅读、理解的地方，那一定是笔者消化不足，理当其咎。

（3）力求理论与实践相结合。

在医学上，一方面是生命现象究竟是什么，生命是什么，死亡是什么这类对终极原理的追问；另一方面却是患者就坐在面前，正在腹痛，具体该怎么应对这个眼前的、实践的问题。

精神医学也同样，一方面是人的精神生活究竟是什么，心理是什么这种对终极原理的追问；另一方面却是面前坐立不安的太郎，具体该怎么应对的问题。

本来理论与实践是相互联系的，却不时被割裂开来，各行其是（比如说别空谈理论，要做实事等）。本书力求将两者结合起来，先一点点讲理论，在此基础上再落到实践，结果篇幅变长，撰写起来所费时日也多。两者是否充分结合，尚有赖读者诸君评判。

因此笔者希望读者从第1章往下读，以加深理解。本书不是参考书，而是具有教科书风格的科普书，对非专业人士来说，应该是易于阅读、理解的。

读者也可以按自己的兴趣、需要选读有关章节。为此，对相关重点，笔者不惜一而再、再而三地阐述，希望读者可以随读随懂。同样，对有关内容，也详细标上相关章节，因为内容是相互联系的，需要整体的视角。

本书的完稿得到众多人士的支持，在此谨致以深深的谢意！

首先是本书引用、参考的诸多文献的作者。精神医学的发展迂回曲折、进进退退，正是得益于前人长期临床、学术研究的积累，本书才得以成稿。当然也参考了最新的研究成果，将经典的论述与当前的问题结合起来，自有其价值。

其次是在执笔过程中尚未定稿的阶段，不吝审读书稿的精神科医生同行和众多非精神医学专业的友人、熟人。正是有了他们中肯的批评、建议、鼓励，笔者才走到完稿的今天。

再次是在临床中接触到的孩子及其家人。笔者虽尽绵力，想来失败的情形也不少。正是得益于与他们的互动，笔者才有了撰写本书的勇气和力量。还有其他得以交谈以及得赐信函的人士，笔者也受惠良多。希望本书能不负各位的期望。

最后是本书的编辑白石先生，没有他的敦促、陪伴，也许就没有本书的面世。前面说本书是单独执笔，其实更应算是与白石先生的共著，不胜荣幸。

最后的最后，就是笔者的家人。就像"开染房的穿坏布衣服、医生乏养生"一样，沉湎于孩子的临床时，自然陪伴家人的时间就减少，更别说撰写书稿了。也谢谢你们，我亲爱的家人！

泷川一广

2017 年 2 月